严格依据新大纲及新教材编写 | 包含全部新增考点

2025
国家临床执业助理医师资格考试
全真模拟 3套卷

武汉大学中南医院 | **贺银成** 编著

华中科技大学出版社
http://press.hust.edu.cn
中国·武汉

图书在版编目(CIP)数据

2025国家临床执业助理医师资格考试全真模拟3套卷/贺银成编著. -- 武汉：华中科技大学出版社，2025.1. -- ISBN 978-7-5772-1584-6

Ⅰ.R4-44

中国国家版本馆CIP数据核字第2025Z9J725号

2025国家临床执业助理医师资格考试全真模拟3套卷

2025 Guojia Linchuang Zhiye Zhuli Yishi Zige Kaoshi Quanzhen Moni 3 Tao Juan

贺银成　编著

总　策　划：车　巍	
策划编辑：莫　愚　彭　斌	
责任编辑：曾奇峰	
封面设计：　　　　　　　廖亚萍	
责任校对：刘　竣	
责任监印：朱　玢	
出版发行：华中科技大学出版社(中国·武汉)	电话：(027)81321913
武汉市东湖新技术开发区华工科技园	邮编：430223
录　　排：华中科技大学惠友文印中心	
印　　刷：三河市龙大印装有限公司	
开　　本：787mm×1092mm　1/16	
印　　张：10.25	
字　　数：310千字	
版　　次：2025年1月第1版第1次印刷	
定　　价：59.00元	

本书若有印装质量问题，请向出版社营销中心调换
全国免费服务热线：400-6679-118　　竭诚为您服务
版权所有　侵权必究

Foreword 前言

本书严格按照新大纲进行命题，内容包括生物化学、生理学、病理学、药理学、医学心理学、医学伦理学、医学统计学、预防医学、卫生法规、传染病学与皮肤性病学、神经病学、精神病学、内科学(含诊断学内容)、外科学、妇产科学、儿科学和中医学基础。每套试卷分为2个单元，每个单元150小题，每个小题1分，总分300分。

本书可供参加2025年执业助理医师资格考试的同学们考前使用，以检验复习效果，帮助同学们提前感受执业助理医师资格考试的出题方式、深度及广度，做到胸有成竹。

同学们复习时如能将本书与《2025国家临床执业助理医师资格考试辅导讲义(上、下册)》配合使用，效果会更好。辅导讲义配有由本人主讲的全套课件，可以通过以下方式联系购买：

扫描右侧二维码直接咨询购买
官网　http://www.yixueks.com/
银成医考服务电话：027-8226 6012　　　1397 1116 888　　　1397 1181 888
微信：　ycyk1888　　　QQ：3302017179　　　25270063

本套执业助理医师资格考试系列复习参考书已全部出版，可以选用：

《2025国家临床执业助理医师资格考试辅导讲义(上、下册)》
《2025国家临床执业助理医师资格考试辅导讲义同步练习3000题》
《2025国家临床执业助理医师资格考试全真模拟3套卷》
《2025国家临床执业及助理医师资格考试历年考点精析(上、下册)》
《2025国家临床执业及助理医师资格考试实践技能应试指南》

同学们在使用本书过程中发现不足或错误之处，欢迎通过2208463636@qq.com指出，每指出一处错误，奖励10元，多人指出同一处错误的，奖励首位指出者。

最后祝愿大家顺利通过2025年的执业助理医师资格考试！

贺银成

2024年12月

2025 国家临床执业助理医师资格考试全真模拟 3 套卷

需要特别说明的是, 本书所有知识点及考题均参照相关教材(主要是人民卫生出版社各版本相关教材)和最新考试大纲进行编写,因各版本教材及考纲内容表述很难统一,为了让考生如实了解考题和参考书原貌,并方便对比记忆,书中对某些医学专业术语未按现行标准(全国科学技术名词审定委员会规定的术语)进行表述,而是采取了习惯的表达形式。为了让考生知晓规范术语,特将本书中部分习惯表述或简称列表如下,以便考生查阅。此外,各种教材使用的医学名词并不统一,为与教材保持一致,本书中有些名词混用,如病人(患者)、β受体阻断剂(β受体阻断药、β受体拮抗药)、血管紧张素Ⅱ受体阻滞剂(血管紧张素Ⅱ受体阻滞药、血管紧张素Ⅱ受体拮抗药)、钙通道阻滞剂(钙通道阻滞药、钙拮抗药)、支气管扩张药(支气管扩张剂、支气管舒张剂、支气管舒张药)、抗胆碱药(抗胆碱能药)、泼尼松(强的松)等。

习惯表述或简称	规范表述	习惯表述或简称	规范表述
低右	低分子右旋糖酐	冠脉	冠状动脉
内异症	子宫内膜异位症	急粒	急性粒细胞白血病
急单	急性单核细胞白血病	急粒-单	急性粒-单核细胞白血病
急淋	急性淋巴细胞白血病	慢粒	慢性粒细胞白血病
慢淋	慢性淋巴细胞白血病	幼淋	幼稚淋巴细胞白血病
早幼粒	急性早幼粒细胞白血病	幼单	幼稚单核细胞
原单	原始单核细胞	原淋	原始淋巴细胞
甲亢	甲状腺功能亢进(症)	甲减	甲状腺功能减退(症)
甲旁亢	甲状旁腺功能亢进(症)	甲旁减	甲状旁腺功能减退(症)
脾亢	脾功能亢进(症)	传染病	传染性疾病
甲危	甲状腺危象	甲扫	甲状腺核素扫描
甲瘤	甲状腺腺瘤	甲癌	甲状腺癌
房缺	房间隔缺损	室缺	室间隔缺损
二狭	二尖瓣狭窄	二闭	二尖瓣关闭不全
主狭	主动脉瓣狭窄	主闭	主动脉瓣关闭不全
三狭	三尖瓣狭窄	三闭	三尖瓣关闭不全
肺狭	肺动脉瓣狭窄	肺闭	肺动脉瓣关闭不全
房早	房性早搏(房性期前收缩)	室早	室性早搏(室性期前收缩)
房颤	心房颤动	室颤	心室颤动
左房(左室)	左心房(左心室)	右房(右室)	右心房(右心室)
心衰	心力衰竭	呼衰	呼吸衰竭
食管-胃底静脉曲张	食管胃底静脉曲张	非甾体类抗炎药	非甾体抗炎药
呼酸(呼碱)	呼吸性酸中毒(呼吸性碱中毒)	代酸(代碱)	代谢性酸中毒(代谢性碱中毒)
T 细胞	T 淋巴细胞	B 细胞	B 淋巴细胞
胰岛 α 细胞	胰岛 A 细胞	胰岛 β 细胞	胰岛 B 细胞
干性啰音	干啰音	湿性啰音	湿啰音
金葡菌	金黄色葡萄球菌	溶链	溶血性链球菌
克雷伯杆菌	克雷伯菌	淋菌	淋球菌
大肠杆菌	大肠埃希(氏)菌	革兰染色	革兰氏染色
M 受体	M(型)胆碱受体	N 受体	N(型)胆碱受体

习惯表述或简称	规范表述	习惯表述或简称	规范表述
α 受体	α 肾上腺素能受体	β 受体	β 肾上腺素能受体
肾上腺素受体	肾上腺素能受体	风心病/风湿性心脏病	风湿性心脏瓣膜病
胸水	胸腔积液	腹水	腹腔积液
菌痢	细菌性痢疾	纤维母细胞	成纤维细胞
紫绀	发绀	水、钠(钠水)潴留	水钠潴留
上感	上呼吸道感染	房室阻滞	房室传导阻滞
化脑	化脓性脑膜炎	胆道蛔虫症	胆道蛔虫病
结脑	结核性脑膜炎	胆石病	胆石症
精分症	精神分裂症	革兰阳性	革兰氏阳性
视(神经)乳头水肿	视(神经)盘水肿	革兰阴性	革兰氏阴性
希恩(希汉)综合征	席汉综合征	体位性低血压	直立性低血压
大脑皮层	大脑皮质	血-脑屏障	血脑屏障
前列腺肥大	前列腺增生	首关消除	首过消除
人流	人工流产	乙肝/乙型肝炎	乙型病毒性肝炎
蛛网膜下腔	蛛网膜下隙	自身免疫病	自身免疫性疾病
直肠指诊	直肠指检	活检	活组织检查
放疗	放射治疗	化疗	化学(药物)治疗
环氧化酶	环氧合酶	血循环	血液循环
脑膜炎球菌	脑膜炎双球菌	促胃液素瘤	胃泌素瘤
占位病变	占位性病变	肝颈征	肝颈静脉反(回)流征
造口	造瘘	心梗	心肌梗死
大便(粪)潜血	大便隐血	支扩	支气管扩张症
全麻	全身麻醉	局麻	局部麻醉
展神经	外展神经	卒中	脑卒中
钩体	钩端螺旋体	胸片	胸部 X 线片
黏度	黏稠度	宫颈/底/体(癌)	子宫颈/底/体(癌)
扁桃腺炎	扁桃体炎	黑粪	黑便
巨幼细胞(性)贫血	巨幼红细胞(性)贫血	肌浆	肌质
动/静脉通路	动/静脉通道	颅压	颅内压
神经元	神经细胞	体检/查体	体格检查
脓痰	脓性痰	粉红色泡沫痰	粉红色泡沫样痰
胆碱酯酶/AChE	乙酰胆碱酯酶	心输出量/心排量	心排血量
胃肠反应	胃肠道反应	静滴	静脉滴注
支喘(哮喘)	支气管哮喘	尿感	尿路感染
泌尿系	泌尿系统	慢阻肺	慢性阻塞性肺疾病
眼压	眼内压	乳癌	乳腺癌
血沉	红细胞沉降率	泌/生乳素	催乳素
急进性肾炎	急进性肾小球肾炎	急性肾炎	急性肾小球肾炎
升压素	加压素	智能	智力

习惯表述或简称	规范表述	习惯表述或简称	规范表述
标记物	标志物	肺炎双球菌	肺炎链球菌
支原体肺炎	肺炎支原体肺炎	肝(肾)衰竭	肝(肾)功能衰竭
缺水	脱水	心律不整	心律不齐
胎儿窘迫	胎儿宫内窘迫	血道转移	血行转移
炎细胞/炎性细胞	炎症细胞	氨基苷类	氨基糖苷类

英文缩写	中文全称	英文缩写	中文全称
T	体温	Plt	血小板
VIP	血管活性肠肽	ACh	乙酰胆碱
P	脉率	Alb	血清清蛋白
R	呼吸	Scr	血肌酐
BP	血压	BUN	尿素氮
RBC	红细胞	ESR	红细胞沉降率
WBC	白细胞	ALT	丙氨酸转氨酶
G$^+$	革兰氏阳性	G$^-$	革兰氏阴性
NAP	中性粒细胞碱性磷酸酶	L	淋巴细胞
CoA	辅酶A	N	中性粒细胞
COPD	慢性阻塞性肺疾病	iv	静脉注射
CNS	中枢神经系统	im	肌内注射
Hb	血红蛋白	TBil	总胆红素
AST	天冬氨酸转氨酶	Ret	网织红细胞
CRP	C-反应蛋白	HP	高倍视野

Contents 目录

2025 国家临床执业助理医师资格考试全真模拟试卷(一) ……………………………… (1)
   第一单元 ……………………………………………………………………………… (1)
   第二单元 ……………………………………………………………………………… (15)

2025 国家临床执业助理医师资格考试全真模拟试卷(二) ……………………………… (29)
   第一单元 ……………………………………………………………………………… (29)
   第二单元 ……………………………………………………………………………… (43)

2025 国家临床执业助理医师资格考试全真模拟试卷(三) ……………………………… (57)
   第一单元 ……………………………………………………………………………… (57)
   第二单元 ……………………………………………………………………………… (71)

2025 国家临床执业助理医师资格考试全真模拟试卷(一)答案及精析 ………………… (85)
   第一单元 ……………………………………………………………………………… (85)
   第二单元 ……………………………………………………………………………… (97)

2025 国家临床执业助理医师资格考试全真模拟试卷(二)答案及精析 ………………… (109)
   第一单元 ……………………………………………………………………………… (109)
   第二单元 ……………………………………………………………………………… (121)

2025 国家临床执业助理医师资格考试全真模拟试卷(三)答案及精析 ………………… (133)
   第一单元 ……………………………………………………………………………… (133)
   第二单元 ……………………………………………………………………………… (145)

2025国家临床执业助理医师资格考试全真模拟试卷(一)

第一单元

A₁型选择题(1~62题)

答题说明:每一道试题下面有A、B、C、D、E五个备选答案,请从中选择一个最佳答案,并在答题卡上将相应题号的相应字母所属的方框涂黑。

1. 组成蛋白质的衡量元素是
   A. 碳　　　　　　　　　　B. 氢　　　　　　　　　　C. 氧
   D. 氮　　　　　　　　　　E. 硫

2. 下列食物中,铁的良好来源是
   A. 蛋黄　　　　　　　　　B. 动物肝脏　　　　　　　C. 大豆
   D. 小麦　　　　　　　　　E. 鱼

3. 糖、脂质和氨基酸彻底氧化的共同途径是
   A. 葡萄糖-丙氨酸循环　　　B. 柠檬酸-丙酮酸循环　　　C. 鸟氨酸循环
   D. 甲硫氨酸循环　　　　　E. 三羧酸循环(2024)

4. 安宁疗护的主要对象是
   A. 急诊患者　　　　　　　B. 重症患者及其家属　　　C. 晚期恶性肿瘤患者
   D. 慢性病患者　　　　　　E. 残疾人(2022)

5. 有严重输血过敏反应病史的患者,若要纠正贫血应输注
   A. 悬浮红细胞　　　　　　B. 辐照红细胞　　　　　　C. 洗涤红细胞
   D. 去白细胞的红细胞　　　E. 全血

6. 对确诊的儿童艾滋病病毒感染者,医疗卫生机构的工作人员应当将其感染的事实告知
   A. 本人　　　　　　　　　B. 其监护人　　　　　　　C. 本人和监护人
   D. 公安机关　　　　　　　E. 市或县疾病控制中心

7. 高位肠梗阻早期的典型临床表现是
   A. 胃肠减压时胃液极少　　B. 呕吐频繁,但腹胀不明显　C. 腹胀明显,但呕吐次数较少
   D. 呕吐粪样物　　　　　　E. 腹部平片示阶梯状液平面

8. 促胰液素的主要生理作用是
   A. 促进胃液分泌　　　　　B. 促进胃蛋白酶分泌　　　C. 促进胆汁分泌
   D. 促进胰液中胰酶分泌　　E. 促进胰液中碳酸氢盐分泌

9. 下肢深静脉血栓形成的临床表现可有
   A. "5P"表现　　　　　　　B. Buerger试验阳性　　　　C. 静脉血氧含量明显增高
   D. Perthes试验阳性　　　　E. 大隐静脉瓣膜功能试验阳性

10. 亚急性感染性心内膜炎一般**不出现**的临床表现是
    A. 贫血
    B. 心瓣膜区杂音
    C. 脾大
    D. 环形红斑
    E. 发热

11. 统计学指标 OR 主要应用于
    A. 临床试验
    B. 生态学研究
    C. 现场试验
    D. 病例对照研究
    E. 队列研究

12. 听诊可闻及大炮音见于
    A. 一度房室传导阻滞
    B. 二度Ⅰ型房室传导阻滞
    C. 二度Ⅱ型房室传导阻滞
    D. 三度房室传导阻滞
    E. 室内差异性传导阻滞

13. 医疗机构施行特殊治疗时
    A. 由主治医师决定施行
    B. 由科室主任决定施行
    C. 由医务处决定施行
    D. 由医院决定施行
    E. 必须征得患者同意

14. 最能说明肝硬化患者已存在门静脉高压的表现是
    A. 腹水
    B. 门静脉扩张
    C. 脾大
    D. 痔核形成
    E. 食管静脉曲张

15. 下列疾病中,属于食物中毒的是
    A. 暴饮暴食导致急性胰腺炎
    B. 吃生鱼片导致肝吸虫病
    C. 不洁饮食导致病毒性甲肝
    D. 吃霉变玉米导致"醉谷病"
    E. 长期过量食用腌制食品导致胃癌

16. 下列抗菌药物中,可作为耐青霉素肺炎链球菌肺炎治疗首选的是
    A. 阿奇霉素
    B. 头孢曲松
    C. 阿米卡星
    D. 阿莫西林
    E. 头孢呋辛

17. 在医患关系中,比较适合共同参与模式的患者是
    A. 昏迷患者
    B. 智障患者
    C. 婴幼儿患者
    D. 长期慢性病患者
    E. 精神病患者发作期

18. 支气管哮喘急性发作早期的动脉血气特征是
    A. 代谢性酸中毒
    B. 代谢性碱中毒
    C. 呼吸性酸中毒
    D. 呼吸性碱中毒
    E. 混合性酸碱失衡

19. 医疗机构对第一、第二类精神药品处方的保管期限分别至少为
    A. 1 年和 2 年
    B. 2 年和 1 年
    C. 2 年和 3 年
    D. 3 年和 2 年
    E. 5 年和 3 年（2017、2022）

20. 伪膜性炎是指发生于
    A. 腹膜的纤维蛋白性炎
    B. 肠黏膜的纤维蛋白性炎
    C. 胸膜的纤维蛋白性炎
    D. 肺的纤维蛋白性炎
    E. 心包膜的纤维蛋白性炎

21. 弥漫性新月体性肾小球肾炎主要增生的细胞是
    A. 肾小球旁细胞
    B. 肾小球系膜细胞
    C. 肾小球球囊脏层上皮细胞
    D. 肾小球球囊壁层上皮细胞
    E. 肾小球毛细血管内皮细胞

22. 肛裂的临床特点主要是
    A. 无痛性便血
    B. 肛门疼痛伴血便
    C. 肛门部坠胀感
    D. 肛门旁分泌物
    E. 粪便上附有新鲜血液

23. 糖原分解得到的最初产物是
    A. UDPG
    B. 葡萄糖-1-磷酸
    C. 葡萄糖-6-磷酸
    D. 葡萄糖
    E. 葡萄糖-1-磷酸及葡萄糖（2023）

24. 血栓转归中**不会**发生的是
    A. 钙化   B. 溶解   C. 化生
    D. 机化   E. 形成栓子

25. 肝硬化患者肝功能减退的临床表现**不包括**
    A. 齿龈出血   B. 脾大   C. 黄疸
    D. 水肿   E. 肝掌

26. 急性心肌梗死早期最常见的心律失常类型是
    A. 房性期前收缩 B. 室性期前收缩 C. 房室传导阻滞
    D. 窦性心动过速 E. 心室颤动

27. 在氧化呼吸链中,能将电子直接传递给氧的传递体是
    A. Fe-S   B. Cytb   C. Cytc
    D. $Cyta_3$ E. $Cytc_1$

28. 抽样研究得到的一组计量资料存在抽样误差,产生抽样误差的原因是
    A. 总体中的个体存在差别   B. 总体均数不等于0   C. 样本均数不等于0
    D. 样本中的个体值存在差别 E. 样本只是总体的一部分

29. 产生温室效应的主要化学物质是
    A. SO_2 B. NO_X C. CO_2
    D. N_2 E. O_3

30. 扩张型心肌病最常见的临床表现是
    A. 肺栓塞   B. 心包炎   C. 心力衰竭
    D. 肺部感染   E. 心肌缺血

31. 心尖区触及舒张期震颤提示存在
    A. 二尖瓣关闭不全   B. 主动脉瓣关闭不全   C. 二尖瓣狭窄
    D. 动脉导管未闭   E. 主动脉瓣狭窄

32. 对糖皮质激素最为敏感的肾病综合征病理类型是
    A. 系膜增生性肾炎   B. 系膜毛细血管性肾炎   C. 局灶节段性肾小球硬化
    D. 脂性肾病   E. 膜性肾病

33. 急性心肌梗死时,血清中最早升高的心肌坏死标志物是
    A. SMB   B. cTnI   C. cTnT
    D. CK-MB   E. LDH

34. 主动脉瓣关闭不全患者叩诊心浊音界
    A. 呈靴形心   B. 呈梨形心   C. 向两侧扩大
    D. 向左下扩大   E. 正常

35. 目前临床上常用的戒烟药物是
    A. 吗啡贴片   B. 阿托品   C. 阿司匹林
    D. 肾上腺素   E. 尼古丁贴片

36. 处理头皮裂伤必须遵循的外科原则是
    A. 头皮下出血点必须一一结扎   B. 尽量切除可能污染的头皮创缘组织
    C. 伤口一律全层缝合   D. 大块的头皮缺损只能留作二期处理
    E. 清创术应争取在8小时内进行,一般不得超过24小时

37. 许多心理治疗方法中强调成功治疗的最关键因素是
    A. 完善的治疗计划   B. 保密性原则   C. 针对性原则

D. 灵活性原则 E. 良好信任的医患关系

38. 成熟红细胞利用葡萄糖的主要代谢途径是
   A. 磷酸戊糖途径   B. 无氧酵解   C. 有氧氧化
   D. 三羧酸循环   E. 糖原分解

39. 吗啡的主要适应证为
   A. 颅脑外伤疼痛   B. 诊断未明急腹症疼痛   C. 哺乳期妇女镇痛
   D. 分娩镇痛   E. 急性严重创伤、烧伤所致疼痛

40. 最容易发生急性肾损伤的肾病综合征病理类型是
   A. 膜性肾病   B. 脂性肾病   C. 系膜增生性肾炎
   D. 局灶性节段性肾小球硬化   E. 系膜毛细血管性肾炎（2017）

41. 五脏之中,属于阳中之阴的是
   A. 肝   B. 肺   C. 心
   D. 脾   E. 肾

42. 通调水道的脏腑是
   A. 肺   B. 脾   C. 肝
   D. 膀胱   E. 脑

43. 慢性阻塞性肺疾病并发肺源性心脏病急性加重时,采取的治疗措施中最重要的是
   A. 应用利尿剂   B. 应用呼吸兴奋剂   C. 控制肺部感染
   D. 应用血管扩张剂 E. 应用强心剂

44. 下列属于特异性感染的是
   A. 背痈   B. 疖病   C. 急性淋巴结炎
   D. 急性乳腺炎 E. 淋巴结结核

45. 主宰水液代谢的脏腑是
   A. 肺   B. 脾   C. 肾
   D. 膀胱   E. 三焦

46. 关于医学伦理学的任务,**错误**的是
   A. 反映社会对医学的需求   B. 为医学的发展导向
   C. 为符合道德的医学行为辩护   D. 努力解决医学活动中产生的伦理问题
   E. 满足患者的所有要求和利益

47. 与幽门螺杆菌感染关系最密切的疾病是
   A. 慢性胃炎   B. 急性胃炎   C. 胃癌
   D. 胃食管反流病 E. 功能性消化不良

48. 对女性生殖器尖锐湿疣,**不适宜**的治疗是
   A. 局部用三氯醋酸   B. 冷冻   C. 微波
   D. 口服红霉素   E. 激光

49. 脾的生理功能**不包括**
   A. 运化水谷   B. 运化水液   C. 统摄血液
   D. 通调水道   E. 升举内脏

50. 人体生命活动的原动力是指
   A. 元气   B. 宗气   C. 营气
   D. 卫气   E. 中气

51. 阿司匹林最常见的副作用是

A. 胃肠道反应 B. 水杨酸反应 C. 过敏反应
D. Reye 综合征 E. 出血倾向

52. 男性外伤所致骨盆骨折易发生
 A. 膀胱损伤 B. 后尿道损伤 C. 尿道球部损伤
 D. 精囊损伤 E. 输尿管损伤(2019)

53. 对疑有胰腺癌的患者,应首选的检查方法是
 A. MRI B. B超 C. CT
 D. X线气钡双重造影 E. 血尿淀粉酶测定

54. 地塞米松的临床应用**不包括**
 A. 风湿性心肌炎 B. 骨质疏松 C. 系统性红斑狼疮
 D. 过敏性紫癜 E. 感染中毒性休克

55. 氨基酸的主要生理作用是
 A. 合成核酸 B. 合成尿素 C. 合成糖原
 D. 合成胆固醇 E. 合成蛋白质(2014)

56. 发作时心电图ST段抬高的疾病是
 A. 恶化型劳力性心绞痛 B. 变异型心绞痛 C. 初发型心绞痛
 D. 稳定型心绞痛 E. 梗死后心绞痛

57. 常发生血道转移的肿瘤是
 A. 肺鳞状细胞癌 B. 结肠腺癌 C. 软骨肉瘤
 D. 乳腺癌 E. 胃癌

58. 有关支气管哮喘的描述,**错误**的是
 A. 本质为气道慢性炎症 B. 重症患者可出现三凹征 C. 多数患者有遗传过敏体质
 D. 典型表现为劳力性呼吸困难 E. 表现为反复发作的喘息,可呈季节性(2018)

59. 积于胸中之气称为
 A. 元气 B. 宗气 C. 营气
 D. 卫气 E. 中气

60. 医院常见的健康有害因素**不包括**医院
 A. 社会因素 B. 专业因素 C. 环境因素
 D. 管理因素 E. 人为因素

61. 肝硬化失代偿期的主要临床表现是
 A. 食欲缺乏 B. 腹泻 C. 少量腹腔积液
 D. 肝大 E. 脾大

62. 周围型肺癌最常见的病理类型是
 A. 鳞状细胞癌 B. 腺癌 C. 小细胞癌
 D. 大细胞癌 E. 类癌

A_2 型选择题 (63~116题)

答题说明:每一道试题是以一个小病例出现的,其下面都有A、B、C、D、E五个备选答案。请从中选择一个最佳答案,并在答题卡上将相应题号的相应字母所属的方框涂黑。

63. 患者,女性,66岁。体检发现血压高,无不适,其父亲于49岁时死于急性心肌梗死。查体:血压155/100mmHg。辅助检查:血清总胆固醇5.90mmol/L,尿蛋白240mg/24h。对该患者高血压的诊断应为

A. 1级,高危 B. 2级,高危 C. 2级,很高危
D. 1级,中危 E. 1级,很高危(2021、2022)

64. 男,56岁。咳嗽伴痰中带血2周。胸部X线片及CT检查发现右肺上叶周围型结节。痰细胞学检查示:鳞癌可能性大。该患者首选的治疗是
A. 免疫治疗 B. 手术治疗 C. 化学药物治疗
D. 介入治疗 E. 放射治疗

65. 王某某是社区卫生服务中心的医师,在接诊一名前来就诊的肥胖"感冒"患者时,除开了一些治疗感冒的药物之外,还询问了患者的家庭情况,同时为其测量血压、称体重,嘱其有规律地进行体力活动、减轻体重。该医师的做法属于
A. 临床治疗服务 B. 临床预防服务 C. 健康危险度评估
D. 三级预防服务 E. 社区卫生服务

66. 患者,男,40岁,体重70kg。因右股骨头坏死拟定于下月行手术治疗。门诊查体:一般情况好,血压130/85mmHg,心肺腹(-)。实验室检查:RBC5.0×10¹²/L,WBC4.6×10⁹/L,Plt200×10⁹/L,出凝血时间正常。患者2年前曾因右股骨颈骨折行牵引治疗。若手术中需要输血,则首选的输血策略是
A. 输悬浮红细胞 B. 输浓缩血小板 C. 输新鲜冰冻血浆
D. 输去白细胞的红细胞 E. 自体输血

67. 某医师接待了一位患者,看了其CT报告及实验室检查结果,并结合临床症状,得出了患者患有肺癌的结论。该思维过程属于
A. 聚合思维 B. 逻辑思维 C. 发散思维
D. 创造性思维 E. 抽象思维(2023)

68. 女,25岁。近2周来食欲不振,恶心、乏力,皮肤巩膜黄染,肝区疼痛。肝功能检查:ALT100U/L,血总胆红素43μmol/L,HBsAg(+)。肝穿刺病理学检查见弥漫性肝细胞水肿,肝细胞点状坏死,肝小叶内淋巴细胞浸润,Kupffer细胞增生。该病理改变符合
A. 急性普通型肝炎 B. 慢性普通型肝炎 C. 急性重型肝炎
D. 亚急性重型肝炎 E. 肝硬化

69. 患者,男,50岁。胃镜检查发现胃小弯侧有一1.3cm×1.0cm的浅溃疡,取活组织病理检查结果为胃腺癌。手术切除标本病理检查发现病变累及黏膜层及黏膜下层,小弯侧有2个淋巴结转移。其组织病理学分期为
A. 小胃癌 B. 微小胃癌 C. 早期胃癌
D. 中期胃癌 E. 进展期胃癌

70. 男,45岁。肛周不适半年。直肠指检触及条索状物,挤压时条索状物的肛旁端有脓性分泌物溢出。该患者最可能的诊断是
A. 内痔 B. 外痔 C. 肛瘘
D. 直肠癌 E. 直肠息肉(2019)

71. 男,40岁。发现心脏杂音40年。查体:胸骨左缘第3肋间闻及舒张期叹气样杂音向心尖部传导,周围血管征阳性。胸部X线最可能出现的心脏外形是
A. 梨形 B. 普大型 C. 靴形
D. 烧瓶形 E. 球形

72. 男,21岁。畏寒高热、咳嗽伴右胸痛5天。查体:血压80/50mmHg,心率120次/分。胸部X线片见左肺下叶大片状致密影。实验室检查:血WBC12.2×10⁹/L,N0.87。该患者最可能感染的病原体是
A. 肺炎支原体 B. 肺炎链球菌 C. 军团菌
D. 金黄色葡萄球菌 E. 结核分枝杆菌

73. 男,54岁。呕血、黑便2天,嗜睡、行为改变1天。实验室检查:ALT35U/L,AST72U/L,Alb27.3g/L。腹部B超示脾大。最可能的诊断是
   A. 胃癌　　　　　　　　　B. 肝硬化失代偿期　　　　C. 急性胃黏膜病变
   D. 消化性溃疡　　　　　　E. 食管贲门黏膜撕裂综合征(2020)

74. 患者,男,70岁。健康体检时B超发现胆囊内有一直径约0.8cm结石,随体位活动。口服法胆囊造影胆囊显影,充盈缺损不明显。既往无胃病史,无胆囊炎发作史,无心脏病、糖尿病病史。目前的治疗建议是
   A. 观察、随诊　　　　　　B. 溶石疗法　　　　　　　C. 中药排石
   D. 择期行胆囊切除术　　　E. 择期行腹腔镜胆囊切除术

75. 女,35岁。间断咳嗽、咳脓痰伴咯血10余年,再发2天入院。咯血总量约600ml,经抗感染、静脉点滴垂体后叶素治疗后咯血停止。行胸部X线检查示多发囊状及柱状影,部分囊腔内可见液平,余肺未见异常。该患者进一步采取的最佳治疗措施是
   A. 支气管动脉栓塞　　　　B. 规律使用流感疫苗　　　C. 感染时联合使用抗生素
   D. 手术切除病变肺叶　　　E. 抗生素预防感染

76. 女,31岁。低热、乏力伴腹胀3个月。查体:腹部膨隆,腹壁柔韧感,有压痛和轻反跳痛,移动性浊音阳性。腹水为渗出液。为明确诊断,最有价值的检查是
   A. 腹部B型超声　　　　　B. 胃肠道钡剂检查　　　　C. 血沉
   D. 腹水细菌培养　　　　　E. 腹腔镜检查

77. 患者,男,30岁。转移性右下腹痛5天,发热伴恶心、呕吐4天。查体:体温38.5℃,腹胀,右下腹触及5cm×3cm肿块,质中,边界不清,有压痛和反跳痛,最可能的诊断是
   A. 盲肠肿瘤　　　　　　　B. 肠套叠　　　　　　　　C. 阑尾周围脓肿
   D. 肠结核　　　　　　　　E. 克罗恩病(2020)

78. 同样性质的两项研究工作,都做两样本均数差别的假设检验,结果均为 $P<0.05$, P 值越小,则
   A. 两样本均数差别越大　　　　　　　B. 两总体均数差别越大　　　　　　C. 越有理由说两总体均数不同
   D. 越有理由说两样本均数不同　　　　E. 越有理由说两总体均数差别很大

79. 患者,男,20岁。胸痛伴发热1周。气急,心界明显扩大,心尖搏动位于心浊音界左缘内侧约2cm,肝肋下5cm。心电图示窦性心动过速,低电压。该患者最可能的诊断是
   A. 扩张型心肌病　　　　　B. 病毒性心肌炎　　　　　C. 急性心肌梗死
   D. 急性心包炎　　　　　　E. 缩窄性心包炎

80. 一位年轻的未婚妇女因子宫出血过多而住院,主诉子宫出血与其月经有关,去年就发生过几次。医师决定按照她的主诉,施行相应的治疗。而一位正在妇科实习的女学生和她很合得来,无话不谈。在一次聊天中谈及病情,患者如实说明自己是因为服用了人工流产药物而造成的出血不止,并要求这位实习生为她保密。该实习生的正确做法是
   A. 为患者保密,不告诉任何人
   B. 立即将患者服用人工流产药物的情况告诉医师
   C. 立即将患者服用人工流产药物的情况告诉家属
   D. 立即将患者服用人工流产药物的情况告诉医师和家属
   E. 力劝患者将服用人工流产药物的情况告诉医师,并说明不告诉医师的严重后果

81. 某地药品监督管理部门接到多名患者举报,反映使用在某药店购买的"阿莫西林胶囊"后发生腹痛、腹泻。药品监督管理部门经过调查后确认该药为劣药,其法定依据是
   A. 以非药品冒充药品　　　B. 以他种药品冒充此种药品　　C. 超过有效期的药品
   D. 变质的药品　　　　　　E. 药品所含成分与国家药品标准规定的成分不符

82. 男,68岁,陈旧性心肌梗死5年。规律服用培哚普利、美托洛尔、阿司匹林治疗,无胸痛发作。辅助检查:血TC5.0mmol/L,LDL-C2.9mmol/L,TG5.9mmol/L,HDL-C0.9mmol/L。该患者首选降脂药物为
   A. 依折麦布　　　　　　　　B. 阿托伐他汀　　　　　　　C. 考来烯胺
   D. 瑞舒伐他汀　　　　　　　E. 非诺贝特

83. 患者,男,55岁。因心悸伴消瘦1周来诊。查体:脉搏84次/分,血压148/60mmHg,甲状腺弥漫性Ⅱ度肿大,可闻及血管杂音,肺(-),心率112次/分,心律绝对不齐,心音强弱不等,腹(-)。该患者的心律失常类型是
   A. 心房颤动　　　　　　　　B. 心房扑动　　　　　　　　C. 频发房性期前收缩
   D. 频发室性期前收缩　　　　E. 二度Ⅱ型房室传导阻滞

84. 女,32岁。发作性喘息3年,加重1天。查体:呼吸28次/分,口唇发绀,双肺满布哮鸣音,心率120次/分,律齐,未闻及杂音。院外使用氨茶碱、特布他林治疗,效果不佳。目前对该患者除吸氧外,应首先给予的治疗措施为
   A. 糖皮质激素静脉滴注　　　B. 二丙酸倍氯米松雾化吸入　C. 5%碳酸氢钠静脉滴注
   D. 无创通气　　　　　　　　E. 联合应用抗生素静脉滴注

85. 男,58岁,2周来晨练行走300米左右出现胸部闷胀压抑感,放散到咽喉部,有紧缩感,持续5~10分钟,自行停止活动,休息3~5分钟后缓解。近1周来自觉上一层楼即感上述症状,口含硝酸甘油有效。既往有高血压25年,高脂血症8年,糖尿病6年。对该患者正确的诊断应是
   A. 恶化型心绞痛　　　　　　B. 变异型心绞痛　　　　　　C. 初发型心绞痛
   D. 稳定型心绞痛　　　　　　E. 急性心肌梗死

86. 男,21岁。肉眼血尿伴尿量减少6天入院,2周前曾有发热、咽痛。既往体健。查体:血压156/95mmHg,皮肤黏膜未出现出血点和紫癜,双眼睑水肿,双下肢凹陷性水肿(++)。化验尿常规:蛋白(++),沉渣镜检RBC50~60个/HPF。血肌酐156μmol/L,尿素氮11mmol/L。若行肾穿刺病理学检查,最可能的病理类型是
   A. 系膜增生性肾小球肾炎　　B. 脂性肾病　　　　　　　　C. 毛细血管内增生性肾炎
   D. 毛细血管外增生性肾炎　　E. 膜性肾病

87. 患者,女性,40岁。双手第2、3近端指间关节肿痛6周,晨僵>1小时。实验室检查:Hb90g/L,WBC4.3×10⁹/L,Plt433×10⁹/L。抗环瓜氨酸多肽抗体(+),ANA(-)。最可能的诊断是
   A. 风湿性关节炎　　　　　　B. 系统性红斑狼疮　　　　　C. 类风湿关节炎
   D. 骨关节炎　　　　　　　　E. 痛风关节炎

88. 男,82岁。1天来排黑便2次,每次量约50g。近1个月口服小剂量阿司匹林。查体:腹软,腹部无压痛,未触及包块,肝脾未触及。首选的治疗药物是
   A. 法莫替丁　　　　　　　　B. 奥美拉唑　　　　　　　　C. 铝碳酸镁
   D. 止血芳酸　　　　　　　　E. 生长抑素

89. 男,67岁。咳嗽、咳痰20年,加重伴气短1周。查体:体温36.8℃,双肺呼吸音减弱,语音震颤减弱,叩诊呈过清音。该患者最可能的诊断是
   A. 支气管哮喘　　　　　　　B. 心力衰竭　　　　　　　　C. 气胸
   D. 支气管扩张　　　　　　　E. 慢性阻塞性肺疾病

90. 患者,男性,71岁,吸烟患者。反复咳嗽、咳痰、气促40余年,胸闷、心悸2年,加重伴发热1周,昏睡3小时入院。入院后查体:血压140/90mmHg,嗜睡状,呼之能应,瞳孔等大等圆,对光反射存在,口唇发绀,双肺可闻及干、湿啰音,心率120次/分,期前收缩3次/分,下肢凹陷性水肿。该患者神志改变最可能的原因是
   A. 代谢性碱中毒　　　　　　B. 中毒性脑病　　　　　　　C. 肺性脑病

D. 脑梗死　　　　　　　　　　E. 电解质紊乱
91. 男,62岁。慢性上腹痛、腹胀20余年,腹痛无规律,10年前胃镜检查诊断为慢性萎缩性胃炎。2个月来上腹痛加重,早饱,偶有呕吐,体重下降7kg。查体:贫血貌。最可能的诊断是
　　A. 肝癌　　　　　　　　　　　B. 胆囊癌　　　　　　　　　　C. 十二指肠溃疡伴幽门梗阻
　　D. 胃癌　　　　　　　　　　　E. 功能性消化不良
92. 男,30岁。低热、盗汗、咳嗽、血痰1个月。胸片示右上肺小片状浸润影,密度不均。为明确诊断,应选择的检查是
　　A. PPD试验　　　　　　　　　B. 痰TB-DNA　　　　　　　　 C. 血清结核抗体
　　D. 痰检抗酸杆菌　　　　　　　E. 血沉
93. 某市进行老年人肺炎疫苗接种率调查,首先按经济情况将该地区分为好、中、差三类,然后在每类中随机抽取1/10的老年人进行调查,该方法为
　　A. 单纯随机抽样　　　　　　　B. 分层抽样　　　　　　　　　C. 整群抽样
　　D. 多级抽样　　　　　　　　　E. 系统抽样(2022)
94. 男,65岁。心悸、头晕10分钟。血压75/40mmHg,心电图提示室性心动过速。首选治疗是给予
　　A. 胺碘酮　　　　　　　　　　B. 索他洛尔　　　　　　　　　C. 普罗帕酮
　　D. 利多卡因　　　　　　　　　E. 直流电复律
95. 患者,男性,23岁。1周前淋雨后受凉,突发寒战、高热、咳嗽、咳痰,最高体温39.6℃。曾给予头孢菌素治疗,体温稍降低。查体:体温38.1℃,双肺呼吸音粗糙,可闻及胸膜摩擦音。其胸膜摩擦音的听诊特点是
　　A. 仅能在吸气时听到　　　　　B. 仅能在呼气时听到　　　　　C. 呼气初明显
　　D. 与心搏一致　　　　　　　　E. 心前区听得最清楚
96. 男,42岁。平素无不适。体检时发现血压120/80mmHg,心率80次/分,律不齐。心电图示偶发室性期前收缩。超声心动图示心脏结构功能正常。目前该患者最适宜的处置是
　　A. 暂不治疗,随诊　　　　　　B. 口服索他洛尔　　　　　　　C. 口服美托洛尔
　　D. 口服胺碘酮　　　　　　　　E. 射频消融术
97. 患者,男性,32岁。十二指肠溃疡病史1年,口服药物治疗,因12小时前呕吐鲜血来诊,血压为80/50mmHg,输血1000ml后血仍有波动。查体:贫血貌,剑突下压痛,腹软。最适宜的治疗方法是
　　A. 快速补液、输血　　　　　　B. 静脉注射止血药　　　　　　C. 胃镜电凝止血
　　D. 急诊剖腹手术　　　　　　　E. 应用血管活性药物
98. 女,18岁。对雷雨天气感到恐惧,每逢雷雨则逃至楼下角落藏匿。她认为雷电交加、暴雨倾盆最为恐惧,大雨次之,阴天最轻。医师在教会她放松方法后,让她先想象阴天,当无紧张时再升级想象下雨,如有紧张感,则要重复放松,直至想象通过全部恐惧。然后进行实景暴露,消除对雷雨的回避行为。这种治疗方法是
　　A. 系统脱敏疗法　　　　　　　B. 冲击疗法　　　　　　　　　C. 厌恶疗法
　　D. 生物反馈疗法　　　　　　　E. 松弛疗法
99. 男,30岁。突发上腹剧痛3小时,怀疑消化道穿孔,无休克表现。为明确诊断,首选的检查方法是
　　A. 腹腔诊断性穿刺　　　　　　B. 立位腹部X线平片　　　　　 C. CT检查
　　D. B超检查　　　　　　　　　 E. X线胃肠钡餐检查
100. 男,25岁。腹痛、脓血便、发热2个月。大便10次/日,体温39℃。粪便镜检及培养未见病原体。结肠镜检查示结肠弥漫分布的糜烂及浅溃疡。病理学提示重度慢性炎症。左氧氟沙星联合甲硝唑治疗1周症状无缓解。最适宜的治疗药物是
　　A. 泼尼松　　　　　　　　　　B. 柳氮磺吡啶　　　　　　　　C. 硫唑嘌呤

D. 美沙拉嗪　　　　　　　E. 美沙拉嗪联合奥沙拉嗪

101. 女,69岁,持续胸痛6小时。查体:血压110/70mmHg,双肺未闻及干、湿啰音,心率125次/分,律齐,心脏各瓣膜区未闻及杂音。心电图示部分导联ST-T抬高。实验室检查:血肌钙蛋白水平升高。该患者最可能的诊断是
    A. 胸膜炎　　　　　　　B. 急性心肌梗死　　　　　C. 心绞痛
    D. 肺血栓栓塞症　　　　E. 心包炎

102. 患者,女,41岁。腹胀、腹痛、低热2个月。腹部B超示腹腔积液。血白蛋白30g/L,当日腹腔穿刺抽出草黄色微浑浊的液体。腹水检查示:比重1.023,蛋白32g/L,单个核细胞比例0.8。该患者最可能的诊断是
    A. 结缔组织病　　　　　B. 恶性肿瘤　　　　　　　C. 结核性腹膜炎
    D. 原发性腹膜炎　　　　E. 继发性腹膜炎

103. 男,62岁。上腹痛2周,1天来黑便3次。查体:腹软,上腹部轻度压痛,未触及包块,肝脾未触及。最有效的治疗药物是
    A. 雷尼替丁　　　　　　B. 尼扎替丁　　　　　　　C. 氨基己酸
    D. 法莫替丁　　　　　　E. 奥美拉唑

104. 男,50岁。原发性肝癌手术治疗后出院。门诊复查时,一般无须检查的项目是
    A. 胸部X线片　　　　　B. CEA　　　　　　　　　C. AFP
    D. 肝脏B超　　　　　　E. 肝功能

105. 患者,男,50岁。有慢性乙型肝炎病史10年,时有ALT波动,近2个月来腹胀、下肢水肿,2天前有黑便,继之出现嗜睡。查体:肝掌、蜘蛛痣,扑翼样震颤(+),腹部移动性浊音(+)。为减少肠道有毒物质的吸收,首选药物是
    A. 青霉素　　　　　　　B. 利福昔明　　　　　　　C. 四环素
    D. 头孢他啶　　　　　　E. 诺氟沙星

106. 在一项涉及60多个国家关于吸烟与急性心肌梗死关系的病例对照研究中,为表示吸烟与心肌梗死的关联强度,可使用的指标是
    A. 发病率　　　　　　　B. 患病率　　　　　　　　C. 相对危险度
    D. 比值比　　　　　　　E. 标化死亡率

107. 患者,男,60岁。头晕7年,血压180/100mmHg,心率70次/分。心电图示二度房室传导阻滞。该患者的治疗宜选用
    A. 卡托普利　　　　　　B. 美托洛尔　　　　　　　C. 普萘洛尔
    D. 维拉帕米　　　　　　E. 硝苯地平

108. 女,70岁,反酸、烧心1年,时轻时重。胃镜示食管下段条状糜烂,最适合的治疗药物是
    A. 奥美拉唑　　　　　　B. 雷尼替丁　　　　　　　C. 铝碳酸镁
    D. 枸橼酸铋钾　　　　　E. 西咪替丁(2019)

109. 女,43岁。近1个月来发热、乏力、气短。有先天性心脏病病史。查体:体温37.6℃,双肺呼吸音清,心率100次/分,律齐,胸骨左缘第3肋间可闻及响亮粗糙的收缩期杂音。实验室检查:血WBC 13.4×10⁹/L,N0.89,Hb104g/L。尿常规沉渣镜检RBC5个/HPF。该患者需首先考虑的诊断是
    A. 感染性心内膜炎　　　B. 急性心肌炎　　　　　　C. 急性肾小球肾炎
    D. 风湿热　　　　　　　E. 急性心包炎

110. 女,30岁。尿频、尿急、尿痛1天就诊,体温38.2℃。可以最好地区分急性肾盂肾炎和急性膀胱炎的实验室检查是
    A. 尿细菌培养阳性　　　B. 尿常规有白细胞　　　　C. 尿中有白细胞及蛋白

D. 尿中有白细胞管型　　　　E. 尿亚硝酸盐试验阳性(2019)

111. 男,60岁。唇部疖肿3天,如脓头被挤破,最可能发生的危险是
　　A. 眼球化脓性感染　　　　B. 脑内脓肿　　　　　　C. 面颈部蜂窝织炎
　　D. 上颌骨骨髓炎　　　　　E. 化脓性海绵状静脉窦炎(2018)

112. 女,25岁。因分娩大出血急需输血,当地血站较远无法提供血液,医院当时根据采血的相关规定就地采血,最后挽救了患者。术后医院应在规定时限内向卫生健康主管部门进行报告,该时限为
　　A. 1日　　　　　　　　　　B. 3日　　　　　　　　C. 5日
　　D. 10日　　　　　　　　　E. 15日(2019)

113. 男,50岁。半年前体检发现2型糖尿病,无口渴、多尿症状,身高165cm,体重66kg。坚持饮食控制及运动锻炼,近3个月空腹血糖5.0~6.0mmol/L,餐后血糖10.0~13.0mmol/L。拟加用
　　A. 双胍类降糖药　　　　　B. α-葡萄糖苷酶抑制剂　　C. 磺脲类降糖药
　　D. 短效胰岛素　　　　　　E. 中效胰岛素

114. 女,25岁。妊娠8周,剧吐后吐出100ml鲜血。最可能的诊断是
　　A. 食管癌　　　　　　　　B. 急性胃炎　　　　　　C. 食管贲门撕裂综合征
　　D. 消化性溃疡　　　　　　E. 门静脉高压症(2019)

115. 患者,男性,51岁。腹胀、乏力8个月,加重伴憋气、尿量明显减少2周。尿量200~300ml/d。查体:脉搏78次/分,呼吸20次/分,神清,颈部可见蜘蛛痣,巩膜黄染。腹膨隆,无压痛及反跳痛,肝肋下未触及,脾平脐,移动性浊音(+)。双下肢凹陷性水肿。实验室检查:血 WBC3.5×10⁹/L,N0.60,HBsAg(+),ALT45U/L,AST95U/L,TBil56μmol/L,血尿素氮16.5mmol/L,血肌酐198.1μmol/L。最可能的诊断为乙肝肝硬化合并
　　A. 肝肾综合征　　　　　　B. 肝癌　　　　　　　　C. 结核性腹膜炎
　　D. 肝肺综合征　　　　　　E. 自发性腹膜炎

116. 患者,女,28岁。2周前因接触冷空气出现干咳、喘息,无发热,自服"头孢类抗生素"无效。为明确诊断,首选检查是
　　A. 支气管激发试验　　　　B. 动脉血气分析　　　　C. 特异性变应原检测
　　D. 痰嗜酸性粒细胞计数　　E. FeNO检测(2023)

A₃/A₄型选择题(117~129题)

答题说明:以下提供若干个案例,每个案例下设若干道试题。请根据案例所提供的信息,在每一道试题下面的A、B、C、D、E五个备选答案中,选择一个最佳答案,并在答题卡上将相应题号的相应字母所属的方框涂黑。

(117~118题共用题干)患者,男,55岁。发现高血压5年,近1个月出现喘憋、夜间憋醒、下肢水肿,双肺可闻及湿啰音。心电图示陈旧性前壁心肌梗死,胸片提示心影增大。

117. 该患者最可能的诊断是
　　A. 冠心病左心衰竭　　　　B. 冠心病右心衰竭　　　C. 冠心病全心衰竭
　　D. 高血压收缩性心力衰竭　E. 高血压舒张性心力衰竭

118. 为明确诊断,首选的实验室检查是测定
　　A. 肝功能　　　　　　　　B. 肾功能　　　　　　　C. 血电解质
　　D. 血浆脑钠肽　　　　　　E. 血浆肌钙蛋白

(119~121题共用题干)男,35岁。弯腰活动后腰、臀部疼痛,腰部活动受限,左小腿麻木,经卧床休

息半个月症状略有缓解。查体:腰部压痛,左外踝及足外侧痛觉减退,左侧踝反射减退,左下肢直腿抬高试验(±)。

119. 最可能的诊断是
    A. 腰肌劳损   B. 腰椎间盘突出症   C. 腰椎管狭窄
    D. 梨状肌综合征   E. 腰椎结核

120. 最可能受累的神经是
    A. L_2 B. L_3 C. L_4
    D. L_5 E. S_1

121. 为明确诊断,最有价值的检查是
    A. X线片   B. MRI   C. 核素扫描
    D. B超   E. 肌电图(2019)

(122~124题共用题干)男,49岁。高热伴肝区疼痛半个月。查体:皮肤无黄染,肝区叩痛阳性,右季肋部皮肤凹陷性水肿。血常规:WBC18×10^9/L,N0.90。腹部B超:肝右叶有一个6cm×7cm的液性暗区。肝内胆管结石16年。

122. 该患者最可能的诊断是
    A. 原发性肝癌   B. 急性化脓性胆管炎   C. 细菌性肝脓肿
    D. 阿米巴性肝脓肿   E. 肝囊肿

123. 该患者最可能的感染途径是经由
    A. 门静脉   B. 肝动脉   C. 肝静脉
    D. 直接蔓延   E. 胆道系统

124. 该患者最主要的治疗措施是
    A. 抗生素治疗   B. 内引流术   C. 切开引流
    D. 理疗   E. 穿刺抽脓、脓腔内注入抗生素

(125~126题共用题干)患者,男,30岁。左小腿疼痛伴发热3天。3天来患者感左小腿烧灼样疼痛,畏寒发热,最高体温38.4℃。查体:左小腿伸侧片状红斑,鲜红色,中间较淡,边缘清晰,并略隆起,指压后稍褪色。

125. 该患者最可能的诊断是
    A. 丹毒   B. 急性蜂窝织炎   C. 急性淋巴管炎
    D. 疖病   E. 菌血症

126. 最可能的病原体是
    A. 金黄色葡萄球菌   B. 乙型溶血性链球菌   C. 变形杆菌
    D. 铜绿假单胞菌   E. 大肠埃希菌

(127~129题共用题干)男,45岁。1天前进食较硬食物后突发呕血1次,量约400ml,排黑色糊状便2次,每次量约200g,无腹痛。既往乙型肝炎病史14年,1年前曾发生类似呕血1次。查体:血压105/65mmHg,皮肤、巩膜无黄染,腹软,无压痛,肝肋下未触及,脾肋下2cm,移动性浊音阴性,肠鸣音4~5次/分。实验室检查:Hb95g/L,WBC2.5×10^9/L,Plt47×10^9/L。

127. 首先考虑的出血原因是
    A. 急性糜烂出血性胃炎   B. 胃癌   C. 胃溃疡
    D. 贲门黏膜撕裂   E. 食管胃底曲张静脉破裂

128. 目前最有意义的检查方法是

A. 急诊胃镜 B. 腹部 CT C. 腹部 B 超
D. 腹部 MRI E. 上消化道 X 线钡剂造影

129. 该患者最常用的止血治疗措施是
A. 三腔二囊管压迫 B. 补充凝血因子 C. 口服止血药
D. 静脉滴注生长抑素 E. 静脉滴注奥美拉唑

B 型选择题(130~150 题)

答题说明:以下提供若干组试题,每组试题共用在试题前列出的 A、B、C、D、E 五个备选答案,请从中选择一个与问题关系最密切的答案,并在答题卡上将相应题号的相应字母所属的方框涂黑。某个备选答案可能被选择一次、多次或不被选择。

(130~131 题共用备选答案)
A. 庆大霉素 B. 阿米卡星 C. 多西环素
D. 利福平 E. 甲硝唑

130. 肠道革兰氏阴性杆菌感染的首选治疗药物是
131. 立克次体、支原体感染的首选治疗药物是

(132~133 题共用备选答案)
A. 肾前性急性肾衰竭 B. 急进性肾小球肾炎 C. 急性肾小管坏死
D. 肾后性急性肾衰竭 E. 急性间质性肾炎

132. 消化道大出血后少尿,尿钠 10mmol/L,该种情况考虑
133. 下尿路梗阻可引起

(134~135 题共用备选答案)
A. 半年 B. 1 年 C. 2 年
D. 3 年 E. 5 年

134. 申请个体行医的执业医师,须经注册后在医疗卫生机构中执业满一定年限,该年限是
135. 中止医师执业活动一定年限后,申请重新执业的,应当重新注册,该年限是

(136~137 题共用备选答案)
A. 强迫性思维 B. 思维奔逸 C. 联想散漫
D. 强制性思维 E. 思维插入

136. 患者反复出现一些想法,明知不必要或不合理,但无法控制。该症状为
137. 患者体验到脑内概念不断涌现,一个意念接着一个意念。该症状为

(138~139 题共用备选答案)
A. 奇脉 B. 水冲脉 C. 交替脉
D. 无脉症 E. 滑脉

138. 慢性左心衰竭的常见临床表现为
139. 主动脉瓣关闭不全的常见临床表现为

(140~141 题共用备选答案)
A. 肱骨外上髁炎 B. 髋关节结核 C. 腰椎间盘突出症
D. 颈椎病 E. 桡骨茎突狭窄性腱鞘炎

140. Finkelstein 征阳性见于
141. Spurling 征阳性见于

(142~144题共用备选答案)
A. 生长激素　　　　　　B. 甲状腺激素　　　　　　C. 甲状旁腺激素
D. 糖皮质激素　　　　　E. 胰岛素

142. 腺垂体中含量最多的激素是
143. 调节钙磷代谢最重要的激素是
144. 降血糖升蛋白质的激素是

(145~146题共用备选答案)
A. 滑膜　　　　　　　　B. 肌肉及肌腱　　　　　　C. 软骨
D. 骨　　　　　　　　　E. 关节囊

145. 类风湿关节炎病变始于
146. 成人股骨头无菌坏死病变始于

(147~148题共用备选答案)
A. 理解尊重,平等相待　　B. 勇担风险,团结协作　　C. 节约费用,公正分配
D. 全面系统,认真细致　　E. 尊重隐私,心正无私

147. 在进行临床急救时,医师应遵循的伦理要求是
148. 在进行药物治疗时,医师应遵循的伦理要求是

(149~150题共用备选答案)
A. 患者　　　　　　　　B. 鼠　　　　　　　　　　C. 犬
D. 猪　　　　　　　　　E. 病毒携带者

149. 我国肾综合征出血热的主要传染源是
150. 我国流行性乙型脑炎的主要传染源是

第二单元

A_1 型选择题(1~58 题)

答题说明:每一道试题下面有 A、B、C、D、E 五个备选答案,请从中选择一个最佳答案,并在答题卡上将相应题号的相应字母所属的方框涂黑。

1. 属于红细胞外部因素异常所致的溶血性贫血是
   A. 异常血红蛋白病　　　B. 遗传性球形红细胞增多症　　　C. 自身免疫性溶血性贫血
   D. 失血性贫血　　　　　E. 阵发性睡眠性血红蛋白尿症(2020)

2. 外阴阴道假丝酵母菌病最主要传染途径是
   A. 血行传染　　　　　　B. 直接传染　　　　　　　　　C. 间接传染
   D. 内源性传染　　　　　E. 性交传染(2020)

3. 患者感到周围的环境和事物失去了色彩生机,好像与自己隔了一层膜。该表现属于
   A. 幻觉　　　　　　　　B. 人格解体　　　　　　　　　C. 梦样状态
   D. 朦胧状态　　　　　　E. 非真实感

4. 按计划免疫接种程序,半岁以内需接种的疫苗**不包括**
   A. 卡介苗　　　　　　　B. 百白破三联混合疫苗　　　　C. 麻疹疫苗
   D. 乙肝疫苗　　　　　　E. 脊髓灰质炎减毒活疫苗

5. 妊娠末期发现跨耻征阳性,最大可能为
   A. 中骨盆狭窄　　　　　B. 骨盆出口狭窄　　　　　　　C. 漏斗型骨盆
   D. 扁平骨盆　　　　　　E. 女型骨盆

6. 头颅 MRI 检查无异常发现的脑血管疾病是
   A. TIA　　　　　　　　B. 脑血栓形成　　　　　　　　C. 脑栓塞
   D. 脑出血　　　　　　　E. 蛛网膜下腔出血

7. Froment 征主要用于检查
   A. 手部肌腱损伤情况　　B. 手指末梢血运情况　　　　　C. 神经损伤情况
   D. 神经损伤后恢复情况　E. 血管损伤情况(2015)

8. 最易出现骨折专有体征的骨折是
   A. 裂缝骨折　　　　　　B. 嵌插骨折　　　　　　　　　C. 青枝骨折
   D. 腰椎压缩性骨折　　　E. 完全性骨折

9. 患者觉得被跟踪、被监视,饭中有人下毒,属于
   A. 夸大妄想　　　　　　B. 关系妄想　　　　　　　　　C. 嫉妒妄想
   D. 被控制妄想　　　　　E. 被害妄想

10. 关于惊恐障碍的叙述,**错误**的是
    A. 突发突止　　　　　　B. 发作不可预测　　　　　　　C. 发作期间意识清晰
    D. 每次发作持续 5~20 分钟　E. 发作间歇期常有焦虑症状

11. 维生素 D 缺乏性佝偻病发生颅骨软化的年龄多见于
    A. 1~2 个月　　　　　　B. 3~6 个月　　　　　　　　　C. 7~9 个月
    D. 10~12 个月　　　　　E. 1~2 岁

12. 胸部 X 线片表现为游走性浸润的肺炎是
    A. 肺炎支原体肺炎　　　　B. 腺病毒肺炎　　　　　　C. 金黄色葡萄球菌肺炎
    D. 呼吸道合胞病毒肺炎　　E. 革兰氏阴性杆菌肺炎
13. 易发生延迟愈合的是
    A. 肱骨髁上骨折　　　　　B. 股骨颈骨折　　　　　　C. 股骨干骨折
    D. 腓骨上端骨折　　　　　E. 胫骨下 1/3 骨折
14. 对正常足月新生儿，暂不能引出的神经反射是
    A. 吸吮反射　　　　　　　B. 拥抱反射　　　　　　　C. 握持反射
    D. 腹壁反射　　　　　　　E. 觅食反射
15. 下列常引起低渗性脱水的原因是
    A. 大量出汗　　　　　　　B. 急性弥漫性腹膜炎　　　C. 应用排钠利尿剂
    D. 急性肠梗阻　　　　　　E. 尿崩症
16. 轻型和重型婴儿腹泻的主要鉴别点是有无
    A. 发热及呕吐　　　　　　B. 腹泻次数>10 次/日　　 C. 体温>38.5℃
    D. 脑膜刺激征　　　　　　E. 水、电解质紊乱和酸碱失衡
17. 早期梅毒首选的治疗药物是
    A. 林可霉素　　　　　　　B. 青霉素　　　　　　　　C. 红霉素
    D. 氯霉素　　　　　　　　E. 庆大霉素
18. 创伤现场急救的通气措施中，不包括
    A. 手指掏出口腔内血凝块　B. 呼吸末正压给氧　　　　C. 气管插管
    D. 气管切开　　　　　　　E. 环甲膜穿刺
19. 能引起子宫内膜增生的卵巢肿瘤是
    A. 皮样囊肿　　　　　　　B. 内胚窦瘤　　　　　　　C. 纤维瘤
    D. 卵泡膜细胞瘤　　　　　E. 浆液性囊腺瘤
20. 遗忘综合征的表现不包括
    A. 智能相对完好　　　　　B. 意识障碍　　　　　　　C. 近事记忆障碍
    D. 虚构　　　　　　　　　E. 定向力障碍
21. 鉴别急性肾衰竭与慢性肾衰竭首选的检查是
    A. 同位素肾动态显像　　　B. 肾脏 B 超　　　　　　　C. 尿钠排泄分数测定
    D. 内生肌酐清除率测定　　E. 尿沉渣镜检（2024）
22. 水痘最常见的并发症为
    A. 败血症　　　　　　　　B. 肺炎　　　　　　　　　C. 脑炎
    D. 心肌炎　　　　　　　　E. 皮肤继发细菌感染
23. 肾综合征出血热的典型临床表现不包括
    A. 皮肤充血潮红　　　　　B. 眼结膜充血　　　　　　C. 腓肠肌疼痛
    D. 腋下搔抓样出血点　　　E. 大量蛋白尿
24. 界限性遗忘常见于
    A. 精神分裂症　　　　　　B. 分离障碍　　　　　　　C. 躁狂发作
    D. 阿尔茨海默病　　　　　E. 脑外伤
25. 肝性脑病患者不宜给予的治疗措施是
    A. 静脉给予支链氨基酸　　B. 应用抗生素　　　　　　C. 肥皂水灌肠
    D. 口服乳果糖　　　　　　E. 应用精氨酸

26. 原发性甲状腺功能亢进症行药物治疗时,首选甲巯咪唑(MMI)的主要原因是其
   A. 起效快
   B. 半衰期长
   C. 不易通过胎盘
   D. 肝毒性较小
   E. 疗效较好

27. 21-三体综合征最常伴发畸形的器官是
   A. 心脏
   B. 消化道
   C. 呼吸道
   D. 肾脏
   E. 生殖器

28. 急性肾小球肾炎患儿在病程早期突然发生惊厥,最可能的原因是
   A. 高血压脑病
   B. 低钙惊厥
   C. 中毒性脑病
   D. 高热惊厥
   E. 低钠血症

29. T_3 期膀胱癌是指浸润
   A. 膀胱壁固有层
   B. 膀胱壁浅肌层
   C. 膀胱壁深肌层
   D. 膀胱周围脂肪组织
   E. 膀胱邻近器官

30. 对先天性甲状腺功能减退症患儿的治疗随访,除临床表现外,最佳的随访指标是血清
   A. T_3 和 T_4
   B. TSH
   C. T_3 和 TSH
   D. T_4 和 TSH
   E. FT_4

31. 绒毛膜癌最常继发于
   A. 早产
   B. 自然流产
   C. 葡萄胎
   D. 异位妊娠
   E. 正常分娩

32. 在意识清晰的基础上,以下哪项对精神分裂症最具有诊断价值?
   A. 嫉妒妄想
   B. 牵连观念
   C. 夸大妄想
   D. 思维散漫
   E. 被害妄想

33. 法洛四联症的常见临床表现**不包括**
   A. 反复肺部感染
   B. 青紫
   C. 蹲踞
   D. 脑缺氧发作
   E. 杵状指

34. 缺铁性贫血患儿服用铁剂后,最早的治疗反应是
   A. 烦躁等精神症状减轻
   B. 网织红细胞计数增加
   C. 血红蛋白增加
   D. 骨髓铁染色恢复正常
   E. 皮肤苍白改善

35. 化疗效果最好的肿瘤是
   A. 原发性卵巢癌
   B. 卵巢转移癌
   C. 子宫颈癌
   D. 子宫内膜癌
   E. 绒毛膜癌

36. 小儿先天性心脏病中,属于青紫型的是
   A. 室间隔缺损
   B. 动脉导管未闭
   C. 肺动脉狭窄
   D. 法洛四联症
   E. 主动脉缩窄

37. 急性中毒后,呼出气呈蒜味的毒物是
   A. 阿托品
   B. 地西泮
   C. 酒精
   D. 有机磷农药
   E. 亚硝酸盐

38. 放置节育器的适应证是
   A. 月经过多
   B. 宫颈内口松弛
   C. 子宫脱垂
   D. 剖宫产术后半年
   E. 生殖道炎症

39. 肾癌血尿的特点是
   A. 镜下血尿
   B. 终末血尿
   C. 持续性肉眼血尿
   D. 全程肉眼血尿
   E. 间歇性无痛性肉眼血尿

40. 最易发生幽门梗阻的溃疡是
    A. 胃角溃疡   B. 胃窦溃疡   C. 巨大溃疡
    D. 球后溃疡   E. 幽门管溃疡
41. 软组织急性化脓性感染在脓肿出现前,需早期切开引流的是
    A. 疖   B. 痈   C. 脓性指头炎
    D. 丹毒   E. 急性蜂窝织炎
42. 急性硬脑膜外血肿最典型的临床表现是
    A. 视乳头水肿   B. 大脑强直抽搐   C. 双侧瞳孔不等大
    D. 一侧肢体瘫痪   E. 昏迷→清醒→再昏迷
43. 骨关节炎的临床特点是
    A. 基本病变为滑膜炎 B. 晨僵时间常超过 30 分钟 C. 以近端指间关节最常受累
    D. 一般不累及负重关节 E. 关节痛于运动后加重,休息后缓解
44. 肠外营养中心静脉插管常选用的静脉**不包括**
    A. 颈内静脉   B. 股静脉   C. 锁骨下静脉
    D. 头静脉   E. 贵要静脉
45. 诊断肾癌最有价值的检查是
    A. 肾动脉造影   B. 静脉尿路造影   C. 核磁共振
    D. B 超   E. 增强 CT
46. 急性主动脉瓣关闭不全的体征为
    A. 心尖搏动正常   B. DeMusset 征   C. Traube 征
    D. Duroziez 征   E. 水冲脉
47. 好发于儿童及青少年的卵巢肿瘤是
    A. 间质细胞瘤   B. 上皮性肿瘤   C. 性索细胞瘤
    D. 转移性肿瘤   E. 生殖细胞肿瘤(2023)
48. 下列与感染相关的风湿病是
    A. 风湿热   B. 类风湿关节炎   C. 多肌炎
    D. Reiter 综合征   E. 系统性红斑狼疮(2019)
49. 下列**不属于**人工流产禁忌证的是
    A. 各种疾病的急性期 B. 严重心力衰竭   C. 慢性生殖道炎症
    D. 全身情况衰弱   E. 术前 24 小时体温两次在 37.5℃ 以上
50. 晚期习惯性流产最多见的原因是
    A. 胚胎发育异常   B. 胎盘功能不全   C. 染色体异常
    D. 子宫畸形   E. 宫颈内口松弛
51. 判断糖尿病患者长期血糖控制程度的常用指标是
    A. 空腹血糖   B. 餐后血糖   C. OGTT
    D. 糖化血红蛋白测定 E. 血浆胰岛素含量测定(2020)
52. 关于急性细菌性痢疾的描述,**错误**的是
    A. 里急后重   B. 肠鸣音亢进   C. 压痛以右下腹明显
    D. 黏液脓血便   E. 各血清型之间无交叉免疫
53. 子宫内膜异位症的典型症状是
    A. 月经过少   B. 月经稀发   C. 原发性痛经
    D. 继发性痛经   E. 月经过多

54. 见于肾小管性蛋白尿的成分是
    A. IgM   B. IgG   C. 补体
    D. β₂-微球蛋白   E. 本周蛋白

55. 手外伤创面的现场急救处理,最简单有效的止血方法是
    A. 外用止血粉   B. 局部加压包扎   C. 腕部扎止血带
    D. 前臂扎止血带   E. 上臂上段扎止血带

56. 早孕的临床表现**不包括**
    A. 尿频   B. 腹部有妊娠纹   C. 黑加征阳性
    D. 嗜睡、乏力、食欲不振   E. 乳房增大、乳晕着色加深

57. 常引起肾绞痛的泌尿系统结石为
    A. 肾盂结石   B. 肾盏结石   C. 输尿管结石
    D. 膀胱结石   E. 尿道结石

58. 浅Ⅱ度烧伤的局部损害深度达
    A. 表皮浅层,生发层健在   B. 真皮深层,有皮肤附件残留   C. 真皮浅层,部分生发层存在
    D. 皮肤全层   E. 皮下脂肪

A₂ 型选择题 (59~111 题)

答题说明:每一道试题是以一个小病例出现的,其下面都有 A、B、C、D、E 五个备选答案。请从中选择一个最佳答案,并在答题卡上将相应题号的相应字母所属的方框涂黑。

59. 患者,男性,45 岁。地震中受挤压 10 小时后获救,出现酱油色尿。查体:血压 105/60mmHg,左下肢肿胀、压痛。尿隐血(++++),尿沉渣镜检 RBC0~2 个/HPF。血肌酐 280μmol/L,K⁺ 7.5mmol/L,肌酸激酶 3500U/L(正常值 0~200U/L)。首要的急救治疗是
    A. 大量补液   B. 利尿   C. 血液透析
    D. 抗感染   E. 肿胀患肢切开减压

60. 女,40 岁,已婚,G₂P₁。人工流产术后 5 个月,不规则阴道流血 10 天,咳嗽、咯血 5 天。妇科检查:外阴阴道无异常,可见血液自宫口流出,子宫孕 40 天大小。双侧附件区囊性肿物,直径均为 4cm。胸部 X 线片显示双肺中下部多个棉球状阴影。血 hCG100000IU/L。最可能的诊断是
    A. 葡萄胎   B. 侵蚀性葡萄胎   C. 绒毛膜癌
    D. 早孕合并卵巢囊肿   E. 不全流产

61. 女孩,14 岁。月经紊乱、经期长短不一 4 个月。查体:心、肺无阳性体征,肛门检查示子宫正常大小,双侧附件阴性。最可能的诊断为
    A. 黄体功能不全   B. 黄体萎缩不全   C. 黏膜下子宫肌瘤
    D. 子宫内膜息肉   E. 无排卵性子宫异常出血

62. 女,20 岁。突然出现阵发性抽搐,持续 2 分钟,自行缓解。抽搐从一侧手指开始,向腕部、前臂、肩部扩散,神志始终清楚。患者可能的诊断是癫痫
    A. 大发作   B. 小发作   C. 失神发作
    D. 失张力发作   E. Jackson 发作

63. 女,32 岁。发热伴面部皮疹 2 个月,双膝、双踝关节肿痛 1 个月。查体:面色苍白,贫血貌,四肢皮肤散在瘀点。实验室检查:血红蛋白 78g/L,血小板 42×10⁹/L,网织红细胞 0.01,尿蛋白(+++),ESR40mm/h,Coombs 试验阳性。最可能的诊断是
    A. 系统性红斑狼疮   B. 慢性肾小球肾炎   C. 风湿热

D. 败血症　　　　　　　　　E. 淋巴瘤(2021)

64. 女,28岁,初产妇。妊娠39周,规律宫缩10小时。查宫口扩张6cm,LOA,先露S=+1,胎心率140次/分,胎儿监护NST有反应型。需要进一步的处理是
    A. 催产素加强宫缩　　　　B. 给子宫颈封闭　　　　C. 肌内注射哌替啶
    D. 严密观察产程　　　　　E. 超声评估胎儿大小(2018)

65. 婴儿,日龄10天,近4天吃奶不好,不发热,哭声弱。查体:反应差,黄疸明显,四肢发凉,皮肤有花纹,脉搏细弱,肝肋下3cm,脐部有少许脓性分泌物。末梢血 WBC15×10⁹/L,N0.75。该患婴最可能的诊断是新生儿
    A. 肺炎　　　　　　　　　B. 肝炎　　　　　　　　C. 败血症
    D. 病理性黄疸　　　　　　E. 溶血病

66. 女孩,3岁。发热伴皮疹2天。查体:全身可见散在斑疹、丘疹、疱疹和结痂,向心性分布。最可能的诊断是
    A. 麻疹　　　　　　　　　B. 风疹　　　　　　　　C. 水痘
    D. 幼儿急疹　　　　　　　E. 手足口病

67. 初产妇,28岁,孕40周,临产10小时。查体:胎心率125次/分,ROA,宫口开大6cm,有水囊感,S-1。产科B超检查提示胎儿双顶径9.1cm。对该产妇的正确处理措施为
    A. 静脉滴注缩宫素　　　　B. 左侧卧位,输液　　　　C. 肥皂水灌肠
    D. 人工破膜　　　　　　　E. 立即行剖宫产术

68. 男,74岁。渐进性乏力伴面色苍白2个月。查体:贫血貌,反甲,巩膜无黄染,浅表淋巴结无肿大,心率102次/分,肝、脾肋下未触及。血常规:Hb79g/L,RBC2.82×10¹²/L,MCV78fl,WBC5.0×10⁹/L,Plt220×10⁹/L,首先考虑的诊断是
    A. 缺铁性贫血　　　　　　B. 再生障碍性贫血　　　C. 海洋性贫血
    D. 巨幼细胞贫血　　　　　E. 溶血性贫血

69. 女婴,4个月。冬季出生,足月顺产,单纯牛奶喂养,未添加辅食。近半个月来较烦躁,夜间哭闹不安,多汗。查体:体重6kg,有颅骨软化。该患婴最可能的诊断是
    A. 营养不良　　　　　　　B. 亚临床维生素A缺乏症　C. 维生素D缺乏性佝偻病
    D. 婴儿肠痉挛　　　　　　E. 维生素D缺乏性手足搐搦症

70. 男,68岁。进行性排尿困难5年。夜尿4~5次,近期曾发生尿潴留2次。既往体健。心肺功能正常。前列腺Ⅱ度肿大。血清PSA3.1μg/L,膀胱残余尿量80ml。首选的手术方法是
    A. 经尿道前列腺切除　　　B. 耻骨上前列腺切除　　　C. 双侧睾丸切除
    D. 耻骨后前列腺切除　　　E. 经会阴前列腺切除

71. 女,16岁。3天来低热伴乏力、纳差、恶心、呕吐,来诊当日家长发现眼黄。出生时曾注射乙肝疫苗。实验室检查:ALT860U/L,TBil120μmol/L。最可能的诊断是
    A. 戊型肝炎　　　　　　　B. 丁型肝炎　　　　　　C. 丙型肝炎
    D. 乙型肝炎　　　　　　　E. 甲型肝炎

72. 男,8岁。肾病综合征初治,体重25kg,泼尼松每次25mg,每天2次,治疗2周后,水肿消失,4周时尿蛋白转阴。此时判断该患儿疗效为
    A. 激素部分敏感　　　　　B. 激素依赖　　　　　　C. 激素不耐受
    D. 激素敏感　　　　　　　E. 激素耐药

73. 男,30岁。车祸致腹部外伤手术后1周出现高位小肠瘘,每天漏出的液体约3500ml。治疗时将漏出的液体收集后,经瘘口注入远端肠管,属于
    A. 肠内营养　　　　　　　B. 肠外营养　　　　　　C. 自身营养

D. 漏出液回收　　　　　　E. 补充喂养

74. 女,50岁。颈前肿块1年余,近半个月突然增大。查体:颈前偏右肿块,质硬,表面不光滑,无压痛,随吞咽上下活动。甲状腺核素扫描示冷结节,边缘较模糊。该患者最可能的诊断为
　　A. 甲状腺腺瘤　　　　　B. 甲状腺癌　　　　　C. 亚急性甲状腺炎
　　D. 结节性甲状腺肿　　　E. 慢性淋巴细胞性甲状腺炎

75. 患者,男,25岁。1个月前有不洁性交史。1周前在冠状沟处出现一丘疹,很快破溃,形成溃疡,椭圆形,直径1cm,边界不清,稍高出皮面,上有少量渗出物,不痛。近几天一侧腹股沟淋巴结肿大,较硬,散在,不融合,无疼痛及压痛,皮肤表面不红。该患者最可能的诊断是
　　A. 软下疳　　　　　　　B. 尖锐湿疣　　　　　C. 腹股沟肉芽肿
　　D. 性病性淋巴肉芽肿　　E. 梅毒

76. 患者,男性,15岁。扁桃体炎2周,颜面部水肿、尿量减少3天。查体:血压160/80mmHg。实验室检查:尿蛋白(++),尿红细胞20～30个/HPF,红细胞管型1～2个/LPF。血补体C3降低。该患者**不适宜**的治疗措施是
　　A. 卧床休息　　　　　　B. 控制血压　　　　　C. 应用糖皮质激素
　　D. 控制感染　　　　　　E. 低盐饮食

77. 患者,男,60岁。2小时前不慎跌倒,手掌撑地。伤后肩部疼痛、肿胀、活动受限。查体:Dugas征阳性。该患者肩部的典型畸形为
　　A. 肩关节屈曲外展　　　B. 肩关节屈曲外旋　　　C. 方肩
　　D. 肩过度后伸　　　　　E. 肩过度膨隆

78. 男,15岁。突起四肢无力2天。查体:四肢肌力2级,肌张力低,腱反射消失,病理征未引出,无明显感觉障碍,双侧腓肠肌握痛。最可能的诊断是
　　A. 重症肌无力　　　　　B. 周期性瘫痪　　　　　C. 吉兰-巴雷综合征
　　D. 多发性肌炎　　　　　E. 急性脊髓炎

79. 患者,男,15岁,学生。近1年来,每次进教室门时必须在门口,心里默念三遍"我需认真听讲",才进教室,而且必须左脚先进。如果错了,必须退出重走,患者痛苦不已。该患者最可能的诊断是
　　A. 精神分裂症　　　　　B. 抑郁症　　　　　　　C. 焦虑障碍
　　D. 强迫障碍　　　　　　E. 分离障碍

80. 女,45岁,G_2P_2,痛经15年,加重4年。应用止痛药物效果差。妇科检查:子宫后位,如孕3个月大小,质硬,压痛。双侧附件区未见明显异常。最可能的诊断是
　　A. 子宫腺肌病　　　　　B. 子宫肉瘤　　　　　　C. 子宫内膜异位症
　　D. 子宫肌瘤　　　　　　E. 子宫肥大症(2021)

81. 患者,男性,21岁。肉眼血尿伴尿量减少6天入院,2周前曾有发热、咽痛。既往体健。查体:血压156/95mmHg,皮肤、黏膜未见出血点和紫癜,双眼睑水肿,双下肢凹陷性水肿(++)。化验尿常规:蛋白(++),沉渣镜检RBC50～60个/HPF;血肌酐156μmol/L,尿素氮11mmol/L。该患者最可能的诊断是
　　A. 急性肾小球肾炎　　　B. 急进性肾小球肾炎　　C. IgA肾病
　　D. 肾病综合征　　　　　E. 慢性肾小球肾炎

82. 男,52岁。颈肩痛3个月,并向左上肢放射。左上肢肌力下降,手指动作不灵活。颈椎棘突间有压痛,左手拇指感觉减弱。上肢牵拉试验阳性,压头试验阳性。最可能的颈椎病类型是
　　A. 脊髓型　　　　　　　B. 神经根型　　　　　　C. 混合型
　　D. 椎动脉型　　　　　　E. 交感神经型

83. 女孩,2岁,平日体健。体检时发现胸骨左缘第2～3肋间可闻及3/6级收缩期吹风样杂音,肺动脉瓣区第二心音亢进。最可能的诊断是

A. 肺动脉瓣狭窄   B. 动脉导管未闭   C. 室间隔缺损
D. 房间隔缺损   E. 法洛四联症

84. 一小儿体重7kg,身高65cm,头围42cm,乳牙2枚,能独坐一会,不能听懂自己的名字。此小儿的年龄最可能是
    A. 9个月   B. 8个月   C. 7个月
    D. 6个月   E. 5个月

85. 男孩,2岁。突发寒战、高热2天,伴剧烈头痛、喷射性呕吐。查体:体温40.2℃,全身皮肤散在瘀点,精神极度萎靡,脑膜刺激征阳性。脑脊液检查:压力24cmH_2O,白细胞1500×10^6/L,多核细胞0.90,蛋白4.5g/L,氯化物102mmol/L,糖1.3mmol/L。该患儿最可能的诊断是
    A. 流行性乙型脑炎   B. 流行性脑脊髓膜炎   C. 结核性脑膜炎
    D. 中毒型细菌性痢疾   E. 败血症

86. 男孩,5岁。患有结核病,但结核菌素试验阴性,可见于
    A. 合并上呼吸道感染   B. 抗结核治疗1周   C. 接种百白破三联疫苗后
    D. 粟粒性肺结核   E. 颈淋巴结结核

87. 妊娠期糖尿病,单纯饮食治疗血糖控制理想,无母儿并发症,终止妊娠的最佳时机是
    A. 妊娠36周   B. 妊娠37周   C. 妊娠39周
    D. 妊娠40周   E. 无须提早干预,可等待至预产期

88. 男孩,6岁。水肿1个月。查体:血压110/70mmHg,高度水肿,尿蛋白定量2.5g/d,血清白蛋白15g/L,血尿素氮5.4mmol/L。最可能的诊断是
    A. 急性肾炎   B. 单纯型肾病综合征   C. 肾炎型肾病综合征
    D. 急性肾盂肾炎   E. 慢性肾炎

89. 患者,男,30岁。头部撞伤后头痛、呕吐3小时。入院CT检查发现颅内积气。诊断首先考虑
    A. 脑震荡   B. 急性硬脑膜下血肿   C. 急性硬脑膜外血肿
    D. 颅底骨折   E. 颅内动脉瘤破裂

90. 男,16岁。头部被网球击伤,受伤时昏迷5分钟后清醒,2小时后出现头痛伴呕吐2次。急诊室检查:神志清楚、躁动,轻度颈抵抗,右额轻度表皮挫伤。最可能的诊断是
    A. 急性硬脑膜下血肿   B. 急性硬脑膜外血肿   C. 脑内血肿
    D. 蛛网膜下腔出血   E. 脑膜炎

91. 初产妇,26岁。孕40周,临产后宫缩强,宫口开大9cm时自然破膜。破膜后突然发生咳嗽、呼吸困难、发绀、血压下降。最可能发生的情况是
    A. 子宫破裂   B. 前置胎盘   C. 羊水栓塞
    D. 胎盘早剥   E. 胎膜早破

92. 患者,男性,68岁。家属发现其昏迷不醒。查体:口唇呈樱桃红色,呼出气中有酒味。瞳孔正常大小。血压100/60mmHg,心率105次/分。血液COHb浓度49%。急诊头颅CT正常。该患者昏迷的可能原因是
    A. 脑出血   B. 一氧化碳中毒   C. 乙醇中毒
    D. 安眠药中毒   E. 有机磷农药中毒

93. 妇女,44岁。月经周期规则。近1个月常发生性交后出血。查体:子宫颈见一直径2cm赘生物。为明确诊断,首选的检查是
    A. 分段诊刮活组织病检   B. 子宫颈活组织病检   C. 子宫颈刮片细胞学检查
    D. 子宫颈碘试验   E. 吸取宫腔分泌物行细胞学检查

94. 男,30岁。右侧腰腹部疼痛伴恶心、呕吐1天。尿常规RBC20~30个/HPF。腹部X线片未见明显异

常。B超示右肾积水,右侧输尿管上段扩张,下段因肠积气干扰显示不清。为明确诊断,首选检查为
  A. 逆行肾盂造影   B. 核素肾扫描   C. MRU
  D. 尿液细菌培养   E. 肾功能检测(2019)

95. 患者,女性,25岁。10天前因停经41天,妊娠试验阳性,行吸宫术,术后未见绒毛组织,今晨突然晕倒。查体:体温37.8℃,脉搏100次/分,血压70/50mmHg。下腹压痛、反跳痛,阴道少量流血,宫颈举痛(+),宫口闭,子宫稍大,较软,右侧有一包块,边缘不清,压痛。外周血 WBC12×10⁹/L,N0.87。患者最可能的诊断是
  A. 流产后右侧附件炎 B. 人工流产不全 C. 右输卵管妊娠破裂
  D. 右卵巢囊肿蒂扭转 E. 阑尾脓肿

96. 患者,女,16岁。食欲缺乏,黄疸进行性加深4周,腹胀半个月。既往无肝病史。查体:皮肤、巩膜明显黄染,皮肤瘀斑,无蜘蛛痣及肝掌,中度腹胀,肝脾肋下未触及,腹水征阳性。实验室检查:血清总胆红素342μmol/L,ALT560U/L。该患者最可能的诊断是
  A. 急性黄疸型肝炎 B. 慢性肝炎重度 C. 亚急性重型肝炎
  D. 急性重型肝炎 E. 淤胆型肝炎

97. 患者,女性,38岁。发热、腹泻2天,每日排便5~8次。查体:体温37.8℃,腹软,左下腹压痛(+)。实验室检查:血 WBC11×10⁹/L,中性粒细胞0.72。粪便镜检 WBC20个/HPF,RBC10个/HPF,隐血试验(+)。该患者最可能的诊断是
  A. 食物中毒   B. 急性肠炎   C. 霍乱
  D. 消化道出血   E. 急性细菌性痢疾

98. 女,45岁。反复剑突下疼痛3年,呕吐10天。呕吐物有隔夜宿食,该患者最易发生的电解质和酸碱平衡失调是
  A. 高血钾,代谢性酸中毒 B. 高血钾,代谢性碱中毒 C. 低血钾,代谢性碱中毒
  D. 低血钾,代谢性酸中毒 E. 低血钙,代谢性碱中毒(2015)

99. 患者,女,26岁。尿频、尿痛2天。有多个性伴侣,6天前发生性关系。查体:尿道口有大量脓性分泌物。最可能的诊断是
  A. 梅毒   B. 生殖器疱疹   C. 淋病
  D. 尖锐湿疣   E. 艾滋病(2023)

100. 女,20岁,平素月经规则。查体:腹部叩诊移动性浊音(+),肛诊左侧附件区触及新生儿头大小实性肿瘤。测定血清甲胎蛋白450μg/L。本例最可能的诊断是卵巢
  A. 畸胎瘤   B. 内胚窦瘤   C. 浆液性囊腺瘤
  D. 颗粒细胞瘤   E. 纤维瘤

101. 男,18岁。右示指甲沟炎加剧1周,发热,指头剧烈肿胀、跳痛,最正确的处置是
  A. 热盐水浸泡,每次30分钟 B. 全身应用抗生素 C. 患指局部注射抗生素
  D. 患指侧面纵行切开 E. 患指指头做鱼口状切开

102. 产褥妇,现产后3天,出现急性腹痛伴发热2天,腹部包块增大,曾诊断"子宫肌瘤"。本例应考虑的诊断是
  A. 产褥感染   B. 子宫肌瘤囊性变 C. 子宫肌瘤玻璃样变
  D. 子宫肌瘤红色样变 E. 子宫肌瘤恶性变

103. 初产妇,30岁。妊娠40周,规律宫缩4小时入院,因产程不佳,给予缩宫素静脉滴注,加强宫缩2小时后下腹疼痛难忍,产妇烦躁不安,呼吸急促,心率110次/分,胎心率100次/分,子宫下段有明显压痛,导尿见血尿,本例最可能的诊断是
  A. 先兆子宫破裂 B. 子宫破裂 C. 强直性宫缩

D. 羊水栓塞　　　　　　　E. 胎盘早剥

104. 患者,女性,58岁。双侧膝关节、肘关节、掌指关节肿痛2年。每天起床后晨僵1小时。查体:心、肺、腹未见异常。两侧膝关节肿胀、轻压痛,浮髌试验阴性,双侧肘关节、掌指关节肿胀明显,活动受限。为明确诊断,最有意义的实验室检查是
  A. ESR
  B. RF
  C. 抗CCP抗体
  D. B型超声
  E. 膝关节X线片

105. 男,45岁。近3个月来早醒,食欲下降,疲乏无力,感觉头脑反应迟钝,话少,兴趣下降,认为前途暗淡,有厌世和消极念头。精神状况检查未发现幻觉和妄想,查体无明显异常发现,头颅CT正常。最可能的诊断是
  A. 适应障碍
  B. 焦虑症
  C. 抑郁症
  D. 分离障碍
  E. 精神分裂症

106. 初产妇,28岁。妊娠40周临产,规律宫缩12小时,阴道流液8小时。阴道检查:宫口开大7cm,先露棘下1cm。下列诊断正确的是
  A. 正常活跃期
  B. 第一产程延长
  C. 胎膜早破
  D. 滞产
  E. 潜伏期延长

107. 女,36岁。半年来乏力、易疲倦、腰部不适,有时下肢浮肿,未检查。1个月来加重,伴纳差,血压增高为150/100mmHg,下肢轻度浮肿。尿蛋白(+),沉渣RBC5~10个/HPF,偶见颗粒管型。血化验Hb90g/L,血肌酐300μmol/L。该患者最可能的诊断是
  A. 慢性肾盂肾炎
  B. 慢性肾小球肾炎
  C. 肾病综合征
  D. 急性肾小球肾炎
  E. 无症状蛋白尿和/或血尿

108. 男婴,6个月,平时多汗,有夜惊,枕秃明显,易激惹,烦躁,睡眠不安。早期诊断最可靠的指标是
  A. 血清25-(OH)-D_3
  B. 血清磷
  C. 血清钙
  D. 血清维生素D
  E. 骨密度

109. 男,患者,30岁。右小腿疼痛2天伴发热。查体:右小腿皮肤片状红疹,颜色鲜红,中间较淡,边界清楚,隆起,皮温增高。最可能的诊断是
  A. 疖
  B. 痈
  C. 急性蜂窝织炎
  D. 丹毒
  E. 急性淋巴结炎

110. 男孩,1岁半。消瘦,近5个月体重不增。查体:体重7kg,腹壁皮下脂肪消失,头发干枯,心肺未见异常,腹软。应警惕的最严重的并发症是
  A. 支气管肺炎
  B. 维生素缺乏症
  C. 自发性低血糖症
  D. 腹泻病
  E. 营养性贫血

111. 患者,男性,45岁。因急性肠梗阻3天入院,诉舌干、乏力,不能坐起。查体:脉搏120次/分,血压70/60mmHg,眼窝凹陷,皮肤干燥、松弛。尿比重1.025。最可能的诊断为
  A. 高渗性脱水
  B. 等渗性脱水
  C. 低渗性脱水
  D. 缺钠性休克
  E. 继发性脱水

A_3/A_4型选择题(112~129题)

答题说明:以下提供若干个案例,每个案例下设若干道试题。请根据案例所提供的信息,在每一道试题下面的A、B、C、D、E五个备选答案中,选择一个最佳答案,并在答题卡上将相应题号的相应字母所属的方框涂黑。

(112~114题共用题干)男孩,1岁半。发热伴咳嗽5天,加重伴呼吸困难1天。曾予青霉素治疗3

天。查体:体温39℃,嗜睡,精神反应差,躯干可见散在红色斑丘疹,呼吸急促,双肺可闻及中小水泡音。血WBC22×10⁹/L,N0.90,L0.10。胸部X线片示双肺斑片影、肺大疱。

112. 首先考虑的诊断是
    A. 肺炎支原体肺炎　　　　B. 肺炎链球菌肺炎　　　　C. 呼吸道合胞病毒肺炎
    D. 金黄色葡萄球菌肺炎　　E. 腺病毒肺炎

113. 患儿住院后,经治疗病情曾一度好转,但今天起病情又突然加重,出现高热及呼吸困难。查体:体温39.5℃,呼吸60次/分,烦躁不安,可见鼻扇及三凹征,面色苍白,唇周发绀。右上肺叩诊呈鼓音,右下肺叩诊呈浊音,右肺呼吸音低。心率140次/分,心音有力,律齐,肝脾无肿大,应首先考虑
    A. 脓气胸　　　　　　　　B. 中毒性心肌炎　　　　　C. 真菌感染
    D. 心力衰竭　　　　　　　E. 中毒性脑病

114. 此时有效的进一步治疗措施是
    A. 改用抗真菌药　　　　　B. 改用其他抗生素　　　　C. 使用强心剂
    D. 使用脱水剂　　　　　　E. 胸腔闭式引流

(115~116题共用题干)女,25岁。无明显诱因月经量增多2个月,牙龈出血2天入院,既往体健。查体:胸腹部及四肢皮肤散在出血点和少量瘀斑,浅表淋巴结不大,牙龈少量渗血,心、肺、腹检查未见明显异常。化验血:Hb100g/L,RBC3.3×10¹²/L,WBC8.2×10⁹/L,Plt9×10⁹/L,网织红细胞1%。

115. 该患者最可能的诊断是
    A. 再生障碍性贫血　　　　B. Evans综合征　　　　　C. 原发免疫性血小板减少症
    D. 弥散性血管内凝血　　　E. 骨髓增生异常综合征

116. 为确定诊断,首选的检查是
    A. 白细胞分类　　　　　　B. 骨髓穿刺细胞学检查　　C. 抗人球蛋白试验
    D. 凝血功能检测　　　　　E. 出血时间测定

(117~118题共用题干)男,65岁。高血压病史15年。演讲时突发头痛、呕吐、右侧偏瘫。头颅CT检查示左基底节区高密度阴影。

117. 该患者最可能的诊断是
    A. 基底节区出血　　　　　B. 蛛网膜下隙出血　　　　C. 脑梗死
    D. 脑血栓形成　　　　　　E. 脑动脉瘤破裂

118. 若患者在行头颅CT检查时突然昏迷,左侧瞳孔散大,上睑下垂,对光反射消失,此时急需的处理措施是
    A. 静脉滴注20%甘露醇　　B. 静脉滴注止血敏　　　　C. 静脉滴注硝普钠
    D. 气管插管,机械通气　　E. 急诊开颅手术

(119~120题共用题干)女,24岁,秘书。1个月前由于工作失误受到领导当众批评,患者感到委屈,出现失眠、早醒,对前途悲观失望,整天闷闷不乐,很少与人交往。近1周来,一反常态,出现讲话多,说终于战胜了自己,自我感觉好,自我评价高,说领导批评她是因为嫉妒她的才能,不认为自己有病。

119. 该患者最可能的诊断为
    A. 抑郁症　　　　　　　　B. 躁狂症　　　　　　　　C. 双相情感障碍
    D. 精神分裂症　　　　　　E. 分离障碍

120. 该患者的首选治疗药物是
    A. 氯氮平　　　　　　　　B. 利培酮　　　　　　　　C. 喹硫平
    D. 奥氮平　　　　　　　　E. 碳酸锂

(121~123题共用题干)男，50岁。间断发作腰痛10年，1周前搬重物后腰痛加重，并出现双下肢麻木与排尿困难。查体：腰部活动受限，尤以弯腰明显，椎旁压痛，马鞍区痛觉减退。直腿抬高试验及加强试验均为阳性。

121. 患者出现排尿困难、马鞍区麻木的原因是
   A. L_4 神经根受压 B. L_5 神经根受压 C. S_1 神经根受压
   D. 马尾受压 E. 脊神经后根受压

122. 本例最需与椎管内肿瘤相鉴别，其检查方法首选
   A. X线片 B. CT C. MRI
   D. 椎管造影 E. DSA

123. 目前，该患者的适宜治疗是
   A. 卧硬板床休息 B. 骨盆牵引 C. 按摩理疗
   D. 局部封闭 E. 手术治疗

(124~126题共用题干)女，31岁。产后5个月，哺乳期，阴道不规则流血半个月，胸闷咳嗽10天。妇科检查：宫颈前唇有一个2cm×1cm×1cm的紫蓝色结节，子宫如50天妊娠大小，质软，无压痛。双侧附件区各触及囊性包块，均约6cm×5cm×5cm大小，表面光滑。胸部X线片示双肺中下部多发棉絮状阴影。

124. 最可能的诊断是
   A. 侵蚀性葡萄胎 B. 胎盘残留 C. 肺癌
   D. 绒毛膜癌 E. 卵巢肿瘤

125. 对诊断意义最大的辅助检查是
   A. 腹部CT检查 B. 盆腔B超检查 C. 胸腔镜检查
   D. 血清hCG测定 E. 血、尿常规检查

126. 首选的治疗方案是
   A. 卵巢肿瘤切除术 B. 放射治疗 C. 清宫术
   D. 化学治疗 E. 子宫切除

(127~129题共用题干)10个月女婴，生后母乳喂养(其母以素食为主)。面色苍黄、不喜动2个月。查体：精神呆滞，面色黄，头发稀疏黄软，浅表淋巴结(-)。心尖部闻及2/6级收缩期杂音，肺(-)，肝肋下0.5cm，脾未触及。外周血 Hb58g/L，RBC2.5×10^{12}/L，MCV96fl，Ret0.010。

127. 本例最可能的病因是
   A. 血液丢失 B. 肠道吸收不良 C. 骨髓造血功能障碍
   D. 红细胞破坏过多 E. 相关营养素摄入不足

128. 该患儿口服叶酸治疗3周后贫血症状有所改善，但精神症状反而恶化的原因是
   A. 诊断错误 B. 药物选择不准确 C. 药物剂量不足
   D. 药物剂型不正确 E. 没有补充维生素C

129. 解决此问题的方法是
   A. 增加叶酸剂量 B. 改为注射叶酸 C. 添加口服铁剂
   D. 改为注射铁剂 E. 注射维生素B_{12}

B 型选择题(130~150 题)

答题说明：以下提供若干组试题，每组试题共用在试题前列出的 A、B、C、D、E 五个备选答案，请从中选择一个与问题关系最密切的答案，并在答题卡上将相应题号的相应字母所属的方框涂黑。某个备选答案可能被选择一次、多次或不被选择。

(130~131 题共用备选答案)
A. 呋塞米　　　　　　　B. 氢氯噻嗪　　　　　　C. 氨苯蝶啶
D. 螺内酯　　　　　　　E. 乙酰唑胺

130. 治疗急性肺水肿首选的利尿剂是
131. 治疗肝硬化腹水首选的利尿剂是

A. HBsAg　　　　　　　B. HBeAg　　　　　　　C. 抗-HBs
D. 抗-HBe　　　　　　　E. 抗-HBc

132. 反映抗乙型肝炎病毒治疗是否有效的指标是
133. 乙型肝炎疫苗的主要成分是
134. 急性乙型肝炎血清中最迟出现的标志物是

(135~136 题共用备选答案)
A. 维生素 A　　　　　　B. 维生素 B_{12}　　　　　C. 维生素 C
D. 维生素 D　　　　　　E. 维生素 K

135. 蛋白质-能量营养不良最易缺乏的维生素是
136. 小儿麻疹最易缺乏的维生素是

(137~138 题共用备选答案)
A. 血清淀粉酶测定　　　B. 血清甲胎蛋白检测　　C. 腹部 CT 检查
D. 血清 CEA 测定　　　　E. 血清 CRP 测定

137. 诊断急性出血坏死性胰腺炎最有意义的检查是
138. 诊断早期原发性肝癌最有意义的检查是

(139~140 题共用备选答案)
A. B 超检查　　　　　　B. 阴道脱落细胞检查　　C. 分段诊刮
D. 宫颈刮片　　　　　　E. 宫颈及宫颈管组织检查

139. 一绝经期妇女阴道不规则流血，为明确诊断，首选检查是
140. 确诊子宫颈癌的主要方法是

(141~142 题共用备选答案)
A. 厌氧菌　　　　　　　B. 大肠埃希菌　　　　　C. 金黄色葡萄球菌
D. 肺炎链球菌　　　　　E. 铜绿假单胞菌

141. 引起胆源性肝脓肿的常见致病菌是
142. 引起急性乳腺炎的常见致病菌是(2014)

(143~144 题共用备选答案)
A. 地西泮　　　　　　　B. 苯巴比妥　　　　　　C. 苯妥英钠
D. 水合氯醛　　　　　　E. 硫喷妥钠

143. 小儿热性惊厥的止惊治疗首选
144. 癫痫持续状态的急救处理首选

(145~146 题共用备选答案)
A. 易复性疝
B. 难复性疝
C. 嵌顿性疝
D. 绞窄性疝
E. 切口疝

145. 滑动性疝属于
146. Litter 疝属于

(147~148 题共用备选答案)
A. 吩噻嗪类药物
B. 抑制 5-HT 再摄取的药物
C. 苯二氮䓬类药物
D. 锂盐
E. 卡马西平

147. 多用于治疗精神分裂症的药物是
148. 多用于治疗抑郁症的药物是

(149~150 题共用备选答案)
A. 卡托普利
B. 硝苯地平
C. 美托洛尔
D. 氢氯噻嗪
E. 氯沙坦

149. 常见副作用为干咳的降压药物是
150. 痛风患者禁用的降压药物是

2025 国家临床执业助理医师资格考试全真模拟试卷（二）

第一单元

A_1 型选择题（1~62题）

答题说明：每一道试题下面有 A、B、C、D、E 五个备选答案，请从中选择一个最佳答案，并在答题卡上将相应题号的相应字母所属的方框涂黑。

1. 患有躯体疾病的患者出现抑郁、压抑、想自杀的状况，反映的角色行为是
   A. 强化 B. 冲突 C. 缺如
   D. 减退 E. 异常

2. 临床预防服务的主要内容**不包括**
   A. 筛查 B. 化学预防 C. 健康咨询
   D. 药物治疗 E. 免疫接种

3. 高血压并发 2 型糖尿病患者首选的治疗药物是
   A. 醛固酮受体拮抗剂 B. 钙通道阻滞剂 C. β受体阻滞剂
   D. 噻嗪类利尿剂 E. 血管紧张素转换酶抑制剂

4. 医师在治疗疾病的过程中，"只见疾病，不见人"，说明医师只注重了
   A. 技术水平的交往 B. 非技术水平的交往 C. 职业水平的交往
   D. 语言水平的交往 E. 非语言水平的交往

5. 缺铁性贫血最常见的病因是
   A. 慢性胃炎 B. 慢性肝炎 C. 慢性溶血
   D. 慢性感染 E. 慢性失血

6. 红舌的临床意义是
   A. 主气血淤滞 B. 主热证 C. 主热盛
   D. 主虚症 E. 主寒证

7. 精血亏虚所致的疼痛多为
   A. 刺痛 B. 隐痛 C. 灼痛
   D. 酸痛 E. 胀痛

8. 单纯性下肢静脉曲张行大隐静脉高位结扎的绝对禁忌证是
   A. Perthes 试验阳性 B. 曲张静脉破裂 C. 交通支瓣膜功能不全
   D. 浅静脉瓣膜功能不全 E. 深静脉瓣膜功能不全

9. 能促进胎儿脑组织发育的激素是
   A. 糖皮质激素 B. 生长激素 C. 甲状旁腺激素
   D. 甲状腺激素 E. 性激素

10. 亚急性感染性心内膜炎一般**不出现**的临床表现是
    A. 贫血　　　　　　　　　B. 心瓣膜区杂音　　　　　　C. 脾大
    D. 环形红斑　　　　　　　E. Roth 斑
11. 对于均数为 μ,标准差为 σ 的正态分布,95%的变量值分布范围是
    A. $\mu-\sigma \sim \mu+\sigma$　　　　　B. $\mu-1.96\sigma \sim \mu+1.96\sigma$　　　C. $\mu-2.58\sigma \sim \mu+2.58\sigma$
    D. $-\infty \sim \mu+1.96\sigma$　　　E. $0 \sim \mu+1.96\sigma$
12. 砖红色胶冻样血痰主要见于
    A. 流感嗜血杆菌肺炎　　　B. 铜绿假单胞菌肺炎　　　　C. 肺炎克雷伯杆菌肺炎
    D. 金黄色葡萄球菌肺炎　　E. 肺炎链球菌肺炎
13. 评价筛检试验真实性的指标是
    A. 特异度　　　　　　　　B. 似然比　　　　　　　　　C. Kappa 值
    D. 变异系数　　　　　　　E. 符合率(2019)
14. **不符合**低钾血症临床表现的是
    A. 精神萎靡　　　　　　　B. 心律失常　　　　　　　　C. 肠鸣音消失
    D. 腹胀　　　　　　　　　E. 腱反射亢进
15. 属于疾病二级预防措施的是
    A. 接种疫苗　　　　　　　B. 疾病筛检　　　　　　　　C. 遗传咨询
    D. 健康促进　　　　　　　E. 病后康复
16. 防治支气管哮喘发作最有效的方法是
    A. 预防肺部感染　　　　　B. 脱离变应原　　　　　　　C. 长期吸入糖皮质激素
    D. 长期口服糖皮质激素　　E. 长期吸入沙丁胺醇
17. 医学心理学的基本观点**不包括**
    A. 心身统一的观点　　　　B. 主动适应与调节的观点　　C. 认知评价的观点
    D. 情绪影响的观点　　　　E. 道德约束的观点
18. 诱发心力衰竭最重要的心律失常类型是
    A. 室性期前收缩　　　　　B. 心室颤动　　　　　　　　C. 室性心动过速
    D. 房性心动过速　　　　　E. 心房颤动
19. 因抢救危急重症患者,医师需越级使用抗菌药物的,应在使用后补办越级使用抗菌药物的必要手续,其时限要求是
    A. 6 小时内　　　　　　　B. 12 小时内　　　　　　　 C. 24 小时内
    D. 48 小时内　　　　　　 E. 72 小时内
20. 胃肠道恶性肿瘤经血行转移,常见的转移部位是
    A. 肝　　　　　　　　　　B. 肺　　　　　　　　　　　C. 骨
    D. 脑　　　　　　　　　　E. 肾
21. 假膜性炎渗出物中的特征性成分是
    A. 黏液　　　　　　　　　B. 浆液　　　　　　　　　　C. 纤维蛋白
    D. 浆膜　　　　　　　　　E. 坏死的黏膜上皮细胞
22. 在五行相克关系中,金克
    A. 金　　　　　　　　　　B. 木　　　　　　　　　　　C. 水
    D. 火　　　　　　　　　　E. 土
23. 直肠指检**不易**发现的病变是
    A. 肛瘘　　　　　　　　　B. 直肠息肉　　　　　　　　C. 内痔

D. 肛管直肠癌 E. 盆腔脓肿

24. 病毒性肝炎时,肝细胞最常见的灶性坏死属于
   A. 凝固性坏死　　　B. 液化性坏死　　　C. 干酪样坏死
   D. 嗜酸性坏死　　　E. 坏疽

25. 支气管扩张症患者出现咯血时,一般**不主张**使用
   A. 抗生素　　　　　B. 中枢性镇咳药　　C. 云南白药
   D. 介入治疗　　　　E. 垂体后叶素

26. 急性肾小球肾炎的治疗**不包括**
   A. 降低血压　　　　B. 使用抗生素　　　C. 低盐饮食及限制液体入量
   D. 口服糖皮质激素　E. 使用利尿药

27. 可以维持蛋白质分子高级结构的化学键是
   A. 离子键　　　　　B. 氢键　　　　　　C. 疏水键
   D. 盐键　　　　　　E. 肽键

28. 含稀有碱基最多的核酸是
   A. rRNA　　　　　 B. mRNA　　　　　 C. tRNA
   D. miRNA　　　　　E. scRNA

29. 按照居民门牌号,机械地每隔4户抽取1户的抽样方法是
   A. 系统抽样　　　　B. 多级抽样　　　　C. 整群抽样
   D. 单纯随机抽样　　E. 分层抽样

30. 慢性肺源性心脏病引起肺动脉高压最主要的原因是
   A. 血液黏稠度增加　B. 血容量增加　　　C. 慢性炎症所致的肺动脉狭窄
   D. 高碳酸血症　　　E. 缺氧性肺血管收缩

31. 为了增强疗效,临床上使用磺胺类药物时,常需首剂加倍,其原理是
   A. 反竞争性抑制　　B. 竞争性抑制　　　C. 非竞争性抑制
   D. 变构抑制　　　　E. 变构激活

32. 缓解急性心肌梗死患者剧烈胸痛效果最好的治疗措施是
   A. 含化硝酸甘油片　B. 肌内注射吗啡　　C. 静脉滴注美托洛尔
   D. 静脉滴注尿激酶　E. 介入治疗

33. 早期发现肺结核的常用方法是
   A. 胸部X线检查　　B. 结核菌素试验　　C. 痰结核菌检查
   D. 纤维支气管镜检查　E. 血清酶联免疫试验

34. 左心衰竭患者在出现右心衰竭时,呼吸困难减轻的原因是
   A. 体循环淤血减轻　B. 肺动脉压降低　　C. 血压下降
   D. 右心室排血量减少　E. 左心室收缩力相对增强

35. 需要临床用血时,可以免交或者减交血液的采集、储存、分离、检测等费用的公民是
   A. 无偿献血本人　　B. 无偿献血者的配偶　C. 无偿献血者的直系亲属
   D. 无偿献血者本人及其配偶　E. 无偿献血者的配偶及直系亲属

36. 甲状腺大部切除术适用于
   A. 青少年原发性甲亢　B. 亚急性甲状腺炎　C. 甲状腺乳头状癌
   D. 桥本甲状腺炎　　E. 甲状腺高功能腺瘤

37. 应激状态下,个体最常见的情绪反应是
   A. 抑郁　　　　　　B. 愤怒　　　　　　C. 焦虑

D. 敌意　　　　　　　　　E. 恐惧
38. 体内生物转化中最常见的结合反应是非营养物与
　　A. 硫酸结合　　　　　　　B. 葡萄糖醛酸结合　　　　C. 乙酰基结合
　　D. 甲基结合　　　　　　　E. 谷胱甘肽结合
39. 初级卫生保健的基本原则**不包括**
　　A. 社区参与　　　　　　　B. 预防为主　　　　　　　C. 推广医学尖端技术
　　D. 合理分配资源　　　　　E. 合理转诊
40. 与腹水**无关**的体征是
　　A. 搔弹音　　　　　　　　B. 液波震颤　　　　　　　C. 叩诊浊音
　　D. 移动性浊音　　　　　　E. 振水音
41. 葡萄糖和胰岛素静脉滴注可用于治疗
　　A. 高渗性脱水　　　　　　B. 低渗性脱水　　　　　　C. 代谢性碱中毒
　　D. 高钾血症　　　　　　　E. 低钾血症
42. 脾的生理功能**不包括**
　　A. 运化水谷　　　　　　　B. 运化水液　　　　　　　C. 统摄血液
　　D. 通调水道　　　　　　　E. 升举内脏
43. **不属于**代谢性酸中毒临床表现的是
　　A. 呼吸深而快　　　　　　B. 面部潮红　　　　　　　C. 脉搏加快
　　D. 呼出气中带酮味　　　　E. Chvostek 征阳性
44. 胃大部切除术后早期并发症是
　　A. 吻合口溃疡　　　　　　B. 胃排空延迟　　　　　　C. 贫血
　　D. 碱性反流性胃炎　　　　E. 残胃癌
45. 室性心动过速伴严重血流动力学障碍时, 首选治疗是
　　A. 静脉滴注利多卡因　　　B. 静脉滴注胺碘酮　　　　C. 压迫颈动脉窦
　　D. 电复律　　　　　　　　E. 人工起搏超速抑制
46. 六腑中主通降, 主收纳的是
　　A. 胆　　　　　　　　　　B. 大肠　　　　　　　　　C. 小肠
　　D. 胃　　　　　　　　　　E. 膀胱
47. 慢性阻塞性肺疾病最主要的病理生理特征是
　　A. 明显的肺外效应　　　　B. 肺泡通气量下降　　　　C. 持续气流受限
　　D. 气道结构重塑　　　　　E. 肺泡弹性回缩力减退
48. 慢性肾小球肾炎尿毒症合并高血压, 同时伴有水肿, 首选治疗药物是
　　A. 呋塞米　　　　　　　　B. 甘露醇　　　　　　　　C. 氢氯噻嗪
　　D. 氨苯蝶啶　　　　　　　E. 利尿合剂
49. 食物中毒的发病特点**不包括**
　　A. 暴发性　　　　　　　　B. 特定性　　　　　　　　C. 群体性
　　D. 传染性　　　　　　　　E. 相似性
50. 老年人较青年人发病率更高的疝是
　　A. 脐疝　　　　　　　　　B. 腹股沟直疝　　　　　　C. 腹股沟斜疝
　　D. 绞窄性疝　　　　　　　E. 嵌顿性疝
51. 解热镇痛作用强而抗炎作用极弱的非甾体药物是
　　A. 阿司匹林　　　　　　　B. 布洛芬　　　　　　　　C. 对乙酰氨基酚

D. 双氯芬酸　　　　　　　　E. 吲哚美辛

52. 下列急性胸部损伤中,对生命威胁最大的是
    A. 闭合性气胸　　　　　　B. 开放性气胸　　　　　　C. 张力性气胸
    D. 血气胸　　　　　　　　E. 多根肋骨骨折

53. 支气管哮喘急性发作时,对缓解气道痉挛作用最快的药物是
    A. 糖皮质激素　　　　　　B. $β_2$ 受体激动剂　　　　C. 氨茶碱
    D. 白三烯调节剂　　　　　E. 酮替芬

54. 肝病面容多为
    A. 赤色　　　　　　　　　B. 黄色　　　　　　　　　C. 黑色
    D. 白色　　　　　　　　　E. 青色

55. 《疫苗管理法》规定,因接种非免疫规划疫苗引起的预防接种异常反应需要对受种者予以补偿,补偿费用的承担者是
    A. 接种疫苗的医疗卫生人员　B. 疫苗接种的单位　　　　C. 疫苗上市许可持有人
    D. 县、市疾病预防控制中心　E. 省人民政府卫生健康主管部门

56. 周围血管征主要见于
    A. 二尖瓣狭窄　　　　　　B. 肥厚型心肌病　　　　　C. 主动脉瓣关闭不全
    D. 二尖瓣关闭不全　　　　E. 主动脉瓣狭窄

57. 确诊流行性乙型脑炎常检查的抗体是
    A. 特异性 IgM 抗体　　　　B. 血凝抑制抗体　　　　　C. 血凝素抗体
    D. 中和抗体　　　　　　　E. 补体结合抗体

58. 支气管扩张症胸部 X 线片的常见征象为
    A. 两肺多发性结节阴影　　B. 肺野双轨征　　　　　　C. 左下肺实变阴影
    D. 右下肺透亮度增加　　　E. 右下肺炎性浸润伴空洞液平

59. 输注冷沉淀的主要目的是补充
    A. 全部凝血因子　　　　　B. 血浆蛋白　　　　　　　C. 血容量
    D. 不稳定的凝血因子　　　E. 纤维蛋白原及 FⅧ

60. 我国 20 世纪 70 年代流行的"四环素牙"的原因是
    A. 医院专业因素　　　　　B. 药物性有害因素　　　　C. 医院环境因素
    D. 医院管理因素　　　　　E. 医院社会因素

61. 上消化道大出血急性期**不宜**施行的检查是
    A. 三腔二囊管检查　　　　B. CT 平扫检查　　　　　　C. 选择性腹腔动脉造影
    D. X 线钡餐检查　　　　　E. 纤维胃镜检查

62. 胃印戒细胞癌属于下列哪种组织学类型?
    A. 腺癌　　　　　　　　　B. 鳞癌　　　　　　　　　C. 鳞腺癌
    D. 未分化癌　　　　　　　E. 类癌

A_2 型选择题(63~116 题)

答题说明:每一道试题是以一个小病例出现的,其下面都有 A、B、C、D、E 五个备选答案。请从中选择一个最佳答案,并在答题卡上将相应题号的相应字母所属的方框涂黑。

63. 男,65 岁。慢性阻塞性肺疾病病史 20 年。血气分析结果示 pH7.40,PaO_2 55mmHg,$PaCO_2$ 67mmHg,HCO_3^- 36mmol/L。应诊断为

A. Ⅰ型呼吸衰竭 B. Ⅱ型呼吸衰竭 C. 失代偿性呼吸性酸中毒
D. 代谢性碱中毒 E. 呼吸性酸中毒合并代谢性酸中毒

64. 患者,男,55岁。间断上腹疼痛3年。胃镜示胃小弯有一直径2cm的溃疡,活检未见癌细胞。使用H_2受体阻滞剂治疗6个月溃疡仍未愈合。此时正确的治疗措施是
   A. 重复药物治疗 B. 溃疡局部切除 C. 毕Ⅰ式胃大部切除
   D. 毕Ⅱ式胃大部切除 E. 迷走神经切断术+幽门成形术

65. 患者,男,28岁。常有胸部隐痛,感觉头颈部有搏动感,快速跑步时有眩晕。心前区可闻及心脏杂音,脉压增大,考虑主动脉瓣关闭不全。下列哪项**不属于**脉压增大的体征?
   A. 水冲脉 B. 枪击音 C. 毛细血管搏动征
   D. 舒张期杂音 E. 点头征

66. 患者,男,55岁。乙型肝炎肝硬化病史15年。昨天突发呕血,量约2000ml。输入红细胞悬液1600ml后血压仍不能维持稳定,若继续内科治疗,则下一阶段输入的血液制品应首选
   A. 红细胞悬液 B. 浓缩红细胞 C. 洗涤红细胞
   D. 新鲜冰冻血浆 E. 冷沉淀

67. 某医师为了帮助患者戒烟,在患者每次吸烟后给他服用某种能引起恶心、呕吐的药物,这样反复多次以后,患者就不再想吸烟了。这种治疗方法称为
   A. 冲击疗法 B. 系统脱敏疗法 C. 厌恶疗法
   D. 松弛疗法 E. 生物反馈

68. 男,54岁,乙型肝炎病史20年。近2年来双下肢浮肿,现因上消化道出血1天急诊入院。查体:皮肤轻度黄染,前胸壁有蜘蛛痣,脾肋下3cm。若该患者行肝脏穿刺活组织检查,其典型的病理改变为
   A. 肝细胞再生 B. 肝细胞大片坏死 C. 肝细胞水肿
   D. 假小叶形成 E. 肝细胞脂肪变性

69. 女,40岁。右上腹胀痛伴畏寒、发热2天,巩膜黄染1天。查体:T39℃,P100次/分,右上腹压痛、反跳痛及肌紧张明显,肝区叩击痛阳性。血WBC18.2×10^9/L,N0.85。B超示胆囊及胆总管结石。该患者最可能感染的致病菌是
   A. 草绿色链球菌 B. 大肠埃希菌 C. 金黄色葡萄球菌
   D. 铜绿假单胞菌 E. 肺炎链球菌

70. 女,42岁。发热2个月,体温38℃,左腹股沟区可触及5cm×5cm质软肿物,有压痛。B超显示为低回声。腰椎正位片示腰大肌阴影增宽,L_1、L_2椎体边缘骨质破坏,椎间隙狭窄。首先考虑的诊断是
   A. 急性骨髓炎 B. 腰椎结核 C. 骨巨细胞瘤
   D. 转移性骨肿瘤 E. 类风湿关节炎

71. 女,60岁。反复咳脓痰伴间断少量咯血10余年,大咯血3天入院。查体:右下肺可闻及固定湿啰音。胸部X线片示右下肺纹理增重,可见卷发影。最可能的诊断是
   A. 支气管扩张症 B. 肺癌 C. 肺炎
   D. 肺结核 E. 慢性支气管炎

72. 患者,女性,69岁。高血压病史11年,糖尿病病史8年。查体:血压150/95mmHg,心率70次/分。血清肌酐103μmol/L,血钾4.2mmol/L,尿蛋白(+)。该患者首选的降压药为
   A. 袢利尿剂 B. 血管紧张素转换酶抑制剂 C. 钙通道阻滞剂
   D. 噻嗪类利尿剂 E. β受体阻滞剂(2020)

73. 患者,男,31岁。饮酒后上腹痛20小时,呕吐后疼痛不减轻。查体:左上腹压痛,无肌紧张。血清淀粉酶820U/L。最可能的诊断是
   A. 急性胰腺炎 B. 急性肠梗阻 C. 急性胆囊炎

D. 急性肝炎　　　　　　　　E. 急性胃炎(2018)

74. 女,42岁,售货员,右下肢静脉迂曲、扩张8年,长时间站立有小腿胀胀,轻度可凹性浮肿,近年来常有小腿皮肤瘙痒,色素沉着,检查Trendelenburg试验(+)、Perthes试验(-)。初步诊断是
   A. 原发性下肢静脉曲张　　　B. 血栓性浅静脉炎　　　C. 下肢栓塞性浅静脉炎
   D. 下肢深静脉血栓形成　　　E. 原发性下肢深静脉瓣膜功能不全

75. 患者,男性,20岁。发热20天,心悸、气促、乏力5天。查体:体温38.1℃,血压125/90mmHg,双肺底细湿啰音,心界稍扩大,心率120次/分,心尖部可闻及S_3,下肢水肿。血清CK-MB增高。该患者最可能的诊断是
   A. 扩张型心肌病　　　　　　B. 病毒性心肌炎　　　　C. 急性心包炎
   D. 风湿性心脏病　　　　　　E. 肥厚型心肌病

76. 患者,男性,40岁。发热、咽痛伴牙龈出血半个月。浅表淋巴结和脾脏轻度肿大。实验室检查:外周血Hb60g/L,WBC25×10^9/L,Plt42×10^9/L,血涂片红细胞形态正常。骨髓增生活跃,其中原始细胞占75%。细胞化学染色示PAS阴性,NSE阳性,部分能被氟化钠抑制。本例的首选治疗方案是
   A. IA方案　　　　　　　　　B. DVP方案　　　　　　C. ABVD方案
   D. 伊马替尼　　　　　　　　E. 维A酸

77. 患者,女性,55岁。里急后重伴排便不尽感5个月,大便带血近1个月。查体:体温36.5℃,脉搏80次/分,呼吸18次/分,血压120/80mmHg,双肺呼吸音清,未闻及干、湿啰音,心率80次/分,心律齐,腹软,无压痛。直肠指诊:膝胸位,进指6厘米,于直肠右侧壁触及柔软光滑有蒂包块。对于诊断最有意义的检查是
   A. 经直肠B超　　　　　　　B. 经阴道B超　　　　　　C. 盆腔CT
   D. 结肠镜　　　　　　　　　E. 结肠X线钡剂灌肠检查

78. 为探讨新生儿黄疸的病因,某研究者选择了150例确诊为新生儿黄疸的病例,同时选择了同期同医院没有黄疸的新生儿150例。然后查询产妇的分娩记录,了解分娩及产后的各种暴露情况,这种研究方法称为
   A. 实验研究　　　　　　　　B. 病例对照研究　　　　C. 队列研究
   D. 临床随访　　　　　　　　E. 现况调查研究

79. 患者,男,25岁。心悸、气短2个月,发热1周。查体:体温38.6℃,睑结膜有瘀点,足底可见紫红色结节,有压痛。心率100次/分,主动脉瓣区闻及舒张期叹气样杂音。尿常规示少量蛋白尿。该患者最可能的诊断是
   A. 上呼吸道感染　　　　　　B. 急性肾小球肾炎　　　C. 风湿热
   D. 主动脉瓣关闭不全　　　　E. 亚急性感染性心内膜炎

80. 患者,女,35岁。因扁桃体炎复发到医院就诊,医师给他开了价格昂贵的头孢他啶,患者要求改为上次发病时有效而便宜的青霉素。但医师不耐烦地说:"你是医师,还是我是医师?"该医师明显违背了医学伦理学中的
   A. 有利原则　　　　　　　　B. 公益原则　　　　　　C. 公正原则
   D. 尊重原则　　　　　　　　E. 生命价值原则

81. 王某为市一医院法定传染病报告人。周五晚上急诊室值班医师告知他有4名同班同学确诊为"急性细菌性痢疾"。因为是周末,王某当时没有上报,等到下周一正常上班后才上报。根据《传染病防治法》的规定,卫生健康主管部门对王某的处罚应是
   A. 行政罚款　　　　　　　　B. 行政降级　　　　　　C. 责令改正
   D. 开除公职　　　　　　　　E. 追究刑事责任

82. 冠心病患者突感心悸、胸闷,血压90/60mmHg,心尖部第一心音强弱不等。心电图示心房率慢于心室

率,两者无固定关系,QRS 波增宽为 0.12 秒,可见室性融合波。应诊断为
A. 心房颤动　　　　　　　B. 心房扑动　　　　　　　C. 心房颤动合并室性心动过速
D. 阵发性室性心动过速　　E. 阵发性室上性心动过速

83. 患者,男,40 岁。劳累性心悸、气促 3 年,下肢水肿半年。查体:心界向两侧扩大,心尖部闻及 2/6 级收缩期杂音,两肺底有细小湿啰音。超声心动图示左心室增大。本例最可能的诊断是
A. 慢性心包炎　　　　　　B. 扩张型心肌病　　　　　C. 肥厚型心肌病
D. 风心病二尖瓣关闭不全　E. 病毒性心肌炎

84. 患者,女性,68 岁。上腹部不适 1 个月,伴皮肤黄染、食欲不振、厌油腻饮食,体重减轻 5kg。查体:巩膜明显黄染,肝肋下未触及,在右侧肋缘下可触及肿大的胆囊底部,无触痛。实验室检查:血胆红素 340μmol/L。首先考虑的诊断是
A. 肝癌　　　　　　　　　B. 胆总管结石　　　　　　C. 胆囊结石
D. 胃癌　　　　　　　　　E. 胆管癌

85. 患者,男,65 岁。胸骨后压榨性疼痛 3 小时,心电图示 $V_1 \sim V_3$ 导联 ST 段弓背向上抬高。该患者最适宜的治疗是
A. 维拉帕米　　　　　　　B. 硝酸甘油　　　　　　　C. 美托洛尔
D. 尿激酶　　　　　　　　E. 介入治疗

86. 患者,男,25 岁。面部及下肢水肿半个月,尿蛋白(++),血压 150/100mmHg。肾穿刺活检:肾小球体积增大,电镜下见脏层上皮与基膜之间有驼峰状电子致密沉积物。应诊断为
A. 脂性肾病　　　　　　　B. 膜性肾病　　　　　　　C. 毛细血管内增生性肾炎
D. 急进性肾小球肾炎　　　E. 慢性肾小球肾炎

87. 女,68 岁。高血压心脏病,心功能Ⅲ级,伴慢性阻塞性肺疾病。**不宜**选用的降压药物是
A. 卡托普利　　　　　　　B. 普萘洛尔　　　　　　　C. 硝苯地平
D. 螺内酯　　　　　　　　E. 氯沙坦

88. 男,73 岁。心悸 2 年。既往有糖尿病病史。查体:脉搏 95 次/分,心率 110 次/分,心律绝对不齐。心电图示 P 波消失,心室律极不规则。超声心动图示左心耳内血栓影像。该患者目前最适宜的处理是
A. 口服阿司匹林　　　　　B. 电复律　　　　　　　　C. 射频消融术
D. 药物复律　　　　　　　E. 口服华法林

89. 患者,男,30 岁,风湿性心脏病 15 年。主动脉瓣区可闻及递减型哈气样舒张期杂音,体检时一般**不会**出现的体征是
A. 脉压增大　　　　　　　B. Traube 征　　　　　　　C. Graham-Steell 杂音
D. 第一心音减弱　　　　　E. 心尖搏动向左下移位

90. 男,56 岁。2 年来消瘦、乏力,近 5 天来发热、嗜睡,1 天来意识障碍急诊入院。既往患乙型肝炎多年,吸烟史 20 年。查体:体温 37.5℃,脉搏 86 次/分,呼吸 20 次/分,血压 120/80mmHg,神志不清,巩膜轻度黄染,颈软,心肺检查未见异常,腹平软,肝肋下未及,脾肋下 4cm,移动性浊音阳性。尿常规无异常,化验血 Hb110g/L,WBC3.4×10^9/L,Plt92×10^9/L。该患者意识障碍最可能的原因是
A. 肺性脑病　　　　　　　B. 肝性脑病　　　　　　　C. 尿毒症昏迷
D. 脑血管意外　　　　　　E. 糖尿病酮症酸中毒

91. 患者,女,30 岁。阵发性腹痛 5 天,伴恶心、呕吐 2 天入院。查体:体温 37.0℃,腹部膨隆,可见肠型,肠鸣音亢进,有气过水声。腹部 X 线片见腹中部扩张小肠呈阶梯状液平,结肠内少量积气。该患者最可能的诊断为
A. 高位小肠梗阻　　　　　B. 低位小肠梗阻　　　　　C. 幽门梗阻
D. 结肠梗阻　　　　　　　E. 乙状结肠扭转

92. 患者,男,28岁。发热、牙龈出血、皮肤瘀斑1个月。肝、脾肋下未触及。实验室检查:外周血血红蛋白70g/L,白细胞2.6×10⁹/L,血小板35×10⁹/L。可首先排除的疾病是
   A. 再生障碍性贫血 B. 巨幼细胞贫血 C. 骨髓增生异常综合征
   D. 缺铁性贫血 E. 阵发性睡眠性血红蛋白尿症(2019)

93. 某人从甲、乙两篇论文中查到同类研究,均采用四格表资料 χ^2 检验对两个率进行了比较,结果显示:甲论文 $\chi^2 > \chi^2_{0.01,1}$,乙论文 $\chi^2 > \chi^2_{0.05,1}$,可以认为
   A. 甲论文的结果更可信 B. 乙论文的结果更可信 C. 甲、乙两论文的结果基本一致
   D. 甲、乙两论文的结果有矛盾 E. 甲、乙两论文总体的差异较大

94. 男性,70岁。右腹股沟区可复性肿物15年。糖尿病病史7年,平时皮下注射胰岛素控制血糖,空腹血糖近1个月来维持在6.2~9.0mmol/L,吸烟20余年,20~30支/日。查体:脉搏84次/分,呼吸20次/分,血压160/100mmHg。拟行右腹股沟无张力疝修补术。其围手术期处理**错误**的是
   A. 术前禁食12小时 B. 口服降压药控制血压 C. 练习床上排便
   D. 术前戒烟2周 E. 手术当日晨起停用胰岛素

95. 患者,男,24岁。反复中上腹疼痛3年,常于精神紧张及季节变化时加重,伴反酸,服用制酸剂可缓解疼痛。本例最可能的诊断是
   A. 胃溃疡 B. 十二指肠球部溃疡 C. 胃泌素瘤
   D. 球后溃疡 E. 慢性胃炎

96. 患者,男,56岁。十二指肠溃疡出血2天,提示上消化道出血仍未停止的征象是
   A. 肠鸣音5次/分 B. 血压90/60mmHg C. 血尿素氮增高
   D. 排暗红色血便 E. 尿量增加

97. 男,56岁。咳嗽、胸闷、憋气2天,持续不缓解。查体:左侧呼吸运动减低,叩诊呈鼓音,呼吸音明显减低。胸部X线片示左肺萎陷,压缩约90%。对该患者最有效的治疗措施是
   A. 胸腔穿刺排气 B. 解痉平喘 C. 低流量吸氧
   D. 呼吸机辅助呼吸 E. 胸腔闭式引流

98. 心理评估师给患者进行心理评估时,向患者出示了三张意义含糊的图片,并请他根据对图片内容的理解讲一个较为完整的故事,医师由此可以推测患者的个性特征和心理问题。该测验方法属于
   A. 问卷法 B. 投射法 C. 观察法
   D. 调查法 E. 作业法

99. 男,45岁。肝硬化病史5年。3天前突然呕吐鲜血200ml,继之黑便入院。近日郁闷不乐。查体:扑翼样震颤阳性。下列处理措施中,**不正确**的是
   A. 不宜给予高蛋白饮食 B. 口服乳果糖 C. 口服甲硝唑及新霉素
   D. 若有躁动可给予冬眠合剂 E. 有便秘者给予稀醋酸灌肠

100. 患者,男性,68岁。慢性肺源性心脏病急性加重期。血气分析结果示 pH7.25,$PaCO_2$ 70mmHg,HCO_3^- 30mmol/L。对其酸碱失衡的主要治疗措施是
   A. 给予利尿剂 B. 静脉滴注盐酸精氨酸 C. 静脉滴注5%碳酸氢钠
   D. 补充氯化钾溶液 E. 改善通气功能

101. 女,45岁。尿频、尿急、尿痛2天。伴高热、寒战、腰痛半天。查体:体温39℃,血压110/70mmHg,左肾区有叩击痛。尿常规:蛋白(+),RBC2~5个/HPF,WBC40~50个/HPF。最可能的诊断是
   A. 急性膀胱炎 B. 慢性肾盂肾炎 C. 肾结核
   D. 肾肿瘤 E. 急性肾盂肾炎

102. 女,55岁。间断腹泻5年,黏液脓血便,每天3~4次,伴左下腹部疼痛,口服甲硝唑及利复星治疗无

明显好转。查体:左下腹部压痛(+)。最可能的诊断是
A. 克罗恩病 B. 慢性细菌性痢疾 C. 溃疡性结肠炎
D. 结肠癌 E. 缺血性肠病

103. 男,68岁。排便习惯改变3个月,便中带血1周。查体:浅表淋巴结未触及肿大,腹平软,未触及包块,移动性浊音(－),肠鸣音正常。直肠指诊:直肠前壁距肛缘4cm菜花型肿物,侵及直肠1/4周径,肿物直径2cm,指套染血。为明确诊断及选择治疗方式,最佳的辅助检查是
A. 腹部MRI B. 腹部CT C. 腹部B超
D. 直肠镜 E. 结肠镜

104. 男,65岁。间断上腹痛、腹胀25年,10年前经胃镜检查诊断为"慢性萎缩性胃炎伴肠化生",3个月来上腹痛加重,影响睡眠,并有间断呕吐、黑便,体重下降8kg,最可能的诊断是
A. 慢性胃炎急性发作 B. 胃息肉 C. 胃淋巴瘤
D. 胃癌 E. 十二指肠溃疡并幽门梗阻

105. 女,40岁。皮肤出血点伴月经量增多1周。血常规:Hb100g/L,WBC4.0×10^9/L,Plt23×10^9/L。骨髓细胞学检查:巨核细胞增多伴成熟障碍。首选的治疗措施是
A. 输注浓缩血小板 B. 脾切除 C. 应用雄激素
D. 应用糖皮质激素 E. 应用长春新碱

106. 在一项病例对照研究中,400名病例中有暴露史者250例,400名对照组中有暴露史者50例,则有暴露史者的发病率为
A. 0.125 B. 0.375 C. 0.833
D. 0.875 E. 无法计算

107. 女,23岁。体检发现心律不齐,平素无自觉不适,体力活动不受限。心电图示提前出现的QRS波群,形态正常,其前可见P波,不完全性代偿间歇。动态心电图24小时内共记录到1500次。实验室检查:肌钙蛋白阴性。最适宜的处理是
A. 口服泼尼松 B. 口服普罗帕酮 C. 暂不治疗,随访
D. 口服胺碘酮 E. 输注营养心肌药物

108. 患者,女,65岁。急性心肌梗死2小时入院。因频发室性期前收缩给予利多卡因持续静脉滴注。患者突然出现抽搐,心电图示心室颤动。立即给予非同步直流电除颤,但两次除颤均未成功,心电监测提示心脏停搏,应采取的急救措施是
A. 继续重复电除颤 B. 静脉注射阿托品 C. 静脉注射肾上腺素
D. 心内注射异丙肾上腺素 E. 静脉注射去甲肾上腺素

109. 女,35岁。血常规检查发现三系细胞减少1个月,发热3天。查体:体温38.5℃,肝、脾肋下未触及。骨髓细胞学检查:增生极度低下,可见较多脂肪滴。该患者首先考虑的诊断是
A. 淋巴瘤 B. 骨髓增生异常综合征 C. 再生障碍性贫血
D. 急性白血病 E. 阵发性睡眠性血红蛋白尿症(2018)

110. 某心外科医生在实施一例先天性心脏病手术之前的晚上,在自己脑海中反复想象手术的过程、路径以及手术意外的应对措施等,这种思维方式是
A. 形象思维 B. 聚合思维 C. 发散思维
D. 抽象思维 E. 创造思维

111. 患者,男,60岁。急性化脓性阑尾炎行阑尾切除术后8小时,感下腹部胀痛,躁动不安,未解小便。根据病史,首先应考虑的原因是
A. 腹腔内出血 B. 急性膀胱炎 C. 尿潴留
D. 腹腔脓肿 E. 肠蠕动未恢复

112. 男,58岁。反复上腹痛20年,近2个月出现进食后腹胀、恶心、呕吐隔夜宿食,体重减轻15kg。为明确诊断,应首选的检查方法是
    A. 腹部CT   B. B超   C. 立位腹部透视
    D. 胃镜   E. 腹部ECT

113. 男,45岁。进行性少尿4天。既往体健。查体:血压160/90mmHg,心率120次/分,双下肢水肿。血尿素氮18.9mmol/L,血肌酐655.6μmol/L。动脉血气分析:pH7.31,$PaO_2$65mmHg,$PaCO_2$33mmHg,BE-8.5mmol/L。急需采取的最主要治疗措施是
    A. 透析治疗   B. 利尿治疗   C. 降压治疗
    D. 口服泼尼松   E. 纠正酸中毒

114. 女,28岁。心悸、甲状腺肿大,伴有轻度呼吸不畅,压迫感,首次妊娠5个月,确诊为原发性甲状腺功能亢进症,最有效的治疗方法是
    A. ^{131}I治疗   B. 口服丙硫氧嘧啶   C. 口服心得安
    D. 甲状腺大部切除   E. 终止妊娠

115. 患者,男性,56岁。间歇性无痛性全程肉眼血尿2个月,近3天加重伴有血块。B超示双肾正常,膀胱内有一1.0cm×1.5cm×2.0cm大小新生物,有蒂。为明确诊断,最重要的检查是
    A. 尿常规   B. 尿脱落细胞学检查   C. 膀胱镜检查
    D. 静脉尿路造影   E. CT

116. 患者,女性,40岁。双手第2、3近端指间关节肿痛6周,晨僵>1小时。实验室检查:Hb90g/L,WBC4.3×10^9/L,Plt433×10^9/L。抗环瓜氨酸多肽抗体(+),ANA(-)。最可能的诊断是
    A. 风湿性关节炎   B. 系统性红斑狼疮   C. 类风湿关节炎
    D. 骨关节炎   E. 痛风关节炎

A_3/A_4型选择题(117~130题)

答题说明:以下提供若干个案例,每个案例下设若干道试题。请根据案例所提供的信息,在每一道试题下面的A、B、C、D、E五个备选答案中,选择一个最佳答案,并在答题卡上将相应题号的相应字母所属的方框涂黑。

(117~118题共用题干)男,71岁。间断咳嗽、咳痰20余年,加重伴喘憋1周。近2天出现嗜睡。查体:意识模糊,口唇发绀,球结膜水肿,双肺满布哮鸣音,双下肢水肿。

117. 该患者出现意识障碍最主要的机制是
    A. 心源性休克   B. 电解质紊乱   C. 肺性脑病
    D. 感染中毒性脑病   E. 脑出血

118. 患者经吸氧治疗后呼吸困难进一步加重。血气分析示pH7.10,$PaO_2$55mmHg,$PaCO_2$102mmHg。查体:昏睡,口唇发绀,双肺散在干、湿啰音。此时,应首选的治疗措施是
    A. 静脉滴注糖皮质激素 B. 静脉滴注利尿剂   C. 静脉滴注呼吸兴奋剂
    D. 静脉滴注广谱抗生素 E. 机械通气

(119~120题共用题干)女,42岁。暴饮暴食后突发中上腹持续性疼痛伴恶心、呕吐8小时来诊,既往无胃病史。查体:体温38℃,巩膜无黄染,上腹偏左有压痛及轻度肌紧张,肝浊音界正常,Murphy征阴性,肠鸣音正常。

119. 最可能的诊断是
    A. 急性肠梗阻   B. 急性阑尾炎   C. 急性胆囊炎

D. 急性胰腺炎 E. 消化性溃疡穿孔

120. 为明确诊断,首选的检查是
   A. 尿淀粉酶测定 B. 血清淀粉酶测定 C. 血清脂肪酶测定
   D. 腹部超声 E. 腹部平片

(121~123题共用题干)患者,男,40岁。发热、鼻衄、牙龈出血、黑便1周。皮肤、黏膜弥散瘀斑、瘀点。实验室检查:外周血Hb68g/L,WBC1.9×10⁹/L,Plt25×10⁹/L,外周血幼稚细胞占50%。骨髓增生明显活跃,异型幼稚细胞90%,此类细胞较大,不规则,可见成堆的Auer小体。MPO强阳性,NSE阳性,不被氟化钠抑制。血浆FDP10mg/L,3P试验阳性,凝血时间(试管法)45分钟。

121. 本例最可能的血液病学诊断是
   A. 急性淋巴细胞白血病 B. 急性粒细胞白血病 C. 急性早幼粒细胞白血病
   D. 急性单核细胞白血病 E. 急性粒-单白血病

122. 本例贫血最可能的原因是
   A. 红细胞寿命缩短 B. 红细胞在脾脏内破坏过多 C. 造血原料不足
   D. 出血导致红细胞丢失过多 E. 白血病克隆抑制正常造血干细胞

123. 本例最适宜的治疗措施是
   A. IA方案化疗 B. DA方案化疗 C. HA方案化疗
   D. DVP方案化疗 E. ATRA化疗

(124~125题共用题干)女,45岁。双手近端指间关节、双腕和双踝关节肿痛5个月。查体:双手近端指间关节梭形肿胀,压痛(+)。实验室检查:ESR45mm/h,RF阳性,抗环瓜氨酸肽抗体阳性。

124. 最可能的诊断是
   A. 痛风关节炎 B. 类风湿关节炎 C. 系统性红斑狼疮
   D. 脊柱关节炎 E. 骨关节炎

125. 控制病情进展首选的药物是
   A. 泼尼松 B. 环磷酰胺 C. 布洛芬
   D. 甲氨蝶呤 E. 阿司匹林

(126~128题共用题干)女,18岁。近几个月来常因琐事与父母发生激烈争吵,闷闷不乐,被诊断为抑郁症而入院治疗。两周后,其父母去探视,患者起初表现出既想见又不想见的矛盾心理,但最终还是决定拒绝见其父母。医生根据病情同意了患者的决定。

126. 该患者起初的心理状态属于
   A. 双重趋避冲突 B. 趋避冲突 C. 回避冲突
   D. 双避冲突 E. 双趋冲突

127. 是否允许患者父母探视应首先遵循的伦理原则是
   A. 协同一致原则 B. 患者家属自主原则 C. 患者利益至上原则
   D. 公正原则 E. 公益原则

128. 根据《精神卫生法》,医生可以限制患者父母会见患者的理由是
   A. 医疗机构尚未做出再次诊断结论 B. 未取得医疗机构负责人同意
   C. 为了避免妨碍治疗 D. 患者父母要求见面的理由不充分
   E. 未取得当地卫生健康管理部门批准

(129~130题共用题干)男,29岁。尿频、尿急、尿痛2年,症状加重时有终末血尿,小便每日6~10次。尿沉渣检查:脓细胞(+++),红细胞(++)。尿液普通细菌培养(-)。尿路平片未见明显异常。

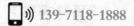

129. 患者最可能的诊断是
   A. 慢性膀胱炎   B. 慢性肾盂肾炎   C. 肾癌
   D. 肾结核   E. 尿道炎

130. 对该患者治疗方案的选择有决定性意义的检查是
   A. 尿沉渣涂片抗酸染色检查   B. 尿结核分枝杆菌培养   C. 尿路平片
   D. 静脉尿路造影   E. 肾脏 MRI 检查

B 型选择题 (131~150 题)

答题说明：以下提供若干组试题，每组试题共用在试题前列出的 A、B、C、D、E 五个备选答案，请从中选择一个与问题关系最密切的答案，并在答题卡上将相应题号的相应字母所属的方框涂黑。某个备选答案可能被选择一次、多次或不被选择。

(131~132 题共用备选答案)
   A. 维拉帕米   B. 硝苯地平   C. 尼莫地平
   D. 地尔硫䓬   E. 普尼拉明

131. 治疗变异型心绞痛首选的钙拮抗药是
132. 治疗脑血管痉挛首选的钙拮抗药是

(133~134 题共用备选答案)
   A. Austin-Flint 杂音   B. Graham-Steell 杂音   C. 枪击音
   D. 开瓣音   E. 喀喇音

133. 男,45 岁。风湿性主动脉瓣关闭不全患者,在股动脉区可闻及
134. 女,30 岁。风湿性二尖瓣狭窄患者,在肺动脉瓣区可闻及

(135~136 题共用备选答案)
   A. 暂停执业活动 3~6 个月   B. 暂停执业活动 6~12 个月   C. 给予罚款
   D. 吊销医师执业证书   E. 追究刑事责任

135. 医务人员未经人体器官移植技术临床应用与伦理委员会审查同意摘取人体器官,情节严重的,由卫生行政部门给予的处理是
136. 医务人员未按照规定开具抗菌药物处方,造成严重后果的,由卫生健康主管部门给予的处理是

(137~138 题共用备选答案)
   A. 甲苯磺丁脲   B. 氯磺丙脲   C. 格列齐特
   D. 格列喹酮   E. 格列本脲

137. 合并肾功能不全的糖尿病患者常选用的降糖药物是
138. 为了减轻或延缓糖尿病血管并发症的发生,常选用的降糖药物是

(139~140 题共用备选答案)
   A. D-二聚体   B. 血清肌钙蛋白   C. 胸部 X 线片
   D. 心-肺运动试验   E. 左室射血分数

139. 提示心肌损伤的最主要标志物是
140. 最有助于评价左心室收缩功能的指标是(2024)

（141~142题共用备选答案）
　　A. 神经纤维瘤　　　　　　B. 软骨母细胞瘤　　　　　　C. 骨母细胞瘤
　　D. 成熟畸胎瘤　　　　　　E. 髓母细胞瘤
141. 属于恶性肿瘤的是
142. 含有两个胚层以上成分的肿瘤是

（143~144题共用备选答案）
　　A. 绞窄性肠梗阻　　　　　B. 单纯性肠梗阻　　　　　　C. 麻痹性肠梗阻
　　D. 动力性肠梗阻　　　　　E. 慢性肠梗阻
143. 肠扭转常导致
144. 早期蛔虫堵塞性肠梗阻属于

（145~146题共用备选答案）
　　A. 极化　　　　　　　　　B. 去极化　　　　　　　　　C. 复极化
　　D. 超极化　　　　　　　　E. 反极化
145. 安静时细胞两侧存在电位差的状态，称为
146. 细胞受刺激兴奋时，膜电位负值减小，称为

（147~148题共用备选答案）
　　A. 指定传染病的检查　　　B. 严重传染病的检查　　　　C. 新生儿疾病筛查
　　D. 新生儿遗传病筛查　　　E. 新生儿性病筛查
147. 属于婚前医学检查的是
148. 属于母婴保健技术服务事项的是

（149~150题共用备选答案）
　　A. 阿奇霉素　　　　　　　B. 阿苯达唑　　　　　　　　C. 头孢曲松
　　D. 甲硝唑　　　　　　　　E. 吡喹酮
149. 血吸虫病的首选治疗药物是
150. 淋病的首选治疗药物是

第二单元

A₁型选择题(1~58题)

答题说明:每一道试题下面有A、B、C、D、E五个备选答案,请从中选择一个最佳答案,并在答题卡上将相应题号的相应字母所属的方框涂黑。

1. 慢性肾炎的治疗目的是
   A. 消除尿红细胞　　　B. 消除管型尿　　　C. 消除轻微蛋白尿
   D. 改善营养状况　　　E. 防止或延缓肾功能恶化

2. 临产的重要标志是
   A. 羊水流出　　　B. 阴道流血　　　C. 腹痛
   D. 胎膜早破　　　E. 规律宫缩和宫口扩张

3. 动脉导管未闭的特征性体征是
   A. 右心室增大　　　B. 肺动脉瓣区第二心音增强　　　C. 胸骨左缘闻及收缩期杂音
   D. 外周血管脉压增大　　　E. 胸骨左缘闻及连续性杂音

4. 小儿营养性缺铁性贫血的病因是
   A. 牛奶摄入量少　　　B. 生长发育迟缓　　　C. 未及时添加含铁辅食
   D. 过期产儿　　　E. 未及时添加钙剂

5. 大剂量硫酸镁治疗妊娠期高血压综合征最早出现的中毒反应是
   A. 心率明显减慢　　　B. 呼吸次数明显减少　　　C. 血压大幅度降低
   D. 尿量明显减少　　　E. 膝反射消失

6. 上运动神经元瘫痪的体征是
   A. 腱反射消失　　　B. 浅反射活跃　　　C. 肌张力降低
   D. 肌肉萎缩明显　　　E. 病理征阳性

7. 骨折急救处理时,最重要的措施是
   A. 简单妥善固定患肢　　　B. 复位骨折端　　　C. 清理裸露的骨折端
   D. 清洁伤口后固定患肢　　　E. 使用止血带

8. 关于妊娠期子宫的生理变化,正确的是
   A. 妊娠12周后可在耻骨联合上方触及　　　B. 子宫增大主要是因为肌细胞数目增多
   C. 妊娠晚期子宫轻度左旋　　　D. 妊娠足月时,子宫容量约500ml
   E. 妊娠早期子宫呈对称的球形(2022)

9. 主要见于脑器质性精神障碍的情感障碍是
   A. 情绪高涨　　　B. 情感不稳　　　C. 情感倒错
   D. 情感矛盾　　　E. 情感低落

10. **不**属于神经症性障碍的疾病是
    A. 恐惧症　　　B. 广泛性焦虑障碍　　　C. 强迫障碍
    D. 抑郁症　　　E. 惊恐障碍

11. 房间隔缺损分流量较大时,胸骨左缘下方第4~5肋间可闻及舒张早期杂音,是由于
    A. 主动脉瓣关闭不全　　　B. 肺动脉瓣关闭不全　　　C. 相对性二尖瓣狭窄

D. 相对性三尖瓣狭窄　　　　E. 相对性肺动脉瓣狭窄

12. 苯丙酮尿症患儿血液浓度增高的物质主要是
    A. 酪氨酸　　　　　　　B. 苯丙氨酸　　　　　　C. 多巴胺
    D. 5-羟色胺　　　　　　E. 丙氨酸

13. 拾物试验阳性见于
    A. 肩关节结核　　　　　B. 腰椎结核　　　　　　C. 髋关节结核
    D. 膝关节结核　　　　　E. 踝关节结核

14. 与牛乳相比，母乳的优点是
    A. 乳糖含量少　　　　　B. 含饱和脂肪酸多　　　C. 钙磷比为 1∶2
    D. 酪蛋白含量高　　　　E. 铁吸收率大于 30%

15. 以下因素中，**不会**引起病理性颅内压增高的是
    A. 脑震荡　　　　　　　B. 颅内肿瘤　　　　　　C. 脑积水
    D. 颅内出血　　　　　　E. 狭颅症

16. 川崎病的常见临床表现**不包括**
    A. 手足硬性水肿　　　　B. 持续高热　　　　　　C. 口腔黏膜弥漫性充血
    D. 化脓性淋巴结炎　　　E. 眼结膜充血

17. 根据《传染病防治法》规定，需按照甲类传染病采取预防控制措施的乙类传染病是
    A. 疟疾　　　　　　　　B. 肺炭疽　　　　　　　C. 登革热
    D. 梅毒　　　　　　　　E. 艾滋病（2020）

18. 下列损伤中，需优先处理的是
    A. 张力性气胸　　　　　B. 下肢开放性骨折　　　C. 包膜下脾破裂
    D. 单根多处肋骨骨折　　E. 开放性脑挫裂伤

19. 枕前位分娩胎头经俯屈动作后，开始进行内旋转的部位在
    A. 骨盆入口平面　　　　B. 中骨盆平面　　　　　C. 骨盆出口平面
    D. 骨盆最大平面　　　　E. 骨盆底

20. **不属于**精神活性物质的是
    A. 氯胺酮　　　　　　　B. 烟草　　　　　　　　C. 阿托品
    D. 汽油　　　　　　　　E. 甲苯

21. 子宫破裂的典型临床表现是
    A. 肉眼血尿　　　　　　B. 病理性缩复环　　　　C. 痉挛性狭窄环
    D. 持续性下腹剧痛　　　E. 在腹壁下可清楚扪及胎体

22. 正常足月儿的皮肤外观特点是
    A. 肤色苍白，皮下脂肪丰满　　B. 肤色稍黄，皮下脂肪少　　C. 肤色红润，皮下脂肪少
    D. 肤色红润，皮下脂肪丰满　　E. 肤色稍黄，毳毛少

23. 最常经母婴途径传播的病毒性肝炎是
    A. 甲型肝炎　　　　　　B. 乙型肝炎　　　　　　C. 丙型肝炎
    D. 丁型肝炎　　　　　　E. 戊型肝炎

24. 属于投射测验的是
    A. 明尼苏达多项人格调查表　　B. 比奈智力测验　　　　C. 16 项人格因素问卷
    D. 主题统觉测验　　　　E. 90 项症状自评

25. 肾病综合征经足量糖皮质激素治疗 8~12 周后，判断其对激素是否敏感，主要的观察指标是
    A. 水肿减轻的程度　　　B. 血尿减轻的程度　　　C. 尿蛋白减轻的程度

D. 血压下降的幅度　　　　　　E. 血浆蛋白升高的幅度

26. 下列抗甲状腺药物,能抑制外周组织 T_4 转换为 T_3 的是
    A. 甲硫氧嘧啶　　　　　　　B. 丙硫氧嘧啶　　　　　　　C. 他巴唑
    D. 甲亢平　　　　　　　　　E. 普萘洛尔(2022)

27. 苯丙酮尿症一旦确诊应立即治疗,饮食治疗至少应持续至
    A. 学龄前　　　　　　　　　B. 10 岁　　　　　　　　　　C. 15 岁
    D. 青春期　　　　　　　　　E. 终身(2016)

28. 有助于确定新生儿缺氧缺血性脑病损害严重程度和判断预后的检查首选
    A. 脑氢质子磁共振波谱　　　B. 头颅 CT　　　　　　　　　C. 头颅 MRI
    D. 脑电图　　　　　　　　　E. 颅脑超声检查

29. 诊断膀胱结石最准确的方法是
    A. 尿流中断病史　　　　　　B. B 超检查　　　　　　　　　C. 腹部 X 线平片
    D. 直肠指检　　　　　　　　E. 膀胱镜检查

30. 关于先天性甲状腺功能减退症的临床表现,错误的是
    A. 新生儿生理性黄疸期延长　B. 智力和生长发育障碍　　　C. 各种生理功能低下
    D. 常有脐疝　　　　　　　　E. 皮肤细腻,面色苍白

31. 大量胸腔积液所致的呼吸困难,最有效的治疗措施是
    A. 持续高流量吸氧　　　　　B. 使用强心剂　　　　　　　C. 静脉注射呋塞米
    D. 立即胸腔穿刺抽液　　　　E. 静脉注射糖皮质激素

32. 当某一感官处于功能状态时,另一感官出现幻觉,此现象是
    A. 功能性幻觉　　　　　　　B. 内脏性幻觉　　　　　　　C. 假性幻觉
    D. 反射性幻觉　　　　　　　E. 原始性幻觉

33. 现况研究收集的数据主要是
    A. 发病率　　　　　　　　　B. 患病率　　　　　　　　　C. 罹患率
    D. 死亡率　　　　　　　　　E. 续发率(2023)

34. 能够经阴道自然分娩的胎方位是
    A. 枕右后位　　　　　　　　B. 颏左后位　　　　　　　　C. 肩左前位
    D. 颏左前位　　　　　　　　E. 枕右前位

35. 胎盘早剥最严重的并发症是
    A. 子宫卒中　　　　　　　　B. 产后出血　　　　　　　　C. 失血性休克
    D. DIC　　　　　　　　　　　E. 产后感染

36. 小儿热性惊厥最常见的病因是
    A. 上呼吸道病毒感染　　　　B. 上呼吸道细菌感染　　　　C. 下呼吸道病毒感染
    D. 下呼吸道细菌感染　　　　E. 肠道细菌感染

37. 有机磷农药中毒的烟碱样表现为
    A. 出汗多　　　　　　　　　B. 瞳孔缩小　　　　　　　　C. 血压升高
    D. 肺水肿　　　　　　　　　E. 腹泻

38. 胎头矢状缝与骨盆入口右斜径相一致的胎位是
    A. 枕右前位　　　　　　　　B. 枕左前位　　　　　　　　C. 枕右横位
    D. 枕左横位　　　　　　　　E. 枕左后位

39. 肾结核患者常表现为
    A. 全程血尿　　　　　　　　B. 初始血尿　　　　　　　　C. 中段血尿

D. 终末血尿　　　　　　E. 无痛性血尿
40. 急性继发性腹膜炎最重要的治疗措施是
　　A. 禁食,胃肠减压　　B. 应用广谱抗生素　　C. 维持水、电解质平衡
　　D. 营养支持　　　　　E. 手术治疗
41. 颅后窝骨折的特征性表现是
　　A. 脑脊液鼻漏　　　　B. 失明　　　　　　　C. 失嗅
　　D. Battle 征　　　　　E. 搏动性突眼
42. 颅脑对冲伤最常见的部位是
　　A. 枕叶　　　　　　　B. 额颞叶　　　　　　C. 小脑
　　D. 顶叶　　　　　　　E. 脑干
43. 不属于小细胞性贫血的疾病是
　　A. 缺铁性贫血　　　　B. 海洋性贫血　　　　C. 慢性感染性贫血
　　D. 铁粒幼细胞性贫血　E. 再生障碍性贫血
44. 不能引起败血症的细菌是
　　A. 葡萄球菌　　　　　B. 链球菌　　　　　　C. 大肠埃希菌
　　D. 破伤风梭菌　　　　E. 铜绿假单胞菌
45. 临床症状与月经周期有关的乳房疾病是
　　A. 乳房纤维腺瘤　　　B. 乳腺囊性增生病　　C. 乳管内乳头状瘤
　　D. 乳腺癌　　　　　　E. 乳房肉瘤
46. 用于判断胎盘功能的孕妇尿中的甾体激素是
　　A. 皮质醇　　　　　　B. 雌二醇　　　　　　C. 雌三醇
　　D. 孕酮　　　　　　　E. hCG
47. 患高血压的育龄期妇女,宜选用的避孕方法是
　　A. 安全期避孕　　　　B. 皮下埋置缓释剂　　C. 阴茎套避孕
　　D. 复方短效口服避孕药　E. 复方长效避孕针
48. WHO 规定的糖尿病诊断标准,依据的是
　　A. 全血血糖　　　　　B. 动脉血浆血糖　　　C. 静脉血浆血糖
　　D. 血清血糖　　　　　E. 血浆糖化血红蛋白
49. 早产的病因不包括
　　A. 生殖道感染　　　　B. 胎膜早破　　　　　C. 子宫内膜异位症
　　D. 羊水过多　　　　　E. 子痫前期
50. 关于不协调性宫缩乏力的叙述,正确的是
　　A. 比协调性宫缩乏力多见　B. 宫缩弱而无力　　C. 强镇静剂疗效显著
　　D. 较少发生胎儿窘迫　E. 产妇多无不适感觉
51. 降血糖药 α-葡萄糖苷酶抑制剂的常见不良反应是
　　A. 低血糖症　　　　　B. 腹胀和腹泻　　　　C. 下肢水肿
　　D. 乳酸性酸中毒　　　E. 充血性心力衰竭
52. 麻醉药品处方的保存时间至少是
　　A. 1 年　　　　　　　B. 2 年　　　　　　　C. 3 年
　　D. 4 年　　　　　　　E. 5 年
53. 治疗重度妊娠期高血压综合征首选的药物是
　　A. 氯丙嗪　　　　　　B. 硫酸镁　　　　　　C. 双氢克尿噻

D. 甘露醇　　　　　　　　E. 白蛋白

54. 下列情况下,肺泡呼吸音增强的是
   A. 胸痛　　　　　　　　B. 代谢性酸中毒　　　　　C. 支气管狭窄
   D. 气胸　　　　　　　　E. 重症肌无力

55. 腘窝软组织严重损伤时,判断是否合并腘动脉断裂最简单直接的检查方法是
   A. 检查小腿和足的肿胀情况　　B. 检查小腿和足的感觉情况　　C. 检查小腿和足的运动情况
   D. 触诊足背动脉有无搏动　　　E. B超检查

56. 关于子宫下段的说法,**错误**的是
   A. 临产后是软产道的一部分　　B. 位于宫颈内口与外口之间　　C. 临产后长达7~10cm
   D. 至妊娠晚期形成　　　　　　E. 由非妊娠时的子宫峡部伸展形成

57. 上尿路结石的血尿特点是
   A. 无痛性肉眼血尿　　　　　B. 活动后镜下血尿　　　　　C. 初始血尿
   D. 终末血尿　　　　　　　　E. 全程血尿

58. 手术创伤后,机体代谢的变化特点是
   A. 糖利用率增高　　　　　　B. 易发生低血糖　　　　　　C. 糖异生过程减少
   D. 尿氮排泄增加　　　　　　E. 脂肪分解受抑制

A_2型选择题(59~111题)

答题说明:每一道试题是以一个小病例出现的,其下面都有A、B、C、D、E五个备选答案。请从中选择一个最佳答案,并在答题卡上将相应题号的相应字母所属的方框涂黑。

59. 女,67岁。劳力性呼吸困难4年,加重2天。4年前开始出现体力活动后呼吸困难,休息状态下症状消失。2天前呼吸困难加重后夜间不能平卧。高血压病史20年。查体:血压160/100mmHg,端坐呼吸,双肺底可闻及湿啰音,心率102次/分,P_2亢进,可闻及S_3奔马律。该患者不宜立即使用的药物是
   A. 硝普钠　　　　　　　　B. 硝酸甘油　　　　　　　　C. 吗啡
   D. 呋塞米　　　　　　　　E. 美托洛尔

60. 女,25岁。活动后突然左下腹剧痛,伴恶心、呕吐。月经规律,末次月经为8天前。妇科检查:左侧附件区可触及拳头大小囊实性包块,触痛,推移后疼痛加剧。首先考虑为
   A. 卵巢黄体破裂　　　　　　B. 输卵管妊娠破裂　　　　　C. 急性盆腔炎
   D. 急性阑尾炎　　　　　　　E. 卵巢囊肿蒂扭转

61. 初产妇,26岁。妊娠40周,规律宫缩,枕左前位,胎心率138次/分。肛查宫口开大3cm,胎头未衔接。符合本例实际情况的骨盆测量数据是
   A. 坐骨结节间径8.5cm　　　B. 坐骨棘间径10cm　　　　　C. 髂嵴间径27cm
   D. 髂棘间径24cm　　　　　　E. 骶耻外径16cm

62. 患者,男,24岁。既往有脑外伤病史。近期工作紧张,白天经常出现口角至一侧面部抽搐,每天发作2~3次,每次发作30秒至1分钟,发作时意识清晰。本例最可能的诊断是
   A. 失神发作　　　　　　　　B. 强直性发作　　　　　　　C. 部分运动性发作
   D. 复杂部分性发作　　　　　E. 部分性继发全面性发作

63. 女,35岁。双手第2、5近端指间关节和双腕关节肿痛3个月,伴晨僵1小时。为明确诊断,最有意义的实验室检查项目是
   A. C反应蛋白　　　　　　　B. 抗链球菌溶血素"O"　　　C. 抗环瓜氨酸肽抗体
   D. 血沉　　　　　　　　　　E. 免疫球蛋白

64. 29岁妇女,第一胎产后出血1000ml,产后无乳汁分泌。现产后12个月尚未月经来潮,自觉畏寒,全身乏力,毛发脱落明显。本例应诊断为
   A. 下丘脑性闭经　　　　　B. 垂体性闭经　　　　　C. 卵巢性闭经
   D. 子宫性闭经　　　　　　E. 肾上腺性闭经

65. 男婴,1岁。面色苍白3个月,牛奶喂养。外周血Hb78g/L,RBC2.4×10^{12}/L,MCV96fl,MCH35pg,WBC和Plt正常,Ret0.012。其最可能的诊断是
   A. 缺铁性贫血　　　　　　B. 巨幼细胞性贫血　　　C. 地中海贫血
   D. 再生障碍性贫血　　　　E. 铅中毒

66. 患儿,8个月。高热4天。今日热退而全身可见红色细小密集的斑丘疹。最可能的诊断是
   A. 麻疹　　　　　　　　　B. 水痘　　　　　　　　C. 幼儿急疹
   D. 猩红热　　　　　　　　E. 药物疹

67. 初产妇,30岁,妊娠39周。今晨6时突然出现阴道大量流血入院。查体:子宫无压痛,胎头位于宫底部,胎心率138次/分。血压100/68mmHg。阴道检查见宫口开大2cm,先露部为胎臀,可触及胎胞。本例阴道出血最可能的原因是
   A. 前置胎盘　　　　　　　B. 胎盘早剥　　　　　　C. 先兆临产
   D. 先兆子宫破裂　　　　　E. 正常产程

68. 女,22岁。发现皮肤瘀点、月经量过多1个月。实验室检查:Hb90g/L,WBC4.0×10^9/L,Plt10×10^9/L。骨髓象:颗粒型巨核细胞在1.5cm×2.0cm涂片膜上可见160个,产板型巨核细胞为0。该患者最可能的诊断是
   A. 血管性血友病　　　　　B. 弥散性血管内凝血　　C. 急性白血病
   D. 过敏性紫癜　　　　　　E. 原发免疫性血小板减少症

69. 女婴,8个月。查体:方颅,肋串珠。实验室检查:血磷降低,血清碱性磷酸酶升高。最可能的诊断是
   A. 维生素D依赖性佝偻病　　B. 低磷血症　　　　　　C. 家族低磷性佝偻病
   D. 慢性肾脏疾病　　　　　　E. 营养性维生素D缺乏性佝偻病

70. 患者,男性,40岁。1周前突发右上腹绞痛,寒战、高热,16小时后出现明显黄疸。查体:体温38.9℃,血压130/70mmHg,神志清楚,巩膜及周身黄染,右上腹部轻压痛。最可能出现的体征为
   A. Courvoisier征　　　　　B. Murphy征　　　　　　C. Charcot三联征
   D. Grey-Turner征　　　　　E. Reynolds五联征

71. 男,44岁。10年前体检时发现HBsAg阳性,当时ALT反复升高,未进行抗病毒治疗。3周前劳累后出现食欲下降、尿黄、明显乏力,症状逐渐加重,出现腹胀、尿量减少入院。查体:神志清楚,反应迟钝,扑翼样震颤阳性,心肺查体未见异样,腹部膨隆,无压痛及反跳痛,移动性浊音阳性。实验室检查:ALT176U/L,TBil432μmol/L,凝血酶原活动度32%。最可能的诊断是
   A. 急性黄疸型肝炎　　　　B. 急性重型乙型肝炎　　C. 慢性乙型肝炎
   D. 慢性重型乙型肝炎　　　E. 乙型肝炎肝硬化,失代偿期

72. 患者,女性,36岁。肾病综合征患者,血白蛋白15g/L。近2日感右侧腰部隐痛,尿色偏深,无明显尿频、尿急、尿痛。尿常规:RBC20~40个/HPF,WBC0~2个/HPF。B超:双肾、输尿管未见异常。应首先考虑的合并症是
   A. 急性肾盂肾炎　　　　　B. 隐匿性肾炎　　　　　C. 肾结核
   D. 肾静脉血栓形成　　　　E. 肾肿瘤

73. 患者,男性,20岁。腹部挫伤、腹痛1小时。查体:体温37.8℃,呼吸20次/分,脉搏78次/分,血压120/90mmHg。腹部平软,局部皮肤有擦伤痕迹,此处腹部压痛明显,伴肌紧张,无反跳痛。此时的处理原则是

A. 禁食,补液,留院观察   B. 急诊剖腹探查   C. 腹部CT检查
D. 使用镇静镇痛剂   E. 早期联合使用抗生素

74. 患者,女性,18岁。双侧甲状腺弥漫性肿大2个月,无突眼。清晨空腹测定脉搏68次/分,血压120/80mmHg,甲状腺Ⅱ度肿大。血清TT_3、TT_4正常。SPECT检查甲状腺无结节。该患者最可能的诊断是
   A. 甲状腺功能亢进症   B. 甲状腺功能减退症   C. 单纯性甲状腺肿
   D. 结节性甲状腺肿   E. 亚急性甲状腺炎

75. 男,25岁。1天前进食不洁水果,出现发热、腹痛、腹泻,伴里急后重,大便10余次,自服红霉素未见明显效果。进一步治疗首选的抗生素为
   A. 喹诺酮类   B. 青霉素   C. 四环素
   D. 头孢曲松   E. 阿奇霉素

76. 患儿,10个月。近1周来发作抽搐3次。查体:智力发育差,表情呆滞,头发黄褐色,皮肤白嫩。脑电图检查异常,尿氯化高铁试验阳性。最可能的诊断是
   A. 21-三体综合征   B. 苯丙酮尿症   C. 黏多糖病
   D. 癫痫   E. 先天性甲状腺功能减退症

77. 男,20岁。车祸致左肩外伤半小时。查体:血压120/80mmHg,左锁骨中外1/3处明显畸形,局部肿胀明显,瘀血,桡动脉搏动触不到,手部发凉,皮肤苍白。正确的治疗措施是
   A. 骨折手法复位,"8"字绷带外固定   B. 骨折手法复位,石膏托外固定
   C. 牵引治疗,功能锻炼   D. 手术切开复位,内固定,同时探查臂丛神经
   E. 手术探查受损血管并修复,骨折复位内固定,加适当外固定

78. 患者,男性,15岁。发热3天,嗜睡1天。2月6日就诊。查体:体温39℃,脉搏110次/分,血压100/70mmHg,下肢皮肤可见少量瘀点,颈抵抗(+)。实验室检查:脑脊液压力210mmH$_2$O,细胞总数5000×10^6/L,多核0.90,糖2.2mmol/L,蛋白质2g/L,最可能的诊断是
   A. 结核性脑膜炎   B. 流行性脑脊髓膜炎   C. 病毒性脑膜炎
   D. 流行性乙型脑炎   E. 隐球菌脑膜炎

79. 患者,女,25岁。近半年来每于人多处即感紧张、胸闷、心慌、大汗淋漓,因此害怕出门,外出时必须有人陪同。该患者最可能的诊断是
   A. 社交焦虑障碍   B. 恐惧症   C. 惊恐障碍
   D. 广泛性焦虑障碍   E. 疑病障碍

80. 患者,女,48岁。因不规则阴道流血就诊,经分段诊刮病理检查确诊为子宫内膜腺癌,宫颈转移。其最佳手术方式为
   A. 宫颈切除术   B. 次全子宫切除术
   C. 全子宫切除术   D. 全子宫切除+双侧附件切除术
   E. 改良广泛性子宫切除+附件切除+盆腔淋巴切除术

81. 患儿,男,3岁。痉挛性咳嗽、低热1个月。查体:精神好,卡介苗接种瘢痕阳性,双肺呼吸音粗糙,未闻及干、湿啰音及哮鸣音。血常规:WBC5.6×10^9/L,N0.36,L0.64。胸部X线片示右肺门阴影增大。初步诊断为
   A. 病毒性肺炎   B. 细菌性肺炎   C. 原发型肺结核
   D. 继发性肺结核   E. 支气管异物

82. 男,50岁,重体力劳动工人。腰腿痛2年,向左下肢放射,咳嗽、打喷嚏时疼痛加重。查体:腰部活动明显受限,并向左侧倾斜,直腿抬高试验阳性。病程中无低热、盗汗、消瘦等症状。该患者最可能的

诊断是
A. 腰肌劳损 B. 腰椎结核 C. 腰椎间盘突出症
D. 强直性脊柱炎 E. 腰椎椎管狭窄症

83. 患儿,3岁。自幼青紫,胸骨左缘第3肋间闻及3/6级喷射性收缩期杂音,肺动脉瓣区第二音减弱。股动脉血氧饱和度86%。心电图示右心室肥大。胸部X线片示靴形心,两肺野透亮度增高,可见网状血管影。该患儿最可能的诊断是
A. 房间隔缺损 B. 室间隔缺损 C. 动脉导管未闭
D. 法洛四联症 E. 肺动脉瓣狭窄

84. 女婴,4个月,出生体重3.3kg,母乳喂养。腹泻2个月,大便每天3~6次,稀水状或糊状,无脓血,食欲佳,精神好。用中西药治疗腹泻无明显好转。有湿疹,体重6.2kg。最可能的诊断为
A. 过敏性腹泻 B. 迁延性腹泻 C. 轮状病毒腹泻
D. 生理性腹泻 E. 霉菌性腹泻

85. 男婴,2个月。拒食、吐奶、嗜睡3天。查体:面色青灰,前囟紧张,脐部少许脓性分泌物,首先应进行的检查是
A. 脐部分泌物培养 B. 血常规检查 C. 血培养
D. 脑脊液检查 E. 头颅CT检查

86. 足月儿,娩出时脐带绕颈,1分钟与5分钟Apgar评分分别为2分、5分。经复苏抢救后6小时查体:易激惹,拥抱反射增强,四肢肌张力增高。最可能的诊断为新生儿
A. 结核性脑膜炎 B. 缺氧缺血性脑病 C. 败血症
D. 低钙血症 E. 新生儿溶血病

87. 初孕妇,30岁。停经9周,阴道少量暗红色流血1天,无明显下腹部疼痛。妇科检查:宫颈口未开,子宫如孕50天大小。妇科B超示宫内妊娠,胚胎如孕7周大小,未见心管搏动。本例最可能的诊断为
A. 先兆流产 B. 难免流产 C. 不全流产
D. 完全流产 E. 稽留流产

88. 男,47岁,农民。持续高热3天,尿少1天。查体:神志清,皮肤及巩膜轻度黄染,面部及前胸不明显充血,双腋下可见"鞭击样"出血点。实验室检查:血WBC18.2×10^9/L,Plt60×10^9/L,ALT140U/L,TBil45μmol/L,尿蛋白(+++)。最可能的诊断是
A. 肾综合征出血热 B. 急性肾小球肾炎 C. 急性黄疸型肝炎
D. 钩端螺旋体病 E. 败血症

89. 男,40岁。头部左颞侧摔伤4小时。体检:昏迷状态,左瞳孔散大。X线片示左颞骨骨折线跨过脑膜中动脉。本例应首先考虑
A. 急性硬脑膜下血肿 B. 急性硬脑膜外血肿 C. 脑内血肿
D. 脑挫伤 E. 脑震荡

90. 女,65岁。头部外伤后昏迷2小时。查体:中度昏迷,右侧瞳孔散大,对光反射消失,左侧肢体肌张力增高,病理征(+)。头颅CT示右额颞部高密度新月形影。最可能的诊断是
A. 急性硬脑膜下血肿 B. 急性硬脑膜外血肿 C. 急性硬脑膜下积液
D. 脑挫伤 E. 脑内血肿

91. 初产妇,28岁,妊娠41周,临产5小时。胎头高浮,胎心率138次/分,宫口开大2cm。6小时后破膜,立即听诊胎心音,减慢至80次/分。本例首先应考虑的是
A. 胎膜早破 B. 脐带脱垂 C. 胎盘早剥
D. 前置胎盘 E. 胎盘功能不良

92. 患者,男,40岁。喷洒农药后出现腹痛、腹泻、呕吐,继之昏迷入院。入院后给予阿托品、氯解磷定及

对症治疗。**不属于阿托品化标志的体征是**
   A. 瞳孔散大　　　　　　B. 心率减慢　　　　　　C. 皮肤干燥
   D. 肺部湿啰音消失　　　E. 口干舌燥

93. 患者，女，65岁。不规则阴道流血1年余。有高血压、糖尿病病史3年，BMI 28kg/m²。B超发现宫腔内2.0cm×2.5cm占位性病变，有丰富血液，血流阻力指数为0.36。经宫腔内膜活检确诊后，首选的治疗措施是
   A. 手术治疗　　　　　　B. 化学药物治疗　　　　C. 生物治疗
   D. 激素治疗　　　　　　E. 放射治疗

94. 患者，女，24岁，未婚。继发性闭经半年。妇科检查：子宫附件未见异常。每日肌内注射黄体酮20mg，连用5日，停用后出现阴道出血。静脉注射GnRH 100μg后45分钟，血清LH增高3倍。导致该患者闭经的病变部位应在
   A. 下丘脑　　　　　　　B. 腺垂体　　　　　　　C. 神经垂体
   D. 卵巢　　　　　　　　E. 子宫

95. 女，36岁。今日晨练时突发喘气、胸闷1小时。查体：端坐呼吸，口唇发绀，双肺叩诊过清音，呼吸音减弱，未闻及哮鸣音及湿啰音，心率120次/分。血气分析：PaO_2 50mmHg，$PaCO_2$ 30mmHg。该患者首先考虑的诊断是
   A. 急性左心衰竭　　　　B. 急性肺栓塞　　　　　C. 哮喘急发
   D. 气胸　　　　　　　　E. 肺癌

96. 男，30岁。3个月来出现颈部、腹股沟淋巴结肿大，伴顽固性腹泻，每天10余次稀便，体重下降约10kg。3年前在国外居住期间因手术输血400ml，术后无特殊不适。为明确诊断，应首选的检查是
   A. 淋巴结活检　　　　　B. 骨髓检查　　　　　　C. 肿瘤标志物全套
   D. 纤维结肠镜检查　　　E. 抗HIV+CD_4^+T细胞计数

97. 女，25岁。5天前突然寒战，继之高热伴头痛，自服退热药后热退出汗，2日后再次寒战、高热，持续数小时，出汗后退热、乏力，精神差。1周前由云南到北京旅游。实验室检查：血WBC 6.5×10⁹/L，L 0.40。最可能的诊断是
   A. 流行性乙型脑炎　　　B. 流行性感冒　　　　　C. 钩端螺旋体病
   D. 败血症　　　　　　　E. 疟疾

98. 女，60岁。高温天气户外活动4小时，出现口渴、尿少，突然晕倒。最可能的原因是
   A. 稀释性低钠血症　　　B. 等渗性脱水　　　　　C. 急性肾衰竭
   D. 高渗性脱水　　　　　E. 低渗性脱水

99. 女，40岁。双手小关节肿痛伴发热1个月。查体：双手近端指间关节肿胀压痛，屈伸稍受限。实验室检查：ANA 1:640(+)，抗Sm抗体阳性，抗RNP抗体(+)。最可能的诊断是
   A. 类风湿关节炎　　　　B. 骨关节炎　　　　　　C. 系统性红斑狼疮
   D. 干燥综合征　　　　　E. 银屑病关节炎

100. 女，62岁，曾4次足月分娩，绝经12年。近1年来下腹坠胀，有块状物脱出于阴道口，休息后不能回纳。妇科检查：宫颈口脱出于阴道口外1cm处，子宫正常大小。该患者首选的治疗方法是
   A. 放置子宫托　　　　　B. 经阴道子宫全切术　　C. 经腹子宫全切术
   D. 阴道封闭术　　　　　E. Manchester手术

101. 女，48岁。左腕部玻璃切割伤1小时。表现为左腕部掌侧斜行切口，深达肌层，左手呈爪状畸形，拇指对掌功能丧失，手指浅感觉丧失。其损伤的神经可能是
   A. 正中神经　　　　　　B. 尺神经及桡神经　　　C. 桡神经及正中神经
   D. 尺神经及正中神经　　E. 尺神经

102. 女,45岁。月经不规则2年余,阴道不规则流血20天。查体:中度贫血貌,子宫略大,稍软,无压痛,宫旁未触及异常。为确定诊断,应首选的检查是
   A. 尿hCG测定		B. 液基细胞学检查		C. 阴道镜检查
   D. 盆腔CT检查		E. 分段诊刮

103. 女,70岁。突发上腹痛12小时,伴寒战、发热。既往因十二指肠溃疡行胃大部切除毕Ⅱ式吻合术。查体:体温39.5℃,脉搏110次/分,血压80/50mmHg,皮肤、巩膜黄染,右上腹及剑突下肌紧张,压痛、反跳痛(+)。血WBC16×10⁹/L。腹部B超示胆总管上段扩张,下段受肠气影响显示不清。该患者首选的手术方式是
   A. 胆囊造瘘术		B. 胆囊切除术		C. 胆总管切开引流术
   D. 胆肠吻合术		E. 经内镜十二指肠乳头切开术

104. 男,25岁。坐位乘车时因急刹车右膝前方受到撞击,出现右髋关节剧痛,活动障碍。右下肢屈曲、内收、内旋畸形。右足背麻木,背屈无力。该患者可能的合并伤是
   A. 坐骨神经损伤		B. 股神经损伤		C. 闭孔神经损伤
   D. 胫神经损伤		E. 腓总神经损伤

105. 患者,女,20岁。近半年来觉得有人跟踪自己,有人在屋里放置了窃听器而不敢大声讲话,常听见有人在议论如何对付她但又看不到人,街上的陌生人也对她指指点点,因而闷闷不乐,闭门不出,曾到公安局寻求保护。该患者最可能的诊断为
   A. 焦虑症		B. 精神分裂症		C. 抑郁症
   D. 恶劣心境障碍		E. 应激性精神障碍

106. 女,32岁。婚后3年不孕。平素月经规则,基础体温双相,继发性痛经3年。妇科检查:宫颈轻度上皮异位,子宫正常,双侧附件增厚。丈夫精液正常。其不孕原因可能是
   A. 排卵因素		B. 输卵管因素		C. 子宫因素
   D. 宫颈因素		E. 免疫因素

107. 男,36岁。急性化脓性阑尾炎5天,未行手术治疗。今日出现高热、寒战,右季肋区疼痛。查体:体温39.0℃,皮肤、巩膜轻度黄染,肝区叩痛(+)。实验室检查:ALT、AST、总胆红素均轻度升高。腹部B超提示肝脏可见数个液性暗区。最可能的诊断是
   A. 肝包虫病		B. 阿米巴肝脓肿		C. 细菌性肝脓肿
   D. 肝转移癌		E. 肝囊肿继发感染

108. 患婴,男,1天,足月顺产。因呕血1次入院。半天前无明显诱因呕血1次,量约5ml。查体:神志清楚,全身皮肤可见数个出血点,心、肺、腹无明显阳性体征,原始反射正常,脐带残端少许渗血。血小板100×10⁹/L。该患婴最可能的诊断是
   A. Rh溶血病		B. 新生儿败血症		C. 血小板减少性紫癜
   D. 新生儿颅内出血		E. 新生儿坏死性结肠炎

109. 女,35岁。左手示指末节肿胀、疼痛3天。3天前洗鱼时被鱼刺扎伤左手示指末节。起病时指尖有针刺样疼痛、轻度肿胀,继而肿胀明显加重,有剧烈跳痛。查体:体温37.9℃,左手示指末节肿胀明显,指腹张力明显增高,触痛明显。血常规:WBC13.0×10⁹/L,N0.89。如行手术治疗,正确的操作是
   A. 脓腔较大可做对口引流		B. 在末节指腹正中做纵切口		C. 切口远侧应超过甲沟的1/2
   D. 切口近侧应超过指节横纹		E. 切口要做成鱼口形

110. 男孩,1岁。生长落后,智能发育迟缓。刚会独坐,不会站立。查体:身长60cm,表情呆滞,眼距宽,鼻梁低平,眼外眦上斜,四肢短,手指短粗,小指内弯,四肢肌张力低下。最可能的诊断是
   A. 先天性甲状腺功能减退症		B. 蛋白质-能量营养不良		C. 苯丙酮尿症
   D. 21-三体综合征		E. 维生素D缺乏性佝偻病

111. 某患者血气分析结果为 pH7.32,PaO₂50mmHg,PaCO₂80mmHg,HCO₃⁻26mmol/L。应诊断为
    A. 代谢性酸中毒失代偿
    B. 呼吸性酸中毒失代偿
    C. 呼吸性酸中毒合并代谢性酸中毒
    D. 呼吸性酸中毒合并代谢性碱中毒
    E. 呼吸性酸中毒代偿期

A₃/A₄型选择题(112~129题)

答题说明:以下提供若干个案例,每个案例下设若干道试题。请根据案例所提供的信息,在每一道试题下面的A、B、C、D、E五个备选答案中,选择一个最佳答案,并在答题卡上将相应题号的相应字母所属的方框涂黑。

(112~113题共用题干)5岁小儿,胸骨左缘第2肋间闻及(2~3)/6级收缩期杂音,肺动脉瓣区P₂亢进,固定分裂。心电图示电轴右偏及不完全性右束支传导阻滞。

112. 该患儿最可能的诊断是
    A. 房间隔缺损
    B. 室间隔缺损
    C. 动脉导管未闭
    D. 法洛四联症
    E. 肺动脉瓣狭窄

113. 若该患儿于胸骨左缘下方闻及舒张期杂音,常提示
    A. 左向右分流量较大
    B. 右向左分流量较大
    C. 右心房肥厚扩大
    D. 右心室肥厚扩大
    E. 左心室肥厚扩大

(114~116题共用题干)患者,女,35岁。多饮、多尿、纳差伴体重下降半年就诊。体检:身高160cm,体重54kg。空腹血糖19.2mmol/L,尿酮(+)。

114. 根据目前情况,其首选的治疗方案是
    A. 口服双胍类降糖药
    B. 口服磺脲类降糖药
    C. 短效胰岛素治疗
    D. 长效胰岛素治疗
    E. 混合胰岛素治疗

115. 治疗1个月后,早餐前血糖为14mmol/L,中、晚餐前血糖控制较为满意。此时应采取的措施为
    A. 晚餐前加用中效胰岛素
    B. 睡前加用短效胰岛素
    C. 晚餐减量
    D. 睡前加服二甲双胍
    E. 多次监测夜间血糖,调整胰岛素用量

116. 为监测患者血糖控制是否满意,临床上常用的指标是 HbA1c,HbA1c 可反映血糖总水平的时间为
    A. 2~3周
    B. 4~6周
    C. 6~8周
    D. 8~12周
    E. 12~16周

(117~118题共用题干)男,45岁。近10年间断出现情绪低落,高兴不起来,话少,兴趣减退,对既往喜欢的事情也不愿去做,脑子反应迟钝,记忆力下降,记不住事情,工作效率低,伴有躯体不适,感觉浑身无力、头痛,胃不舒服,缺乏食欲,睡眠差,主要为早醒,存在悲观厌世,觉得活着没意思,曾多次自杀未遂;每次发作持续1~2个月,缓解期生活、工作如常。近1个月复发,症状表现如既往发作,但更严重。

117. 对该患者首先考虑的诊断是
    A. 恶劣心境
    B. 复发性抑郁障碍
    C. 双相障碍抑郁发作
    D. 躯体形式障碍
    E. 脑衰竭综合征

118. 针对该患者,首选的治疗是
    A. 心理治疗
    B. 大剂量抗精神病药治疗
    C. 大剂量抗抑郁药治疗
    D. 电抽搐治疗
    E. 大剂量苯二氮䓬类药物治疗

(119~121题共用题干)男,40岁,副教授。半年前晋升教授失败而闷闷不乐,失眠。近2个月不愿去上班,说单位很危险,没几个好人。为此,妻子特意到患者单位调查,发现并非如此。近1个月来患者更是闭门不出,不时侧耳倾听,不时喃喃自语,像是与人对话。每晚睡觉前要将一把刀放在枕头下,打开家里的电视机说里面有窃听器。单位领导登门慰问时患者大骂他们"假心假意,笑里藏刀",妻子做的饭菜也要妻子先吃了他才敢吃。

119. 此患者最可能的诊断是
 A. 抑郁症	B. 急性应激障碍	C. 创伤后应激障碍
 D. 精神分裂症	E. 广泛性焦虑障碍

120. 从现有的材料推断,患者**不可能**有的症状是
 A. 被害妄想	B. 被监视感	C. 意志缺乏
 D. 抑郁	E. 幻听

121. 此患者的治疗首选
 A. 利培酮系统治疗	B. 氯氮平系统治疗	C. 利培酮+碳酸锂治疗
 D. 家庭治疗	E. 解释性心理治疗

(122~123题共用题干)患者,男,60岁。吞咽哽噎感半年,目前仅能进半流质饮食。查体:稍消瘦,锁骨上未触及肿大淋巴结。食管吞钡X线检查示食管中下段4cm长之局限性管壁僵硬,黏膜部分中断,钡剂尚能通过。

122. 该患者最可能的诊断为
 A. 食管癌	B. 食管静脉曲张	C. 贲门失弛缓症
 D. 食管憩室	E. 食管平滑肌瘤

123. 确诊后宜选用的治疗方案为
 A. 放疗	B. 化疗	C. 手术治疗
 D. 放疗联合化疗	E. 生物治疗

(124~126题共用题干)27岁初产妇,妊娠38周。今晨起床时发现阴道流血,量中等,无明显腹痛及宫缩。

124. 最可能的诊断是
 A. 胎盘早剥	B. 前置胎盘	C. 前置血管破裂
 D. 胎膜早破	E. 先兆临产

125. 可以确诊本病的体征是
 A. 胎心音听不清	B. 子宫有局限性压痛区	C. 病理性缩复环
 D. 胎先露高浮	E. 阴道穹隆部触及较厚软组织

126. 与本例**无关**的处理措施是
 A. 使用抑制宫缩的药物	B. 扩张宫颈	C. 应用地西泮
 D. 剖宫产	E. 胎儿监护

(127~129题共用题干)患婴,25天,系第一胎第一产,为过期产儿,出生体重4200g。生后即有腹胀、便秘、嗜睡、喂养困难、声音嘶哑、末梢循环差,至今仍有黄疸。化验检查血象正常,血细菌培养阴性,血清TSH50mU/L。

127. 该患儿最可能的诊断是
 A. 新生儿败血症	B. 新生儿硬肿症	C. 先天性巨结肠
 D. 苯丙酮尿症	E. 先天性甲状腺功能减退症

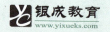
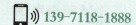

128. 其发病最常见的原因是
　　A. TSH 缺乏　　　　　　　　B. 相应激素的靶器官反应低下　　C. 代谢酶缺乏
　　D. 母系遗传病　　　　　　　E. 相应腺体发育不良
129. 明确诊断后,药物治疗的疗程一般为
　　A. 半年　　　　　　　　　　B. 1~2 年　　　　　　　　　　C. 2~3 年
　　D. 3~5 年　　　　　　　　　E. 终身

B 型选择题(130~150 题)

答题说明:以下提供若干组试题,每组试题共用在试题前列出的 A、B、C、D、E 五个备选答案,请从中选择一个与问题关系最密切的答案,并在答题卡上将相应题号的相应字母所属的方框涂黑。某个备选答案可能被选择一次、多次或不被选择。

(130~131 题共用备选答案)
　　A. 细胞水肿　　　　　　　　B. 脂质沉积　　　　　　　　　C. 结缔组织玻璃样变
　　D. 血管壁玻璃样变　　　　　E. 细胞内玻璃样变
130. 高血压肾小球细动脉管壁增厚狭窄为
131. 动脉粥样硬化的纤维斑块为

(132~133 题共用备选答案)
　　A. 初乳　　　　　　　　　　B. 过渡乳　　　　　　　　　　C. 成熟乳
　　D. 晚乳　　　　　　　　　　E. 全程乳
132. 乳汁中免疫球蛋白含量最高的是
133. 乳汁中脂肪含量最高的是

(134~135 题共用备选答案)
　　A. 房间隔缺损　　　　　　　B. 室间隔缺损　　　　　　　　C. 动脉导管未闭
　　D. 法洛四联症　　　　　　　E. 主动脉缩窄
134. 蹲踞、阵发性缺氧发作常见于
135. 属于无青紫型先天性心脏病的是

(136~137 题共用备选答案)
　　A. Killip Ⅰ级　　　　　　　B. Killip Ⅱ级　　　　　　　　C. Killip Ⅲ级
　　D. NYHA Ⅲ级　　　　　　　E. NYHA Ⅳ级
136. 急性心肌梗死,肺部有湿啰音,但啰音范围小于 1/2 肺野,判断为
137. 风湿性心脏病,休息时有心悸、呼吸困难或心绞痛,任何活动均可加重上述症状,判断为

(138~140 题共用备选答案)
　　A. 房间隔缺损　　　　　　　B. 室间隔缺损　　　　　　　　C. 动脉导管未闭
　　D. 法洛四联症　　　　　　　E. 动脉导管未闭合并肺动脉高压
138. 胸部 X 线片示肺动脉段凹陷见于
139. 周围血管征见于
140. 下半身青紫见于

(141~142题共用备选答案)
A. 鳞癌　　　　　　　　B. 腺癌　　　　　　　　C. 鳞腺癌
D. 小细胞癌　　　　　　E. 类癌

141. 中老年男性吸烟患者易发生的肺癌类型是
142. 恶性程度最低的肺癌类型是

(143~144题共用备选答案)
A. 36cm　　　　　　　　B. 40cm　　　　　　　　C. 46cm
D. 50cm　　　　　　　　E. 56cm

143. 足月新生儿出生时的身长平均为
144. 1岁时小儿的头围约是

(145~146题共用备选答案)
A. 头低卧位　　　　　　B. 高半坐位　　　　　　C. 低半坐位
D. 侧卧位　　　　　　　E. 平卧位

145. 食管癌手术全麻清醒后,患者应采取的体位是
146. 胃大部切除术全麻清醒后,患者应采取的体位是

(147~148题共用备选答案)
A. 钟情妄想　　　　　　B. 嫉妒妄想　　　　　　C. 关系妄想
D. 非血统妄想　　　　　E. 被害妄想

147. 患者无中生有地坚信自己的配偶对自己不忠诚,另有外遇,属于
148. 患者认为周围人的谈话是在影射自己,别人的咳嗽都是针对自己的,属于

(149~150题共用备选答案)
A. 睾丸肿瘤　　　　　　B. 腹股沟斜疝　　　　　C. 睾丸鞘膜积液
D. 精索鞘膜积液　　　　E. 交通性鞘膜积液

149. 阴囊内卵圆形肿块,呈囊性,表面光滑,触不到睾丸和附睾,透光试验阳性,平卧后未见消失。可能的疾病是
150. 位于睾丸上方的囊性包块,与睾丸有明显分界,透光试验阳性,可能的疾病是

2025 国家临床执业助理医师资格考试全真模拟试卷(三)

第一单元

A₁ 型选择题(1~62题)

答题说明:每一道试题下面有A、B、C、D、E五个备选答案,请从中选择一个最佳答案,并在答题卡上将相应题号的相应字母所属的方框涂黑。

1. 痈最常见发生的部位是
   A. 腰部　　　　　　　　B. 背部　　　　　　　　C. 面部
   D. 胸部　　　　　　　　E. 腿部

2. 临床预防服务的对象主要是
   A. 健康人　　　　　　　B. 患者　　　　　　　　C. 无症状的"患者"
   D. 患者和无症状的"患者"　　E. 健康者和无症状的"患者"

3. 治疗癫痫大发作及局限性发作的首选药物是
   A. 苯妥英钠　　　　　　B. 地西泮　　　　　　　C. 丙戊酸钠
   D. 乙琥胺　　　　　　　E. 氯硝西泮

4. 在心理治疗的同时,与临床医师配合使用药物治疗,这体现了心理治疗的
   A. 灵活原则　　　　　　B. 综合原则　　　　　　C. 个性化原则
   D. 发展性原则　　　　　E. 整体性原则

5. 输注新鲜冰冻血浆的主要目的是
   A. 补充血浆蛋白　　　　B. 补充营养　　　　　　C. 提高免疫力
   D. 纠正止血功能异常　　E. 补充血容量

6. 休克合并少尿时,为改善肾血流量,在输液基础上宜选用的药物是
   A. 去甲肾上腺素　　　　B. 肾上腺素　　　　　　C. 多巴胺
   D. 阿托品　　　　　　　E. 山莨菪碱(2022)

7. 五行中"火"的特性是
   A. 曲直　　　　　　　　B. 炎上　　　　　　　　C. 润下
   D. 从革　　　　　　　　E. 稼穑

8. Pratt 试验可了解
   A. 下肢深静脉瓣膜的状况　　B. 下肢深静脉通畅的状况　　C. 大隐静脉瓣膜的状况
   D. 深静脉交通支瓣膜的状况　　E. 肢体动脉供血状况

9. 在体循环和肺循环中,数值基本相同的是
   A. 收缩压　　　　　　　B. 舒张压　　　　　　　C. 脉压
   D. 心输出量　　　　　　E. 外周阻力

10. 关于病毒性心肌炎的体征，**不正确**的是
    A. 第一心音增强　　　　B. 可有各种心律失常　　　　C. 舒张期奔马律
    D. 收缩期杂音　　　　　E. 心脏增大
11. 算术均数主要用于描述变量的
    A. 平均水平　　　　　　B. 变化范围　　　　　　　　C. 频数分布
    D. 离散趋势　　　　　　E. 相互间差别的大小
12. 正常人腹部触诊时，**不能**触及的结构是
    A. 胰腺　　　　　　　　B. 横结肠　　　　　　　　　C. 带粪块的乙状结肠
    D. 腰椎椎体　　　　　　E. 骶骨岬
13. **不属于**我国慢性病防治原则的是
    A. 政府主导，部门合作　B. 突出重点，分类指导　　　C. 注重效果
    D. 社会参与　　　　　　E. 三级预防并重
14. 具有藏血功能的脏腑是
    A. 心　　　　　　　　　B. 肺　　　　　　　　　　　C. 脾
    D. 肝　　　　　　　　　E. 肾
15. 描述病程短而病死率低的疾病频率，最常使用的指标是
    A. 患病率　　　　　　　B. 发病率　　　　　　　　　C. 死亡率
    D. 罹患率　　　　　　　E. 病死率
16. 慢性肺源性心脏病降低肺动脉高压的首选治疗方法（药物）是
    A. 支气管舒张剂　　　　B. 氧疗　　　　　　　　　　C. 呼吸兴奋剂
    D. 利尿剂　　　　　　　E. 强心剂
17. 下列**不属于**心身疾病的是
    A. 颈椎病　　　　　　　B. 类风湿关节炎　　　　　　C. 支气管哮喘
    D. 瘙痒症　　　　　　　E. 溃疡性结肠炎
18. 有助于扩张型心肌病与慢性肺源性心脏病鉴别的是
    A. 右心室扩大　　　　　B. 右心衰竭　　　　　　　　C. 呼吸困难
    D. 咳嗽、咳痰　　　　　E. 超声检查示全心增大
19. 患者有损害，**不属于**推定医疗机构有过错的情形是
    A. 隐匿有关病历资料的　B. 伪造、篡改病历资料的　　C. 拒绝提供有关病历资料的
    D. 医疗事故造成患者死亡的　E. 违反有关诊疗规范规定的
20. 小叶性肺炎一般**不会**发生的并发症是
    A. 肺脓肿　　　　　　　B. 呼吸衰竭　　　　　　　　C. 心力衰竭
    D. 肺肉质变　　　　　　E. 支气管扩张症
21. 慢性肾小球肾炎的肉眼特征是
    A. 大红肾　　　　　　　B. 大白肾　　　　　　　　　C. 颗粒性固缩肾
    D. 多囊肾　　　　　　　E. 瘢痕肾
22. 氨在血中主要是以下列哪种形式运输的？
    A. 谷氨酸　　　　　　　B. 天冬氨酸　　　　　　　　C. 谷氨酰胺
    D. 天冬酰胺　　　　　　E. 谷胱甘肽
23. 急性阑尾炎早期脐周痛的产生机制是
    A. 阑尾炎症刺激脏腹膜　B. 阑尾炎症刺激壁腹膜　　　C. 胃肠道反射性痉挛
    D. 内脏性疼痛　　　　　E. 自主神经紊乱

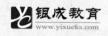
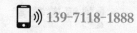

24. 肺与脾的关系主要表现在
    A. 呼吸运动和调节气机　　B. 气的生成和津液代谢　　C. 气的运行和津液代谢
    D. 呼吸运动和津液代谢　　E. 血液运行和津液代谢

25. 属于白三烯调节剂的支气管哮喘控制性药物是
    A. 倍氯米松　　　　　　　B. 沙丁胺醇　　　　　　　C. 沙美特罗
    D. 异丙托溴铵　　　　　　E. 孟鲁司特

26. 既属六腑，又属奇恒之腑的是
    A. 脑　　　　　　　　　　B. 胆　　　　　　　　　　C. 胃
    D. 膀胱　　　　　　　　　E. 脉

27. 体内脂肪大量动员时，肝内乙酰CoA主要生成的物质是
    A. 葡萄糖　　　　　　　　B. 酮体　　　　　　　　　C. 胆固醇
    D. 脂肪酸　　　　　　　　E. 二氧化碳和水

28. 人体不能合成，必须由食物供给的氨基酸是
    A. 缬氨酸　　　　　　　　B. 精氨酸　　　　　　　　C. 半胱氨酸
    D. 谷氨酸　　　　　　　　E. 丝氨酸

29. 影响健康行为的倾向因素是
    A. 资源　　　　　　　　　B. 态度　　　　　　　　　C. 法律
    D. 奖励　　　　　　　　　E. 政策

30. **不**属于津液的是
    A. 胃液　　　　　　　　　B. 肠液　　　　　　　　　C. 关节液
    D. 血液　　　　　　　　　E. 泪

31. 缺氧引起呼吸加深加快的原因是
    A. 直接刺激呼吸中枢　　　B. 刺激中枢化学感受器　　C. 刺激外周化学感受器
    D. 刺激呼吸肌　　　　　　E. 肺牵张反射(2020)

32. 对于稳定型心绞痛缓解期的治疗，只要没有用药禁忌证，都应服用
    A. 阿司匹林　　　　　　　B. 氯吡格雷　　　　　　　C. 美托洛尔
    D. 硝酸甘油　　　　　　　E. 硝苯地平

33. **最**不适合手术治疗的肺癌病理类型是
    A. 鳞状细胞癌　　　　　　B. 腺癌　　　　　　　　　C. 小细胞癌
    D. 大细胞癌　　　　　　　E. 类癌

34. 慢性右心衰竭的特征性临床表现是
    A. 劳力性呼吸困难　　　　B. 水肿　　　　　　　　　C. 肝脏肿大
    D. 肝颈静脉反流征　　　　E. 咳粉红色泡沫样痰

35. 流行病学的基本原则**不包括**
    A. 群体原则　　　　　　　B. 现场原则　　　　　　　C. 对比原则
    D. 代表性原则　　　　　　E. 信息公开原则

36. 可降低甲状腺功能亢进症患者基础代谢率，但**不能**抑制甲状腺素合成与释放的药物是
    A. 复方碘剂　　　　　　　B. 丙硫氧嘧啶　　　　　　C. 他巴唑
    D. 卡比马唑　　　　　　　E. 普萘洛尔

37. 知觉的特征**不包括**
    A. 适应性　　　　　　　　B. 相对性　　　　　　　　C. 整体性
    D. 理解性　　　　　　　　E. 恒常性

38. 蛋白质变性是由于
    A. 一级结构被破坏　　　　　　B. 亚基解聚　　　　　　　　　C. 空间结构被破坏
    D. 辅基脱落　　　　　　　　　E. 肽键断裂
39. 肝硬化门静脉高压症最常见的并发症是
    A. 自发性细菌性腹膜炎　　　　B. 原发性肝癌　　　　　　　　C. 肝肾综合征
    D. 上消化道出血　　　　　　　E. 肝性脑病
40. **不符合**慢性阻塞性肺疾病肺功能检查结果的是
    A. 呼气峰流速下降　　　　　　B. 肺活量下降　　　　　　　　C. 肺总量下降
    D. 残气量增加　　　　　　　　E. 第一秒用力呼气量(FEV_1)下降
41. 引起右上腹绞痛及黄疸的最常见原因是
    A. 胆道蛔虫症　　　　　　　　B. 胆囊结石　　　　　　　　　C. 急性胆囊炎
    D. 胆总管结石　　　　　　　　E. 慢性胆囊炎
42. 主气分热盛的脉象是
    A. 浮脉　　　　　　　　　　　B. 洪脉　　　　　　　　　　　C. 迟脉
    D. 数脉　　　　　　　　　　　E. 弦脉
43. 用于鉴别慢性阻塞性肺疾病和支气管哮喘最有价值的试验是
    A. 过敏原试验　　　　　　　　B. 支气管激发试验　　　　　　C. 低氧激发试验
    D. 运动试验　　　　　　　　　E. 支气管舒张试验
44. **不需要**进行疝修补术的腹股沟疝为
    A. 婴幼儿腹股沟斜疝　　　　　B. 嵌顿性疝　　　　　　　　　C. 滑动性疝
    D. 腹股沟直疝　　　　　　　　E. 股疝
45. 侵蚀性葡萄胎与葡萄胎病理的主要区别点是
    A. 子宫深肌层见水泡状绒毛　　B. 绒毛间质血管消失　　　　　C. 绒毛合体滋养层细胞增生
    D. 绒毛水肿呈水泡状　　　　　E. 绒毛细胞滋养层细胞增生
46. 《医疗机构从业人员行为规范》的具体要求**不包括**
    A. 以人为本，践行宗旨　　　　B. 互学互尊，团结协作　　　　C. 尊重病人，关爱生命
    D. 廉洁自律，恪守医德　　　　E. 爱岗敬业，团结协作
47. 临床上，鉴别急性糜烂出血性胃炎和慢性胃炎的主要方法是
    A. 胃镜检查　　　　　　　　　B. 幽门螺杆菌检测　　　　　　C. 胃液分析
    D. 血清胃泌素测定　　　　　　E. PCA 和 IFA 检测
48. 可抑制结核分枝杆菌 mRNA 生物合成的抗结核药物是
    A. 异烟肼　　　　　　　　　　B. 利福平　　　　　　　　　　C. 链霉素
    D. 乙胺丁醇　　　　　　　　　E. 对氨基水杨酸
49. 富含无机盐、水溶性维生素和膳食纤维的食物是
    A. 奶制品　　　　　　　　　　B. 蔬菜　　　　　　　　　　　C. 谷类
    D. 肉类　　　　　　　　　　　E. 蛋类（2022）
50. 常作为尿路感染筛查试验的是
    A. 尿沉渣镜检　　　　　　　　B. 尿白细胞排泄率测定　　　　C. 尿细菌培养
    D. 硝酸盐还原试验　　　　　　E. 静脉尿路造影
51. 硝酸甘油、普萘洛尔、硝苯地平治疗心绞痛的共同作用机制是
    A. 减慢心率　　　　　　　　　B. 降低心肌耗氧量　　　　　　C. 扩张冠状动脉
    D. 抑制心肌收缩力　　　　　　E. 缩小心室容积

52. 最**不易**愈合的骨折是
    A. 肱骨髁上骨折   B. 内踝骨折   C. 桡骨远端骨折
    D. 股骨颈骨折   E. 股骨髁间骨折
53. 对鉴别低位与高位肠梗阻最有帮助的临床特点是
    A. 有无腹痛   B. 有无腹膜刺激征   C. 有无明显腹胀
    D. 有无便血   E. 有无肛门排气排便
54. 成人右手占体表面积的
    A. 1%   B. 2.5%   C. 3%
    D. 3.5%   E. 5%
55. 能以不衰减的形式沿可兴奋细胞膜传导的电活动是
    A. 静息膜电位   B. 锋电位   C. 终板电位
    D. 感受器电位   E. 突触后电位
56. 主动脉瓣关闭不全患者有时可闻及 Austin-Flint 杂音,该杂音为
    A. 主动脉瓣区收缩期杂音   B. 主动脉瓣区舒张期杂音   C. 心尖部收缩期杂音
    D. 心尖部舒张期杂音   E. 主动脉瓣第二听诊区舒张期杂音
57. 下列属于非浸润性乳腺癌的是
    A. 粉刺癌   B. 黏液癌   C. 小管癌
    D. 髓样癌   E. 硬癌
58. **不需要**使用 γ 射线照射来预防输血相关移植物抗宿主病的血液成分是
    A. 新鲜冰冻血浆   B. 浓缩血小板   C. 单采血小板
    D. 洗涤红细胞   E. 悬浮红细胞
59. 肛瘘的临床特点**不包括**
    A. 局部红肿痛   B. 少量脓性分泌物   C. 局部皮肤瘙痒
    D. 里急后重   E. 反复发作
60. 急诊处方一般不得超过几日用量?
    A. 1日   B. 3日   C. 5日
    D. 7日   E. 10日
61. 门静脉高压症时,受影响最早的侧支血管是
    A. 脐静脉   B. 直肠上静脉   C. 胃冠状静脉
    D. 腹膜后静脉   E. 腹壁上静脉
62. 室性心动过速伴严重血流动力学障碍时,终止发作的首选方法是
    A. 使用利多卡因   B. 使用胺碘酮   C. 同步电复律
    D. 人工起搏超速抑制   E. 压迫颈动脉窦

A_2 型选择题(63~116题)

答题说明:每一道试题是以一个小病例出现的,其下面都有 A、B、C、D、E 五个备选答案。请从中选择一个最佳答案,并在答题卡上将相应题号的相应字母所属的方框涂黑。

63. 患者,男,60岁。剧烈心前区疼痛3小时,服用硝酸甘油不能缓解。查体:呼吸30次/分,脉搏120次/分,血压95/70mmHg。端坐呼吸,两肺底闻及细湿啰音,心尖部舒张期奔马律,可闻及哮鸣音。急诊心电图示 V_1~V_5 导联 ST 段弓背向上抬高。**不适宜**的治疗措施是
    A. 溶栓治疗   B. 吗啡治疗   C. PCI

D. 美托洛尔治疗　　　　　　　　E. 阿司匹林治疗

64. 男,21岁。发作性喘息4年,再发1天急诊入院。查体:端坐呼吸,口唇发绀,双肺广泛哮鸣音,心率120次/分。该患者最可能的诊断是
    A. 自发性气胸　　　　　　　　B. 肺血栓栓塞　　　　　　　　C. 急性左心衰竭
    D. 慢性支气管炎急性发作　　　E. 支气管哮喘

65. 患者,女性,35岁,月经过多2年。近期感头晕、乏力。门诊查心电图示窦性心动过速。血常规示Hb68g/L,WBC5.0×10⁹/L,Plt150×10⁹/L。除常规药物治疗外,应建议该患者多吃
    A. 水果　　　　　　　　　　　B. 大豆及其制品　　　　　　　C. 动物肝脏
    D. 虾皮　　　　　　　　　　　E. 海产品

66. 男,32岁。因患再生障碍性贫血需要输血,当输入红细胞悬液约200ml时,突然畏寒、发热、呕吐1次,尿呈酱油样,血压75/45mmHg。该患者最有可能的输血不良反应(并发症)是
    A. 非溶血性发热性输血反应　　B. 溶血性输血反应　　　　　　C. 变态反应
    D. 细菌污染反应　　　　　　　E. 循环超负荷

67. 患者,女,55岁,国家公务员。30年来主要因丈夫(高级工程师)有外遇,夫妻感情不佳,总想离婚,但又舍不得孩子,又怕丢面子,来到心理咨询门诊,想问心理咨询师,是离婚好还是不离婚好。此时心理咨询师最应注意采取的原则是
    A. 回避原则　　　　　　　　　B. 中立原则　　　　　　　　　C. 耐心原则
    D. 综合原则　　　　　　　　　E. 灵活原则

68. 患者,女,48岁。半年前发现左乳外上象限有一无痛性肿块,近期生长较快,直径约4cm。术后病理检查:肿块呈灰白色,质地柔韧,无包膜,界限不清。光镜下癌细胞大小一致,异型性较小,呈单行串珠状排列。病理诊断应为乳腺
    A. 粉刺癌　　　　　　　　　　B. 小叶原位癌　　　　　　　　C. 导管内原位癌
    D. 浸润性小叶癌　　　　　　　E. 浸润性导管癌

69. 女,60岁,因突发右上腹痛8小时入院。查体:体温38.5℃,心率90次/分,血压110/80mmHg,右上腹压痛,肌紧张,反跳痛,WBC16×10⁹/L。B超提示胆囊增大,壁厚,内有结石多个,胆总管直径1.2cm,拟行急诊手术。此患者应选择的手术方式是
    A. 胆囊切除术　　　　　　　　B. 胆囊切除术加胆总管探查术　C. 胆囊造瘘术
    D. 胆肠吻合术　　　　　　　　E. PTCD

70. 患者排便时仅有鲜血附着于粪便表面,无痔块脱出肛门外,应考虑为
    A. 外痔　　　　　　　　　　　B. 混合痔　　　　　　　　　　C. 内痔Ⅰ度
    D. 内痔Ⅱ度　　　　　　　　　E. 内痔Ⅲ度(2023)

71. 患者,男,35岁。间断性上腹部隐痛伴反酸、嗳气4年,解柏油样便1周。昨日劳累后突然呕吐咖啡色胃内容物400ml。根据患者情况,最可能的出血原因是
    A. 胆道出血　　　　　　　　　B. 消化性溃疡出血　　　　　　C. 胃癌出血
    D. 应激性溃疡出血　　　　　　E. 胃底食管下段曲张静脉破裂出血

72. 女,70岁。劳累后突发寒战、高热、左侧腰痛1天。无尿频、尿急、尿痛。查体:左侧肾区叩击痛阳性。尿沉渣镜检示WBC30~40个/HPF,RBC5~8个/HPF。为明确诊断,需要做的检查是
    A. 血培养　　　　　　　　　　B. 静脉肾路造影　　　　　　　C. 尿细胞学检查
    D. 腰部B超　　　　　　　　　E. 中段尿细菌培养

73. 患者,女,19岁。午后发热、盗汗2个月,左侧胸痛伴闷3周。B超提示左侧中等量胸水。行胸穿抽液检查,下列检查结果与病情**不符**的是

A. Rivalta试验阳性 B. WBC800×10⁶/L C. 比重1.014
D. 腺苷脱氨酶>45U/L E. pH7.3

74. 患者,30岁。足月顺产卧床2周后开始下床活动,自觉左下肢疼痛。查体:左小腿肿胀,皮肤发红,皮温高,表浅静脉曲张,沿左股静脉走行区有明显压痛。最可能的诊断是
A. 急性右心衰竭 B. 急性全心衰竭 C. 血栓性股静脉炎
D. 左下肢深静脉血栓形成 E. 左股动脉栓塞

75. 女性,38岁。发作性腰痛伴尿频、尿急已经5年,曾在医院检查尿常规发现有血尿。因发热,伴腰痛、尿痛2天入院。查体:体温38.0℃,血压140/90mmHg。尿蛋白(+),红细胞(++),白细胞(+++)。肾B超:右肾11cm×4cm×3cm,左肾8cm×4cm×2cm。腹部平片:左肾区可见钙化灶。最可能的诊断是
A. 肾结核 B. 肾结石 C. 急性肾盂肾炎
D. 慢性肾盂肾炎 E. 慢性肾炎急性发作

76. 患者,男,40岁。周期性上腹痛1年,傍晚常呕吐酸酵宿食。查体:消瘦,上腹稍膨隆,偶见胃型,有振水音。最可能的诊断是
A. 胃窦癌 B. 急性胃扩张 C. 幽门梗阻
D. 胃溃疡 E. 十二指肠壅积征

77. 女,35岁。右乳腺癌改良根治术后,腋窝淋巴结20枚中有2枚癌转移,浸润性导管癌,直径1.5cm,ER和PR检查均为阴性。首选的辅助治疗方法是
A. 骨髓移植 B. 化学治疗 C. 口服三苯氧胺
D. 胸壁和腋窝放疗 E. 双侧卵巢切除术

78. 精神障碍患者王某有危害他人安全的危险情形,但其监护人对医疗机构做出需要住院治疗的诊断结论有异议,不同意对患者实施住院治疗,并在收到诊断结论之日起规定期限内向其他具有合法资质的医疗机构提出了再次诊断的要求。该期限是
A. 3日 B. 7日 C. 10日
D. 15日 E. 30日

79. 患者,男,40岁。1年来进行性心悸、气短、腹胀及下肢水肿,既往体健。体检:血压130/65mmHg,心界向两侧扩大,心尖搏动及第一心音减弱,心尖区闻及2/6级收缩期杂音,两肺底湿啰音,颈静脉明显怒张,肝大,腹水征(+),下肢水肿。心电图示完全性右束支及左前分支阻滞。最可能的诊断是
A. 风湿性二尖瓣关闭不全 B. 扩张型心肌病 C. 缩窄性心包炎
D. 冠心病伴乳头肌断裂 E. 肥厚型心肌病

80. 某产妇住院分娩,分娩过程中由于助产士操作错误,造成产妇大出血死亡。根据《医疗事故处理条例》,其家属所采取的行为**不恰当**的是
A. 要求进行医疗事故鉴定 B. 要求家属在场的情况下封存病历
C. 要求该助产士先行赔付 D. 要求院方就患者的死因给出合理的解释
E. 要求将尸体冰存在医院停尸房,待5天后进行尸检

81. 男,65岁。患糖尿病20年,目前血糖控制较好,并无并发症,且无其他严重疾病,医师应与其建立的医患关系模式为
A. 主动-被动型 B. 指导-合作型 C. 共同参与型
D. 主导-合作型 E. 自主-帮助型

82. 男,68岁。反复咳嗽喘息20余年,加重1周入院。不吸氧时动脉血气分析结果显示$PaO_2$55mmHg,$PaCO_2$60mmHg。该患者发生低氧血症的机制主要是
A. 肺泡通气量降低 B. 肺内动静脉分流增加 C. 通气与血流比例失调
D. 弥散量降低 E. 耗氧量增加

83. 男,35岁。发现蛋白尿、镜下血尿3年,血压升高1个月。血压160/100mmHg。尿RBC30~35个/HPF,尿Pro1.8g/d,Scr130μmol/L,BUN8.2mmol/L。该患者首选的降压药物是
   A. β受体拮抗剂   B. 利尿剂   C. 钙通道阻滞剂
   D. α受体拮抗剂   E. 血管紧张素转换酶抑制剂

84. 女,45岁。轻度肥胖,无明显口渴、多饮和多尿现象,空腹血糖6.8mmol/L。为确定是否有糖尿病,应检查
   A. 糖化血红蛋白   B. 24小时尿糖定量   C. 口服葡萄糖耐量试验
   D. 复查空腹血糖   E. 餐后2小时血糖

85. 男,21岁。受凉后寒战、高热、咳嗽、咳脓痰3天入院。胸部X线片示右肺下叶实变影。血常规示:WBC12×10⁹/L,N0.92。该患者最可能感染的病原体是
   A. 肺炎克雷伯杆菌   B. 肺炎支原体   C. 结核分枝杆菌
   D. 肺炎链球菌   E. 金黄色葡萄球菌

86. 男,71岁。反复活动时心前区疼痛3个月,5小时前情绪激动时再次发作,持续不缓解,高血压病史10年。查体:血压110/65mmHg,双肺呼吸音清,心率96次/分,律齐,未闻及杂音,心肌钙蛋白升高,心电图示V₁~V₄导联ST段压低0.1mv,T波低平,**不适宜**的治疗措施是
   A. 他汀类药物治疗   B. 硝酸酯类药物治疗   C. 溶栓治疗
   D. β受体拮抗剂治疗   E. 抗血小板及抗凝治疗(2018)

87. 男,62岁。劳累时气短进行性加重3年。既往无高血压、糖尿病病史,无吸烟史。查体:血压110/70mmHg,双肺呼吸音清,心率79次/分,律齐,胸骨右缘第2肋间可闻及4/6级收缩期喷射性杂音,向颈部传导。超声心动图提示LVEF60%。该患者气短的最可能原因是
   A. 肺动脉高压   B. 肺血栓栓塞   C. 主动脉瓣狭窄
   D. 主动脉瓣关闭不全   E. 肺动脉瓣关闭不全

88. 20世纪90年代,某地水源污染引发一起传染病暴发流行。在80万人的供水范围内,有40.3万人罹患经自来水传播的隐孢子菌病。此次突发公共卫生事件突出体现的特点是
   A. 散发性   B. 普遍性   C. 局限性
   D. 常规性   E. 聚集性(2017)

89. 女,45岁。间断胸骨后疼痛、反酸、烧心1年。饮酒后加重。查体:体温36.5℃,脉搏80次/分,呼吸18次/分,血压120/80mmHg。浅表淋巴结未触及肿大,双肺呼吸音清,未闻及干、湿啰音,心律齐,腹软,全腹无压痛及反跳痛。胃镜:食管下段可见长约0.3cm纵行黏膜破损。首选的治疗药物是
   A. 莫沙必利   B. 碳酸氢钠   C. 多潘立酮
   D. 硫糖铝   E. 奥美拉唑

90. 男,24岁。发热伴心前区锐痛3天。3天前出现发热,体温38℃左右,伴心前区锐痛,休息后未减轻。既往体健。查体:血压100/80mmHg,双肺呼吸音清,心率107次/分,胸骨左缘第3肋间可闻及粗糙的双相性搔刮样声音。该患者疼痛最可能的病因是
   A. 肺癌   B. 急性心肌梗死   C. 主动脉夹层
   D. 急性心包炎   E. 气胸

91. 男,40岁。粘连性肠梗阻术后3天。查体:可见肠蠕动波,肠鸣音亢进,右下腹有局限性压痛。多次立位腹部X线平片可见固定肠襻。正确的治疗措施是
   A. 继续补液,观察病情变化 B. 注射吗啡止痛   C. 灌肠治疗
   D. 剖腹探查   E. 出现腹膜刺激征后手术

92. 男,32岁。车祸伤2小时。排尿困难,尿道出血。查体:血压70/40mmHg,骨盆挤压分离试验阳性,会阴部瘀斑,疼痛明显。B超显示腹膜后血肿。首先应进行的处理是

A. 尿道会师术　　　　　　B. 骨折切开复位内固定　　　C. 下肢牵引
D. 抗休克治疗　　　　　　E. 打开后腹膜止血

93. 有8个某种传染病患者,他们的潜伏期分别为12、5、21、8、10、12、4、13天,描述其潜伏期集中趋势的指标应选用
A. 算术平均数　　　　　　B. 几何平均数　　　　　　C. 中位数
D. 百分位数　　　　　　　E. 四分位数间距

94. 患者,男性,50岁。间歇性上腹隐痛伴反酸、嗳气、消瘦5年,进食后恶心、呕吐3天。实验室检查:血pH7.50,$PaO_2$63mmHg,$PaCO_2$56mmHg,HCO_3^-52mmol/L,Na^+140mmol/L,K^+2.8mmol/L,Cl^-74mmol/L。该患者的体液代谢失调类型是
A. 低钾、低氯血症、呼吸性碱中毒　　　　B. 低钾、低氯血症、代谢性碱中毒
C. 低钠、低钾、低氯血症、呼吸性碱中毒　　D. 低钠、低钾、低氯血症、代谢性碱中毒
E. 低钠、低钾、低氯血症、混合性酸碱失衡

95. 男,30岁,二尖瓣狭窄患者,心尖部可闻及舒张期隆隆样杂音,该杂音的特点**不包括**
A. 杂音呈递增型　　　　　B. 舒张中晚期出现　　　　C. 左侧卧位明显
D. 向颈部传导　　　　　　E. 心尖区最清楚

96. 患者,男,38岁。间歇性上腹痛5年,呈空腹痛,进食后缓解。查体:腹平软,无压痛,肝脾未触及。X线钡餐检查示十二指肠球部变形。该患者**不可能**发生的并发症是
A. 上消化道大出血　　　　B. 急性前壁穿孔　　　　　C. 慢性后壁穿孔
D. 癌变　　　　　　　　　E. 幽门梗阻

97. 男,50岁,心前区剧痛2小时入院。急诊心电图检查提示急性后壁心肌梗死。心肌梗死具有诊断意义的图形应出现在以下哪些导联?
A. V_7、V_8　　　　　　B. $V_1 \sim V_3$　　　　　　C. $V_5 \sim V_7$
D. Ⅰ、aVL　　　　　　　E. Ⅱ、Ⅲ、aVF

98. 医师问某患者"你几点上班?"患者答:"我每天七点起床,洗脸,漱口,到锅炉房打开水,开水很热,锅炉房有值班的老头,六十多岁了……打完水回家吃饭……大概八点上班。"该症状最可能是
A. 思维破裂　　　　　　　B. 思维散漫　　　　　　　C. 思维不连贯
D. 病理性赘述　　　　　　E. 强制性思维

99. 患者,男,60岁。吸烟45年,咳嗽1个月,偶有血痰,伴乏力、低热。查体:左胸饱满,语颤减弱,叩诊浊音,左中下肺呼吸音消失。该患者最可能的诊断是左侧
A. 肺不张　　　　　　　　B. 胸腔积液　　　　　　　C. 大叶性肺炎
D. 肺大疱　　　　　　　　E. 胸膜增厚

100. 患者,女性,62岁。糖尿病6年,给予瑞格列奈口服,2mg,每日3次治疗,近期血糖控制不佳。既往高血压病史10年,冠心病病史5年。查体:体温36.5℃,脉搏80次/分,呼吸18次/分,血压120/80mmHg,身高160cm,体重50kg。双肺呼吸音清,未闻及干、湿啰音,心律齐,腹软,无压痛。实验室检查:空腹血糖12.5mmol/L,餐后血糖分别为半小时7.8mmol/L,1小时8.5mmol/L,2小时8.8mmol/L,夜间血糖10.5mmol/L,糖化血红蛋白9.2%。目前最适宜的治疗是
A. 改用基础胰岛素　　　　B. 加用噻唑烷二酮类降糖药　　C. 加用双胍类降糖药
D. 改用磺脲类降糖药　　　E. 加用α-葡萄糖苷酶抑制剂

101. 女,55岁。2个月来反复发作夜间入睡时胸骨下段疼痛,性质呈刺痛、烧灼样,向后背、颈部放射,持续30分钟以上,坐起后症状可减轻,偶在餐后1小时左右发生,口含硝酸甘油无效。既往有高血压、胃病病史,否认糖尿病病史。父有冠心病病史。该患者发作性胸痛最可能的病因是
A. 心绞痛　　　　　　　　B. 胆囊炎　　　　　　　　C. 主动脉夹层

D. 胃食管反流病　　　　　　　　E. 胃溃疡

102. 患者,男,28岁。反复中上腹痛5年,疼痛多发生于饥饿时及夜间,进食可缓解,常反酸、嗳气。近2天大便呈柏油样,觉头昏、乏力。查体:上腹轻压痛,肠鸣音活跃。最可能的诊断是
 A. 胃溃疡并出血　　　　　　　B. 十二指肠溃疡并出血　　　　C. 胃癌并出血
 D. 急性糜烂出血性胃炎　　　　E. 门静脉高压胃底食管曲张静脉破裂出血

103. 患者,男,40岁。常规体检时发现镜下血尿,尿红细胞5~8个/HPF,尿蛋白(-),肾功能正常。血压120/80mmHg,B超示双肾未见明显异常。在诊断时,首选的检查是
 A. 肾脏CT检查　　　　　　　　B. 肾穿刺活检　　　　　　　　C. 相差显微镜尿红细胞形态检查
 D. 静脉肾盂造影检查　　　　　E. 尿细菌培养

104. 女,20岁。反复发作肢体紫癜伴月经过多3年。肝脾不大。血小板计数100×10^9/L,出血时间3min,凝血时间7min,束臂试验阳性,血小板聚集功能正常,骨髓穿刺检查正常。最可能的诊断是
 A. 过敏性紫癜　　　　　　　　B. 原发免疫性血小板减少症　　C. 血管性血友病
 D. 凝血因子XI缺乏症　　　　　E. 弥散性血管内凝血

105. 男,32岁。聚餐后出现右上腹疼痛2天,向右肩胛区放射。查体:体温37.5℃,脉搏90次/分,呼吸22次/分,血压130/80mmHg,双肺呼吸音清,未闻及干、湿啰音,心率90次/分,心律齐,右上腹肌紧张,压痛(+),Murphy征(+)。最可能的诊断是
 A. 急性胆囊炎　　　　　　　　B. 右肾结石　　　　　　　　　C. 急性胰腺炎
 D. 急性胃炎　　　　　　　　　E. 十二指肠球部溃疡

106. 已知某地30岁正常成年男性的平均收缩压为120.0mmHg。从该地随机抽取30名30岁正常成年男性,测得其平均收缩压为115.0mmHg。115.0mmHg与120.0mmHg不同的原因是
 A. 样本例数太少　　　　　　　B. 抽样误差　　　　　　　　　C. 总体均数不同
 D. 系统误差　　　　　　　　　E. 个体差异太大

107. 男,30岁。间断胸痛、气促4个月,B超检查诊断为肥厚型梗阻性心肌病,宜选用的治疗药物是
 A. 硝酸甘油　　　　　　　　　B. 普萘洛尔　　　　　　　　　C. 地高辛
 D. 螺内酯　　　　　　　　　　E. 维拉帕米

108. 患者,男,65岁。间断胸痛、气促3个月。心电图检查有病理性Q波,可以除外的疾病是
 A. 扩张型心肌病　　　　　　　B. 肥厚型心肌病　　　　　　　C. 病毒性心肌炎
 D. 亚急性心包炎　　　　　　　E. 冠心病

109. 患者,女,50岁。腹部胀痛1天,伴恶心、呕吐,肛门停止排气排便。查体:心肺(-),腹部隆起,右下腹肌紧张,压痛及反跳痛(+),腹部移动性浊音(+)。左侧卵圆窝处扪及半球形包块,大小约2cm×2cm×2.5cm,不可推动。腹腔穿刺抽出淡红色混浊血性液体约10ml。腹部立位片示肠腔胀气,有数个液平面。该患者的急诊手术方式应为
 A. 嵌顿肠管还纳,疝囊高位结扎,McVay修补　　　B. 嵌顿肠管还纳,疝囊高位结扎,Shouldice修补
 C. 坏死肠管切除,疝囊高位结扎,McVay修补　　　D. 坏死肠管切除,疝囊高位结扎,无张力疝修补
 E. 坏死肠管切除,疝囊高位结扎

110. 患者,男,35岁。反复咳嗽、咳脓痰10年,间断咯血,痰量约40ml/d。体检:杵状指(+),左下肺背部闻及湿啰音。胸部X线片示两下肺纹理紊乱。最可能的诊断是
 A. 支气管扩张症　　　　　　　B. 慢性支气管炎　　　　　　　C. 慢性肺胀肿
 D. 肺结核　　　　　　　　　　E. COPD

111. 在塌方现场挖出一位伤员,烦躁不安,面部青紫,剧烈咳嗽,吸气呈三凹征,右胸壁压痛及反常呼吸,右股骨干骨折端外露。对该伤员的首要紧急处理措施是
 A. 清创包扎固定股骨骨折　　　B. 张力性气胸行胸腔穿刺　　　C. 清理口腔及呼吸道异物

D. 加压包扎,固定浮动胸壁　　　　E. 环甲膜穿刺术

112. 青年女性,25岁,准备近期结婚。因尿频、尿急、尿痛1周门诊就诊,经检查确诊为淋病。除对淋病进行针对性治疗外,根据《母婴保健法》规定,对于该青年女性,医师应当提出的医学建议是
   A. 不能结婚　　　　B. 可以结婚,但应治愈后生育　　　　C. 可以结婚,但不能生育
   D. 暂缓结婚　　　　E. 可以按照自己的意愿结婚并生育

113. 患者,女,21岁。右大腿下端肿痛2个月。查体:体温36.9℃,脉搏85次/分,呼吸18次/分,血压110/60mmHg,双肺呼吸音清,未闻及干、湿啰音。心律齐,未闻及杂音,腹软,无压痛,未触及包块。右大腿下端肿胀、压痛。X线检查示股骨下端有界限不清的骨质破坏区、骨膜增生及放射状阴影,最可能的诊断是
   A. 骨转移瘤　　　　B. 骨肉瘤　　　　C. 骨巨细胞瘤
   D. 骨结核　　　　E. 骨髓炎

114. 男孩,10岁。右侧阴囊肿大2年。晨起变小,活动后增大。查体:右侧阴囊肿大,可触及囊性感,挤压时缩小,缩小后睾丸可触及正常大小。透光试验阳性。最可能的诊断是
   A. 腹股沟斜疝　　　　B. 睾丸鞘膜积液　　　　C. 精索鞘膜积液
   D. 交通性鞘膜积液　　　　E. 精索静脉曲张

115. 患者,男,35岁。发热咽痛1周,鼻出血1天入院。体检:血压160/120mmHg,双下肢轻度水肿。血红蛋白61g/L,尿蛋白(++),粪隐血(+),血肌酐895μmol/L。急需采取的最主要治疗措施是
   A. 利尿治疗　　　　B. 降血压治疗　　　　C. 透析治疗
   D. 纠正酸碱失衡　　　　E. 纠正贫血

116. 患者,女,30岁。月经增多、牙龈出血伴头晕、心悸1年。查体见双下肢散在瘀斑,肝脾肋下未触及。实验室检查:Hb65g/L,RBC2.1×10^{12}/L,WBC3.1×10^9/L,Plt35×10^9/L,网织红细胞0.005。骨髓穿刺检查:骨髓有核细胞减少,淋巴细胞占33%,粒系及红系减少,巨核细胞明显减少。骨髓铁染色细胞外铁(+++)。本例最可能的诊断是
   A. 急性白血病　　　　B. 再生障碍性贫血　　　　C. 巨幼细胞性贫血
   D. 缺铁性贫血　　　　E. 原发免疫性血小板减少症

A_3/A_4 型选择题(117~130题)

答题说明:以下提供若干个案例,每个案例下设若干道试题。请根据案例所提供的信息,在每一道试题下面的A、B、C、D、E五个备选答案中,选择一个最佳答案,并在答题卡上将相应题号的相应字母所属的方框涂黑。

(117~118题共用题干)患者,男性,35岁。因双下肢水肿、蛋白尿1个月收入院。入院后查尿蛋白3.8g/d,血浆白蛋白29g/L。肾活检示肾小球弥漫性病变,基底膜增厚呈钉突状。

117. 该患者最不常见的并发症是
   A. 水、电解质紊乱　　　　B. 肾静脉血栓形成　　　　C. 急性肾衰竭
   D. 呼吸道感染　　　　E. 脂肪代谢紊乱

118. 该患者最可能的病理诊断为
   A. 脂性肾病　　　　B. 膜性肾病　　　　C. 系膜增生性肾炎
   D. IgA肾病　　　　E. 系膜毛细血管性肾炎

(119~120题共用题干)患者,女性,产后20天,人工喂养。左乳胀痛3天,伴发热。查体:体温38.8℃,左乳外上象限皮温高,局部红肿有压痛,肿块约6cm×7cm,中心有波动感。左腋窝淋巴结肿

大,约 2cm×2.5cm,有压痛。

119. 该患者最可能的诊断为
    A. 炎性乳腺癌   B. 乳房结核   C. 浆细胞性乳腺炎
    D. 乳腺脓肿   E. 急性乳腺炎脓肿未形成
120. 该患者最恰当的治疗方法是
    A. 应用大量敏感抗生素   B. 乳腺癌根治术   C. 脓肿切排
    D. 放、化疗   E. 停止哺乳,吸空乳汁

(121~123题共用题干)男,73岁。饮酒后呕吐咖啡样胃内容物2次,量约200ml。有冠心病史,近1周每天口服阿司匹林75mg。查体:体温36.5℃,脉搏90次/分,血压128/68mmHg。神清,腹软,剑突下有轻压痛,未触及包块,肝脾肋下未触及。

121. 最可能的诊断是
    A. 十二指肠球炎   B. 胃癌   C. 急性胃黏膜病变
    D. 反流性食管炎   E. 食管贲门黏膜撕裂综合征
122. 首选的检查是
    A. 腹部X线平片   B. 腹部B超   C. 腹部CT
    D. 胃镜   E. 血肿瘤标志物
123. 首选的治疗是
    A. 口服胃黏膜保护剂   B. 口服云南白药   C. 静脉应用H_2受体拮抗剂
    D. 静脉应用止血环酸   E. 静脉应用质子泵抑制剂

(124~125题共用题干)女,32岁。尿频、尿急、尿痛进行性加重半年,抗生素治疗不见好转,且伴有右侧腰部胀痛及午后潮热。

124. 对诊断具有决定性意义的尿液检查是
    A. 尿相差显微镜检   B. 尿蛋白定量   C. 尿普通细菌培养
    D. 尿沉渣找抗酸杆菌   E. 尿细胞学检查
125. 若经上述检查获得确诊,则对制订治疗方案最有价值的下一步检查是
    A. B超   B. CT   C. MRI
    D. IVU   E. 核素扫描

(126~128题共用题干)用钼靶X线检查方法做乳腺癌的筛检试验,分别检查了100名未患乳腺癌的妇女和100名已活检确诊为乳腺癌的妇女,结果发现前者有16例为阳性结果,后者有64例为阳性结果。

126. 此项筛检试验中灵敏度为
    A. 16%   B. 36%   C. 64%
    D. 74%   E. 84%
127. 此项筛检试验中特异度为
    A. 16%   B. 36%   C. 64%
    D. 74%   E. 84%
128. 此项筛检试验的粗一致率为
    A. 16%   B. 36%   C. 64%
    D. 74%   E. 84%

(129~130题共用题干)患者,女,58岁。右膝关节行走痛1年,上下楼时疼痛加剧。疼痛严重时,右

膝关节肿胀,休息后症状明显缓解。查体:右股四头肌内侧头萎缩,右膝活动度10°~90°,过屈过伸试验阳性,髌骨边缘及内侧关节间隙压痛。X线片发现右膝关节内侧关节间隙变窄,软骨下骨质硬化,关节边缘骨赘形成。

129. 该患者最可能的诊断是右膝关节
    A. 风湿性关节炎   B. 化脓性关节炎   C. 骨关节炎
    D. 结核   E. 痛风关节炎

130. 目前最佳的治疗方法是
    A. 内科治疗   B. 膝关节融合术   C. 膝关节置换术
    D. 胫骨高位截骨矫正术   E. 股骨髁上截骨矫正术

B 型选择题(131~150 题)

答题说明:以下提供若干组试题,每组试题共用在试题前列出的 A、B、C、D、E 五个备选答案,请从中选择一个与问题关系最密切的答案,并在答题卡上将相应题号的相应字母所属的方框涂黑。某个备选答案可能被选择一次、多次或不被选择。

(131~132 题共用备选答案)
    A. 乙酰辅酶 A   B. CO_2 及 H_2O C. 胆汁酸
    D. 铁卟啉   E. 胆色素

131. 体内血红素代谢的终产物是
132. 体内胆固醇代谢的终产物是

(133~134 题共用备选答案)
    A. 乳果糖   B. 生长抑素   C. 柳氮磺胺吡啶
    D. 左旋多巴   E. 利福平

133. 主要用于治疗急性胰腺炎的药物是
134. 主要用于治疗溃疡性结肠炎的药物是

(135~136 题共用备选答案)
    A. 吊销执业证书   B. 追究刑事责任   C. 罚款
    D. 承担赔偿责任   E. 责令暂停 6 个月以上 1 年以下执业活动

135. 医务人员造成医疗事故,情节严重的
136. 医师未按规定开具抗菌药物处方,造成严重后果的

(137~138 题共用备选答案)
    A. 肢体缺血坏死   B. 骨筋膜室综合征   C. 骨折延迟愈合
    D. 重要神经损伤   E. 重要血管损伤

137. 胫骨上 1/3 骨折易导致
138. 肱骨中下 1/3 骨折易导致

(139~140 题共用备选答案)
    A. 格列本脲   B. 罗格列酮   C. 格列齐特
    D. 格列喹酮   E. 瑞格列奈

139. 合并轻度肾功能不全的糖尿病患者常首选
140. 以餐后高血糖为主的糖尿病患者常首选

（141～142题共用备选答案）
   A. 盐酸
   B. 蛋白质分解产物
   C. 脂酸钠
   D. 脂肪
   E. 糖类
141. 刺激小肠黏膜释放促胰液素作用最强的物质是
142. 刺激小肠黏膜释放胆囊收缩素作用最强的物质是

（143～144题共用备选答案）
   A. 脊髓型
   B. 神经根型
   C. 交感神经型
   D. 椎动脉型
   E. 混合型
143. 颈椎病禁用牵引、推拿、按摩治疗的类型是
144. 颈椎病引起猝倒的常见类型是

（145～146题共用备选答案）
   A. 葡萄糖-6-磷酸脱氢酶
   B. 苹果酸脱氢酶
   C. 丙酮酸脱氢酶
   D. NADH脱氢酶
   E. 葡萄糖-6-磷酸酶
145. 属磷酸戊糖途径中的酶是
146. 属糖异生途径中的酶是

（147～148题共用备选答案）
   A. 全社会参与原则
   B. 公开透明原则
   C. 生命神圣的原则
   D. 最优化原则
   E. 随机对照原则
147. 临床诊疗的医学道德原则之一是
148. 预防医学的道德原则之一是

（149～150题共用备选答案）
   A. 消化道传播
   B. 输血传播
   C. 虫媒传播
   D. 呼吸道传播
   E. 直接接触传播
149. 乙型肝炎病毒（HBV）的主要传播途径是
150. 甲型肝炎病毒（HAV）的主要传播途径是（2020）

第二单元

A₁型选择题(1~58题)

答题说明:每一道试题下面有A、B、C、D、E五个备选答案,请从中选择一个最佳答案,并在答题卡上将相应题号的相应字母所属的方框涂黑。

1. 右心室心肌梗死致低血压最关键的治疗措施是
   A. 利尿　　　　　　　　B. 控制心室率　　　　　　C. 扩张冠状动脉
   D. 强心　　　　　　　　E. 补充血容量(2019)

2. 妊娠早期心脏病患者是否继续妊娠,主要根据是
   A. 患者年龄　　　　　　B. 胎儿大小　　　　　　　C. 心脏病种类
   D. 心功能分级　　　　　E. 病变发生部位

3. 入睡前幻觉多为
   A. 内脏幻觉　　　　　　B. 幻视觉　　　　　　　　C. 幻嗅觉
   D. 幻触觉　　　　　　　E. 幻味觉

4. 替代婴儿母乳的食物应是
   A. 配方米粉　　　　　　B. 配方奶粉　　　　　　　C. 鲜牛奶
   D. 鸡蛋　　　　　　　　E. 全脂奶粉

5. 葡萄胎最常见的症状是
   A. 子宫异常增大　　　　B. 妊娠呕吐　　　　　　　C. 停经后阴道流血
   D. 不规则下腹疼痛　　　E. 葡萄状胎块从阴道流出

6. 提示锥体束损害的体征是
   A. Kernig征　　　　　　B. Romberg征　　　　　　 C. Lasegue征
   D. Babinski征　　　　　E. Brudzinski征

7. 绞窄性肠梗阻的腹痛特点是
   A. 持续性钝痛　　　　　B. 持续性剧痛　　　　　　C. 阵发性绞痛
   D. 阵发性剧痛　　　　　E. 持续性隐痛,阵发性加剧

8. Dugas征表现阳性的是
   A. 肩关节脱位　　　　　B. 肩锁关节脱位　　　　　C. 肱骨外科颈骨折
   D. 肘关节脱位　　　　　E. 锁骨骨折(2018)

9. 古希腊医师希波克拉底认为医生治病有两种手段,一是语言,一是药物,这体现的医学模式是
   A. 生物医学模式　　　　B. 机械论医学模式　　　　C. 自然哲学医学模式
   D. 神灵主义医学模式　　E. 生物-心理-社会医学模式(2022)

10. 对精神分裂症最具有诊断价值的症状是
    A. 心因性幻听　　　　　B. 命令性幻听　　　　　　C. 反射性幻听
    D. 假性幻听　　　　　　E. 功能性幻听

11. 预防婴幼儿维生素D缺乏最重要的方法是
    A. 母乳喂养　　　　　　B. 服用钙剂　　　　　　　C. 肌内注射维生素D
    D. 母孕期及哺乳期保健　E. 坚持户外活动和日光浴

12. 需要常规对性伴侣进行治疗的女性生殖系统炎症是
    A. 萎缩性阴道炎   B. 细菌性阴道病   C. 外阴阴道假丝酵母菌病
    D. 滴虫阴道炎   E. 子宫颈肥大

13. 乳腺癌的癌细胞浸润皮下淋巴管,可出现的临床表现是
    A. 酒窝征   B. 橘皮样变   C. 乳头凹陷
    D. 卫星结节   E. 手臂白色水肿

14. 节律性饥饿痛常见于
    A. 胃溃疡   B. 十二指肠溃疡   C. 复合性溃疡
    D. 肠易激综合征   E. 胃癌

15. 急性硬脑膜外血肿最典型的临床表现是
    A. 去大脑强直抽搐   B. 双侧瞳孔不等大   C. 昏迷→清醒→再昏迷
    D. 一侧肢体瘫痪   E. 视乳头水肿

16. 小儿肾病综合征最常见的电解质紊乱是
    A. 低钠血症   B. 高钾血症   C. 低氯血症
    D. 高钙血症   E. 低镁血症

17. HIV感染的高危人群**不包括**
    A. 男同性恋者   B. 血友病患者   C. 医务人员
    D. 野外作业者   E. 不洁输血者

18. 挂线疗法常用于治疗
    A. 内痔   B. 外痔   C. 肛裂
    D. 肛瘘   E. 肛门周围脓肿

19. 初产妇临产后胎头未入盆,应首先考虑
    A. 羊水过多   B. 宫缩乏力   C. 宫缩过强
    D. 头盆不称   E. 脑积水

20. 破裂性思维的表现是
    A. 逻辑倒错性思维   B. 用具体概念来代替抽象概念   C. 联想缓慢,言语速度慢
    D. 联想加速,思维活跃   E. 句与句之间无意义上的联系

21. 能导致右心室后负荷增加的疾病是
    A. 主动脉瓣关闭不全   B. 慢性肺源性心脏病   C. 三尖瓣关闭不全
    D. 房间隔缺损   E. 主动脉瓣狭窄

22. 风疹需隔离至出疹后
    A. 5天   B. 8天   C. 10天
    D. 15天   E. 21天(2019)

23. 流行性脑脊髓膜炎与其他细菌引起的细菌性脑膜炎最有价值的鉴别点是
    A. 发病季节   B. 发病年龄   C. 皮肤黏膜瘀斑、瘀点
    D. 有无脑膜刺激征   E. 脑脊液呈化脓性

24. 帕金森病的病损部位是
    A. 中央前回   B. 黑质-纹状体   C. 颞叶
    D. 枕叶   E. 小脑

25. 引起机体二氧化碳潴留的主要机制是
    A. 肺通气不足   B. 肺内动-静脉分流增加 C. 无效腔样通气
    D. 通气与血流比例失调 E. 肺弥散功能障碍

26. 胸部 X 线片阴影具有易变性,常形成单个或多发液气囊腔的肺炎是
    A. 肺炎球菌肺炎　　　　　　B. 金黄色葡萄球菌肺炎　　　C. 克雷伯杆菌肺炎
    D. 肺炎支原体肺炎　　　　　E. 病毒性肺炎
27. 绒毛膜癌最主要的转移途径是
    A. 淋巴转移　　　　　　　　B. 血行转移　　　　　　　　C. 局部浸润
    D. 种植转移　　　　　　　　E. 弥漫性播散
28. 小儿急性肾炎出现严重循环充血时,治疗首选
    A. 强心剂和血管扩张剂　　　B. 利尿剂和血管扩张剂　　　C. 强心剂和脱水剂
    D. 腹膜透析　　　　　　　　E. 限制钠、蛋白质摄入
29. 关于骨盆狭窄的诊断标准,**错误**的是
    A. 对角径<11.5cm 为骨盆入口狭窄　　　　　B. 骨盆各平面径线比正常值小 1cm 以上为均小骨盆
    C. 坐骨棘间径<10cm 为中骨盆狭窄　　　　 D. 耻骨弓角度<90°可能为骨盆出口狭窄
    E. 坐骨结节间径+出口后矢状径<15cm 为骨盆出口狭窄
30. 麻疹前驱期的临床表现**不包括**
    A. 发热　　　　　　　　　　B. 上呼吸道卡他症状　　　　C. 眼结膜炎表现
    D. Koplik 斑　　　　　　　　E. 皮肤糠麸样脱屑
31. 提示系统性红斑狼疮病情活动的免疫学指标是
    A. 抗 SSA 抗体阳性　　　　　B. 补体增高　　　　　　　　C. 抗 dsDNA 抗体阳性
    D. 抗核抗体阳性　　　　　　E. 抗 Sm 抗体阳性(2020)
32. 下运动神经元**不包括**
    A. 脊髓前角细胞　　　　　　B. 前根　　　　　　　　　　C. 神经丛
    D. 周围神经系统　　　　　　E. 皮质脑干束
33. 引起水痘的病原体是
    A. 水痘病毒　　　　　　　　B. 带状疱疹病毒　　　　　　C. 水痘-带状疱疹病毒
    D. 单纯疱疹病毒　　　　　　E. EB 病毒
34. 诊断结核性脑膜炎首要的检查是
    A. PPD 试验　　　　　　　　B. 结核抗体检测　　　　　　C. 胸部 X 线片
    D. CSF 检查　　　　　　　　E. 头颅 CT
35. 先兆流产与难免流产的主要鉴别点是
    A. 下腹痛的程度　　　　　　B. 出血时间长短　　　　　　C. 早孕反应是否存在
    D. 宫口开大与否　　　　　　E. 妊娠试验是否阳性
36. 子宫内膜癌的首选治疗方法是
    A. 手术治疗　　　　　　　　B. 放射治疗　　　　　　　　C. 手术、放射联合治疗
    D. 化学治疗　　　　　　　　E. 激素治疗
37. 临床上,清除体内尚未吸收毒物的常用方法**不包括**
    A. 催吐　　　　　　　　　　B. 洗胃　　　　　　　　　　C. 导泻
    D. 灌肠　　　　　　　　　　E. 血液灌流
38. 过期妊娠、羊水减少者,宫缩时胎心电子监护胎心率变化可能是
    A. 早期减速　　　　　　　　B. 变异减速　　　　　　　　C. 周期性胎心率加速
    D. 晚期加速　　　　　　　　E. 晚期减速
39. 膀胱癌最常见的症状是
    A. 尿潴留　　　　　　　　　B. 尿痛　　　　　　　　　　C. 排尿困难

D. 血尿　　　　　　　　　E. 尿频、尿急

40. 诊断急性阑尾炎最有意义的体征是
   A. 腹肌紧张　　　　　　B. 腰大肌试验阳性　　　　C. 闭孔内肌试验阳性
   D. 右下腹压痛、反跳痛　　E. 结肠充气试验阳性

41. 血胸患者发热,取胸腔穿刺液行涂片染色镜检发现红白细胞比例为 500:1,应诊断为
   A. 进行性血胸　　　　　B. 感染性血胸　　　　　　C. 凝固性血胸
   D. 血胸未感染　　　　　E. 急性脓胸

42. 颅盖骨线形骨折的治疗原则是
   A. 复位固定　　　　　　B. 自行愈合　　　　　　　C. 牵引固定
   D. 钛钉固定　　　　　　E. 加压包扎

43. 糖尿病酮症酸中毒患者的呼吸节律最可能是
   A. 间停呼吸　　　　　　B. 潮式呼吸　　　　　　　C. 库斯莫尔呼吸
   D. 叹气样呼吸　　　　　E. 抽泣样呼吸

44. 骨盆直肠间隙脓肿最主要的特点是
   A. 排尿困难　　　　　　B. 肛周持续性剧痛　　　　C. 排便疼痛—缓解—便后再痛
   D. 全身中毒症状严重　　E. 肛周红肿明显

45. 前列腺癌筛查最常用的方法是
   A. 前列腺穿刺　　　　　B. 盆腔 CT　　　　　　　 C. 盆腔 MRI
   D. 直肠指检　　　　　　E. 前列腺特异性抗原检测

46. **不属于**短效口服避孕药禁忌证的是
   A. 哺乳期　　　　　　　B. 慢性宫颈炎　　　　　　C. 乳腺癌根治术后
   D. 血栓性静脉炎　　　　E. 乙型病毒性肝炎

47. 氨臭味试验阳性的外阴炎是
   A. 滴虫阴道炎　　　　　B. 细菌性阴道病　　　　　C. 萎缩性阴道炎
   D. 非特异性外阴炎　　　E. 外阴阴道假丝酵母菌病

48. 凝血障碍所致的出血特点是
   A. 女性多见　　　　　　B. 皮肤紫癜多见　　　　　C. 关节腔出血多见
   D. 内脏出血偶见　　　　E. 月经过多常见

49. 节律与胎心率相一致的声音是
   A. 腹主动脉音　　　　　B. 子宫血流杂音　　　　　C. 脐带杂音
   D. 胎动音　　　　　　　E. 肠蠕动音

50. 早期妊娠的确诊依据是
   A. 停经史　　　　　　　B. 早孕反应　　　　　　　C. 黑加征阳性
   D. 尿妊娠试验　　　　　E. B 型超声检查(2022)

51. 支气管扩张症的典型临床表现**不包括**
   A. 反复咳脓痰　　　　　B. 反复咯血　　　　　　　C. 固定性湿啰音
   D. 杵状指　　　　　　　E. 吸气性呼吸困难

52. 用于某些传染病早期诊断的免疫学检查,主要是测定血清中的
   A. IgA　　　　　　　　 B. IgD　　　　　　　　　C. IgE
   D. IgG　　　　　　　　 E. IgM

53. 臀先露对胎儿分娩预后最差的姿势是
   A. 单臀先露　　　　　　B. 混合臀先露　　　　　　C. 单足先露

D. 单膝先露　　　　　　　　E. 双膝先露

54. 骨折临床愈合的标准，下列哪项**不正确**?
   A. 局部无压痛　　　　　　B. 局部无纵向叩击痛　　　　C. 局部无反常活动
   D. 局部无畸形　　　　　　E. X线片示骨折线模糊，并有连续性骨痂通过

55. 狭窄性腱鞘炎最常发生的部位是
   A. 肘部　　　　　　　　　B. 手指和腕关节　　　　　　C. 肩部
   D. 趾部　　　　　　　　　E. 踝关节

56. 与前置胎盘发生无关的是
   A. 妊娠期高血压疾病　　　B. 双胎妊娠　　　　　　　　C. 多次刮宫
   D. 胎盘面积过大　　　　　E. 受精卵滋养层发育迟缓

57. 关于子宫痉挛性狭窄环的叙述，正确的是
   A. 常因过多阴道操作所致　B. 常发生于宫颈外口处　　　C. 一般不会造成产程停滞
   D. 是子宫破裂的先兆　　　E. 表现为协调性宫缩过强

58. 临床上诊断破伤风的主要依据是
   A. 血细菌培养　　　　　　B. 伤口分泌物细菌培养　　　C. 脑脊液检查
   D. 临床表现　　　　　　　E. 活组织检查

A_2型选择题(59~111题)

答题说明：每一道试题是以一个小病例出现的，其下面都有A、B、C、D、E五个备选答案。请从中选择一个最佳答案，并在答题卡上将相应题号的相应字母所属的方框涂黑。

59. 女,30岁。突发尿频、尿急、尿痛2天。无发热,肾区无叩痛。尿沉渣镜检示白细胞满视野,口服氧氟沙星1天后症状明显改善,最可能的诊断是
   A. 急性肾盂肾炎　　　　　B. 急性膀胱炎　　　　　　　C. 尿道综合征
   D. 肾结核　　　　　　　　E. 慢性肾盂肾炎

60. 女,29岁,孕36周。产前检查见胎背位于母体腹部左侧,胎心位于左上腹,宫底可触及浮球感。诊断胎方位是
   A. LOA　　　　　　　　　　B. LOT　　　　　　　　　　C. RSA
   D. LSA　　　　　　　　　　E. LOP

61. 女,32岁。停经90天,阴道不规则流血6天,下腹隐痛。妇科检查:宫底平脐,质软,未触及胎体,未闻及胎心。尿妊娠试验阳性。应首先考虑的诊断是
   A. 先兆流产　　　　　　　B. 稽留流产　　　　　　　　C. 死胎
   D. 羊水过多　　　　　　　E. 葡萄胎

62. 男孩,7岁。近1年来反复发作右上肢抽动,每次约半分钟,可自行缓解。该患儿最可能的诊断是
   A. 单纯部分性发作　　　　B. 复杂部分性发作　　　　　C. 部分性继发全面发作
   D. 肌阵挛发作　　　　　　E. 阵挛性发作

63. 女,50岁。反复低热1年,伴四肢大小关节肿痛。WBC $8.0×10^9$/L,Hb100g/L,ANA(-),RF(+)。经多种抗生素正规治疗无效,可能的诊断是
   A. 风湿性关节炎　　　　　B. 系统性红斑狼疮　　　　　C. 骨关节炎
   D. 类风湿关节炎　　　　　E. 关节结核

64. 女,41岁。经量增多,经期延长,继发性痛经进行性加重1年。妇科检查:子宫增大,如2个月妊娠大小,质硬,有压痛,双侧附件正常。本例应诊断为

A. 妊娠子宫 B. 子宫肌瘤 C. 子宫肥大症
D. 子宫内膜异位症 E. 子宫腺肌病

65. 患儿,女,18个月。因体格发育迟缓就诊。查体:身长63cm,表情呆滞,眼距宽,鼻梁低,双眼外侧角上斜,口半张,舌伸出口外,通贯手,四肢肌张力低下。该患儿最易与下列哪个疾病相混淆?
A. 苯丙酮尿症 B. 巨幼细胞性贫血 C. 先天性甲状腺功能低下症
D. 癫痫 E. 黏多糖病

66. 男童,1岁。母乳喂养,7个月时会翻身和独坐,现坐不稳,面色逐渐苍黄,肝肋下4cm,脾肋下3cm。外周血:MCV106fl,MCH34pg,MCHC36%。该患儿最可能的诊断是
A. 缺铁性贫血 B. 巨幼细胞性贫血 C. 缺氧缺血性脑病后遗症
D. 呆小症 E. 溶血性贫血

67. 女,34岁,因产后阴道有肿物脱出5年就诊。妇科检查见宫颈外露于阴道口,阴道后穹隆位置高,宫颈长。对该患者合适的手术方式是
A. 盆底重建手术 B. Manchester手术 C. 阴道半封闭术
D. 经腹子宫全切除术 E. 经阴道子宫全切+阴道前后壁修补术

68. 男,58岁。慢性乙肝病史20年,健康体检发现血清AFP500μg/L。根据患者情况,首选的检查是
A. 肝脏B超或CT B. 肝脏MRI C. 肝脏核素扫描
D. 选择性肝动脉造影 E. 肝脏活检

69. 无明显自觉症状的小儿原发型肺结核的治疗首选
A. 异烟肼+链霉素 B. 异烟肼+利福平 C. 异烟肼+吡嗪酰胺
D. 利福平+乙胺丁醇 E. 利福平+链霉素

70. 患者,女,25岁。四肢无力5天,无尿便障碍,无发热。查体:四肢肌力Ⅲ级,四肢远端痛觉减退,腱反射减弱,病理反射(-)。腰椎穿刺检查结果正常。该患者最可能的诊断是
A. 急性脊髓炎 B. 周期性瘫痪 C. 吉兰-巴雷综合征
D. 重症肌无力 E. 脊髓灰质炎

71. 男,40岁,农民。因发热伴全身不适、头痛4天,少尿半天,于1月10日来诊。家中卫生条件差,有鼠。查体:T39.5℃,P120次/分,BP80/50mmHg,神志清楚,腋下皮肤散在出血点,面颈部充血,眼睑水肿,颈无抵抗,Kernig征(-)。实验室检查:血WBC21×10^9/L,N0.7,异型淋巴细胞0.15,Hb160g/L,尿Pro(+++),镜检有红细胞及管型。最可能的诊断是
A. 流行性脑脊髓膜炎 B. 钩端螺旋体病 C. 流行性感冒
D. 败血症 E. 肾综合征出血热

72. 某小儿做健康体检,测体重12kg,身高85cm,头围48cm,胸围49cm,乳牙20枚。其相应的年龄应是
A. 1岁 B. 2岁 C. 3岁
D. 4岁 E. 5岁

73. 男,68岁。痰中带血1个月。无发热,抗菌药物治疗无效。慢性支气管炎病史20年。查体:右下肺叩诊浊音,右下肺呼吸音减弱。该患者应首先考虑的诊断是
A. 肺血栓栓塞症 B. 支气管肺癌 C. 肺结核
D. 支气管哮喘 E. 支气管扩张症

74. 患者,男。车祸伤及头部,伤后出现左侧鼻唇沟变浅,鼻出血,左耳听力下降,左外耳道流出淡血性液体。诊断首先考虑
A. 颅前窝骨折 B. 颅中窝骨折 C. 颅后窝骨折
D. 左颞骨骨折 E. 脑震荡

75. 患者,男,17岁。不慎割伤手腕部,伤口二期缝合,以后手指呈爪形畸形,手内部肌肉明显萎缩,所有

手指感觉消失,对掌功能丧失。最可能的诊断是
  A. 尺神经损伤　　　　　　B. 桡神经损伤　　　　　　C. 正中神经损伤
  D. 尺神经、正中神经联合伤　　E. 桡神经、正中神经联合伤

76. 女,33岁。昨晚吃街边烧烤后于今晨3时突然畏寒、高热、呕吐、腹痛、腹泻,腹泻共4次,开始为稀水样便,继之便中带有黏液和脓血。在未做实验室检查的情况下,该患者可能的诊断是
  A. 急性细菌性痢疾轻型　　　B. 急性细菌性痢疾普通型　　C. 中毒型细菌性痢疾
  D. 慢性细菌性痢疾急性发作　E. 慢性细菌性痢疾迁延型急性发作

77. 女孩,2岁。自幼体弱,多次患肺炎。胸部X线片:左心房、左心室增大,肺野充血,主动脉影增宽。最可能的诊断是
  A. 法洛四联症　　　　　　B. 房间隔缺损　　　　　　C. 室间隔缺损
  D. 艾森门格综合征　　　　E. 动脉导管未闭

78. 患者,男性,71岁。乘长途车2小时后发现右侧肢体无力。查体:血压180/100mmHg,右侧肢体肌力1级,右侧Babinski征(+),右侧肢体痛觉、深感觉消失。头颅CT示左侧基底节见高密度影。该患者最可能的诊断是
  A. 基底节梗死　　　　　　B. 脑叶梗死　　　　　　　C. 脑栓塞
  D. 小脑出血　　　　　　　E. 脑出血

79. 男,20岁,精神分裂症患者。4个月前开始感到同事在窃窃私语地议论他,大街上不认识他的人也用特殊眼光看他,电视上的新闻报道每天也在说他,为此不敢出门,不敢看电视。该临床表现属于
  A. 被害妄想　　　　　　　B. 关系妄想　　　　　　　C. 错觉
  D. 幻觉　　　　　　　　　E. 恐惧

80. 初孕妇,26岁。妊娠35周,自觉头痛、视物模糊2周,晨起突然出现持续性腹痛且逐渐加重。腹部检查:子宫板状硬。该患者最可能的诊断是
  A. 先兆早产　　　　　　　B. 胎盘早剥　　　　　　　C. 急性阑尾炎
  D. 前置胎盘　　　　　　　E. 先兆子宫破裂

81. 男婴,6个月。腹泻3天,丢失体液相当于70ml/kg。入院体检见循环尚可,血钠140mmol/L。宜补充的累积损失量为
  A. 1/5张,50～100ml/kg　　B. 1/4张,100～150ml/kg　　C. 2/3张,50～100ml/kg
  D. 1/2张,50～100ml/kg　　E. 1/2张,100～150ml/kg

82. 患者,男,20岁。1小时前跌倒时腕关节屈曲,手背着地受伤。伤后腕关节肿胀、疼痛。该患者最可能的诊断为
  A. Colles骨折　　　　　　B. Smith骨折　　　　　　　C. Barton骨折
  D. 舟状骨骨折　　　　　　E. 尺骨远端骨折

83. 男,1岁。咳嗽1天,发热3小时,体温39.3℃,就诊过程中突然双眼上翻、肢体强直,持续1分钟。查体:咽红,心肺腹及神经系统无异常,半年前也有相同病史。最可能的诊断是
  A. 癫痫　　　　　　　　　B. 低钙惊厥　　　　　　　C. 中毒性脑病
  D. 细菌性脑膜炎　　　　　E. 高热惊厥

84. 5岁患儿,从1岁半开始反复发作咳嗽、喘息,冬季明显加重,尤以夜间及活动后为甚。每年发作7～8次,每次持续4～6周,曾给予头孢菌素等治疗无效。其母有"慢性支气管炎"病史。患儿24小时PEF变异率为25%,舒张试验FEV₁增加30%。最可能的诊断是
  A. 支气管炎　　　　　　　B. 支气管异物　　　　　　C. 支气管淋巴结结核
  D. 支气管哮喘　　　　　　E. 间质性肺炎

85. 男,45岁。发热、腹泻2个月,咳嗽4天。体温37.6～38.8℃,腹泻4～6次/天,水样便,体重下降5kg。

有静脉药瘾史。实验室检查：血 $CD4^+T$ 淋巴细胞减少。最可能的诊断是

  A. 慢性细菌性痢疾   B. 艾滋病   C. 肺结核

  D. 细菌性肺炎   E. 溃疡性结肠炎

86. 男孩，5 岁。高热 7 天，皮肤、黏膜损害 3 天入院。查体：热病容，反应良好。结膜充血，口腔黏膜发红、干裂。右颈部淋巴结肿大，大小约 1cm×1cm。全身红色斑丘疹，手足微肿胀。心肺无异常，肝脾无肿大。末梢血 $WBC15×10^9/L$。血细菌培养阴性。该患儿的治疗首选

  A. 阿司匹林+丙种球蛋白   B. 糖皮质激素   C. 阿司匹林+糖皮质激素

  D. 糖皮质激素+丙种球蛋白   E. 双嘧达莫+丙种球蛋白

87. 患者，女，26 岁，已婚，平素月经规则。现停经 2 个月，恶心、呕吐 1 周，昨日突发心悸、气促。查体：脉搏 120 次/分，体格瘦小，口唇发绀，杵状指，双肺底少许湿啰音，心前区闻及粗糙的双期杂音。妇科 B 超检查提示早孕。该患者的合适处理为

  A. 立即终止妊娠   B. 边控制心力衰竭边行吸宫术

  C. 控制心力衰竭后剖宫取胎   D. 控制心力衰竭后行人工流产

  E. 如心力衰竭得以控制可以继续妊娠

88. 女，32 岁，既往体健。3 年前分娩时大出血，产后无乳、闭经。近 1 年来出现面色苍白，阴毛脱落，乏力，怕冷。化验：血钠 125mmol/L，血糖 3.0mmol/L。最可能的诊断是

  A. 垂体瘤   B. Sheehan 综合征   C. 肾上腺功能减退症

  D. 甲状腺功能减退症   E. 性腺功能减退

89. 患者，55 岁。无痛性肉眼血尿 3 个月。尿细胞学检查发现癌细胞。该患者**最不可能**的诊断是

  A. 肾盂癌   B. 肾盂癌   C. 输尿管癌

  D. 膀胱癌   E. 前列腺癌

90. 患者，男，30 岁。头部外伤 5 小时后入院，拟诊为脑挫裂伤，其特点**不包括**

  A. 可无意识障碍   B. 意识障碍可为突出表现   C. 腰穿脑脊液常为血性

  D. 多有中间清醒期   E. 常需 CT 扫描检查确诊

91. 女，28 岁，哺乳期，停经 45 日。B 超于宫腔内探及妊娠囊，准备行人工流产负压吸引术，术前探查宫腔 11cm 未感到底，无腹痛。查体：脉搏 90 次/分，血压 110/80mmHg，一般情况好，阴道流血不多，腹部无压痛及反跳痛。**不恰当**的处理是

  A. 暂停人工流产   B. 严密观察患者的生命体征   C. 静脉滴注头孢类抗生素

  D. 肌内注射缩宫素 20U   E. 立即行剖腹探查术

92. 女，60 岁。被家人发现其昏迷在浴室中，浴室使用的是燃气热水器。查体：皮肤潮红，瞳孔正常大小，口唇樱桃红色。最可能的诊断是

  A. 一氧化碳中毒   B. 安眠药中毒   C. 有机磷农药中毒

  D. 乙醇中毒   E. 阿托品中毒

93. 初产妇，27 岁，妊娠 39 周，自然破膜 24 小时。缩宫素静脉滴注加强宫缩中，宫缩间隔 1 分钟，持续 50 秒。宫口开大 3cm。胎心率 100 次/分，胎心监护见多个晚期减速。应首选的处理措施为

  A. 吸氧，观察产程进展   B. 立即肥皂水灌肠   C. 立即剖宫产术

  D. 立即产钳助产   E. 立即停止缩宫素静脉滴注

94. 患者，男，55 岁。阵发性腹痛、腹胀、无排气排便 2 天。2 年前因急性化脓性阑尾炎行阑尾切除。查体：腹部膨隆，可见肠型，腹软无压痛，肠鸣音亢进。腹部 X 线平片可见中下腹部小肠有数个液气平面，盲肠、升结肠肠腔扩张。最可能的诊断为

  A. 机械性肠梗阻   B. 麻痹性肠梗阻   C. 高位小肠梗阻

  D. 低位小肠梗阻   E. 绞窄性肠梗阻

95. 妇女,30岁。左下腹肿块5年。妇科检查:子宫正常大小,左侧可触及5cm×5cm×6cm大小之囊性肿物,在解大便后突然感到左下腹持续性疼痛,拒按。本例的恰当处理是
    A. 应用广谱抗生素及止痛剂　　B. 行腹腔穿刺以明确诊断　　C. 行腹腔镜检查以明确诊断
    D. 行剖腹探查术　　　　　　　E. 行阴道后穹隆穿刺以明确诊断

96. 患者,男性,26岁。家住沈阳,于12月突然发病,表现为发冷、寒战、高热、大汗后缓解,隔日发作1次,已10天。查体:双肺呼吸音清晰,未闻及干、湿啰音,脾肋下1cm。末梢血化验:WBC5.0×10⁹/L,N68%,L32%,Hb100g/L。血培养(-)。患者同年8月曾去海南旅游半个月。发热最可能的原因是
    A. 伤寒　　　　　　　　　　　B. 疟疾　　　　　　　　　　　C. 败血症
    D. 急性血吸虫病　　　　　　　E. 急性粒细胞白血病

97. 男孩,3岁。高热10小时,伴头痛,频繁呕吐,腹泻3次,为稀水样便。查体:体温39℃,血压50/30mmHg,精神萎靡,全身散在大小不等瘀斑,心肺未闻异常。脑脊液检查:细胞数15000×10⁶/L,蛋白质微量,葡萄糖2.2mmol/L。该患儿最可能的诊断是
    A. 败血症,感染性休克　　　　B. 流行性脑脊髓膜炎　　　　C. 流行性乙型脑炎
    D. 中毒型细菌性痢疾　　　　　E. 细菌性脑膜炎

98. 男,40岁。左下肢静脉迂曲5年。近1年来出现足靴区轻度肿胀、皮肤脱屑、瘙痒、色素沉着、皮炎、湿疹等营养性改变。其治疗首选
    A. 弹力绷带包扎　　　　　　　B. 硬化剂注射　　　　　　　C. 手术治疗
    D. 物理治疗　　　　　　　　　E. 抗感染治疗

99. 女,69岁,持续性胸痛6小时。查体:血压110/70mmHg,双肺未闻及干、湿啰音,心率125次/分,律齐,心脏各瓣膜区未闻及杂音。心电图示部分导联ST-T抬高。实验室检查:血肌钙蛋白水平升高。该患者最可能的诊断是
    A. 胸膜炎　　　　　　　　　　B. 急性心肌梗死　　　　　　C. 心绞痛
    D. 肺血栓塞症　　　　　　　　E. 心包炎

100. 女,13岁。月经初潮后1年,月经周期1~4个月,经量多,伴血块。此次行经已8日,量仍多。主要的止血措施是
    A. 大剂量雄激素治疗　　　　　B. 大剂量雌激素治疗　　　　C. 小剂量孕激素治疗
    D. 抗纤溶及促凝药物治疗　　　E. 诊断性刮宫术

101. 患者,男,50岁。反复肛旁红肿、溃破、流脓1年,可自愈,但不久又发作。最可能的诊断是
    A. 内痔　　　　　　　　　　　B. 肛裂　　　　　　　　　　　C. 肛周脓肿
    D. 肛瘘　　　　　　　　　　　E. 直肠脱垂

102. 女,35岁。外阴瘙痒伴烧灼感2天。妇科检查:外阴局部充血,阴道黏膜表面有白色凝乳状物覆盖。阴道分泌物镜检找到假菌丝。该患者首选的治疗药物是
    A. 糖皮质激素　　　　　　　　B. 雌激素　　　　　　　　　C. 甲硝唑
    D. 制霉菌素　　　　　　　　　E. 干扰素

103. 女,60岁。因便血和大便习惯改变1个月,以高位直肠癌收入院,准备行Dixon手术。心电图检查示二度Ⅱ型房室传导阻滞,心率50次/分,阿托品试验阳性。下列术前准备措施,错误的是
    A. 交叉配血,备红细胞悬液800ml　　　　　B. 术前1日和手术当天清晨行清洁灌肠
    C. 术前2~3天开始口服新霉素及甲硝唑　　D. 安装临时心脏起搏器
    E. 术前3天开始给予抗肿瘤药物灌肠

104. 患者,女性,67岁。双下肢水肿1个月。既往高血压病史15年,未规范用药治疗。查体:血压160/100mmHg,双下肢轻度凹陷性水肿。实验室检查:血肌酐97μmol/L,血钾3.4mmol/L,尿蛋白(++)。应首选的降压药物是

A. α 受体拮抗剂   B. β 受体拮抗剂   C. 钙通道阻滞剂
D. 噻嗪类利尿剂   E. 血管紧张素转换酶抑制剂

105. 男,26 岁。3 个月前去公共浴场洗浴后,怀疑自己染上性病,自感排尿不畅、尿痛,为此紧张烦恼,在多家医院泌尿外科、皮肤科、传染科反复检查,虽检查结果阴性,医师也反复解释,仍无法打消其疑虑,整日忧心忡忡,影响睡眠、日常生活和工作。患者的诊断是
A. 疑病障碍   B. 广泛性焦虑障碍   C. 抑郁症
D. 强迫障碍   E. 精神分裂症

106. 初产妇,28 岁,妊娠 39 周。规律宫缩 10 小时,胎心率 140 次/分,枕左后位。肛门检查时了解胎头下降程度,最常用的骨性标志是
A. 骶岬   B. 坐骨棘   C. 坐骨结节
D. 骶窝   E. 耻骨联合

107. 女,66 岁。手关节痛伴晨僵 3 年。查体:双手近端和远端指间关节压痛,无软组织肿胀,远端指间关节变形,可见多个 Heberden 结节。化验:ESR 22mm/h,类风湿因子 22U/L,抗 CCP 抗体阴性。X 线片示远端指间关节半脱位。最可能的诊断是
A. 强直性脊柱炎   B. 骨关节炎   C. 类风湿关节炎
D. 风湿性关节炎   E. 银屑病关节炎

108. 男孩,8 个月。腹泻、咳嗽、发热 3 日。大便 9~10 次/日,为水样便,无腥臭味,尿少。查体:体温 38.2℃,前囟凹陷,口腔黏膜干燥,哭无泪,皮肤弹性欠佳,咽红,双肺未闻及湿啰音。该患儿最可能的诊断是
A. 细菌性痢疾   B. 真菌性肠炎   C. 侵袭性大肠埃希菌肠炎
D. 轮状病毒肠炎   E. 金黄色葡萄球菌肠炎

109. 男,50 岁。无痛性左颈部淋巴结肿大 3 个月。行淋巴结活组织病理检查确诊为滤泡性淋巴瘤,最可能出现的染色体异常为
A. t(11,18)   B. t(14,18)   C. t(11,14)
D. t(3,14)   E. t(8,14)

110. 患儿,男,5 岁。发热、咳嗽 1 周,加重 3 天。患儿剧烈咳嗽,曾用头孢噻肟钠治疗 3 天无效。查体:体温 39.2℃,一般情况好,双肺呼吸音粗糙,未闻及啰音。胸部 X 线片示右下肺片状阴影。该患儿最可能的诊断为
A. 金黄色葡萄球菌肺炎   B. 肺炎克雷伯杆菌肺炎   C. 呼吸道合胞病毒肺炎
D. 肺炎支原体肺炎   E. 腺病毒肺炎

111. 女,32 岁。药物流产后 3 天,左下腹痛伴发热 2 天。妇科检查:阴道脓性分泌物,宫颈举痛,子宫饱满,压痛(+),右侧附件区明显压痛。最可能的诊断是
A. 卵巢巧克力囊肿破裂   B. 急性阑尾炎   C. 卵巢黄体破裂
D. 异位妊娠破裂   E. 急性盆腔炎

A_3/A_4 型选择题(112~129 题)

答题说明:以下提供若干个案例,每个案例下设若干道试题。请根据案例所提供的信息,在每一道试题下面的 A、B、C、D、E 五个备选答案中,选择一个最佳答案,并在答题卡上将相应题号的相应字母所属的方框涂黑。

(112~113 题共用题干)49 岁妇女,接触性出血 3 个月,白带有恶臭。妇科检查:阴道无异常,子宫颈前唇有质脆赘生物,最大径 2cm,触之易出血;子宫大小正常,子宫旁无增厚及结节;附件无异常。

112. 该患者最可能的诊断为
    A. 宫颈息肉   B. 宫颈癌   C. 宫颈结核
    D. 子宫内膜癌   E. 宫颈上皮内瘤变
113. 最可靠的确诊方法是
    A. 宫颈刮片细胞学检查 B. 宫颈碘试验   C. 宫颈活组织检查
    D. 子宫内膜分段诊刮   E. 阴道镜检查

(114~115题共用题干)患者,女,40岁。劳动后心慌、气促5年,间断下肢浮肿。有风湿性心脏病病史多年。心尖部可闻及隆隆样舒张期杂音和3/6级收缩期杂音,心律绝对不规则,心率120次/分。

114. 下列哪项检查最能评价心脏瓣膜的病变情况?
    A. 心电图   B. 超声心动图   C. 核素心肌显像
    D. 胸部X线片   E. ASO 和 ESR
115. 该患者**不宜**采取的治疗措施为
    A. 限制钠盐摄入   B. 适当休息   C. 应用利尿剂
    D. 应用硝酸甘油   E. 二尖瓣分离术

(116~118题共用题干)男,24岁,突然意识不清,跌倒,全身强直数秒后抽搐,咬破舌。2分钟后抽搐停止。醒后活动正常。

116. 首先应考虑的疾病是
    A. 脑出血   B. 脑血栓形成   C. 蛛网膜下腔出血
    D. 癫痫   E. 脑栓塞
117. 应进一步做的检查是
    A. 头颅X线片   B. 脑电图   C. 脑脊液检查
    D. 脑血管造影   E. 经颅超声多普勒(TCD)
118. 该患者首选治疗药物是
    A. 降低颅内压的药物 B. 溶栓药物   C. 止血药
    D. 扩血管药   E. 抗癫痫药

(119~121题共用题干)男,30岁。约1年时间孤僻、寡言,近期由于被上级批评后出现失眠,不上班并紧闭门窗,声称有人监视自己,在家中不敢谈话,说家中已被安装窃听器,公安局也要逮捕自己,不吃妻子做的饭食,认为妻子已同他人合伙在饭菜中放了毒药,因此殴打妻子。

119. 本病例最可能的诊断是
    A. 精神分裂症紧张型 B. 精神分裂症偏执型 C. 抑郁症
    D. 反应性精神病   E. 躁狂症
120. 药物治疗首选
    A. 丙米嗪   B. 利培酮   C. 氯硝西泮
    D. 碳酸锂   E. 氯米帕明
121. 除药物治疗外,要注意的是
    A. 说服患者放弃怀疑   B. 外出旅行、疗养   C. 防止发生意外
    D. 更换工作单位   E. 请上级、同事改变对患者的态度

(122~123题共用题干)患者,女,46岁。腹痛、呕吐20小时,为上腹部持续性疼痛。既往有消化性溃疡病史。查体:体温38.8℃,呼吸22次/分,脉搏110次/分,血压80/50mmHg,上腹腹肌紧张,压

痛明显。实验室检查:血清淀粉酶 60U/L,血钙 1.68mmol/L。

122. 最可能的诊断是
   A. 急性心肌梗死　　　　　　　B. 急性肠梗阻　　　　　　　C. 急性水肿性胰腺炎
   D. 急性出血坏死性胰腺炎　　　E. 消化性溃疡穿孔

123. 为明确诊断,最佳的影像学检查是
   A. 腹部 B 超　　　　　　　　　B. 腹部增强 CT　　　　　　　C. 腹部 MRI
   D. 核素扫描　　　　　　　　　E. DSA

(124~126 题共用题干)初产妇,28 岁,妊娠 39 周。规律宫缩 3 小时,枕左前位,胎心率 135 次/分,骨盆外测量未见异常。B 超测定胎头双顶径为 9.5cm。

124. 此时最恰当的处理为
   A. 严密观察产程进展　　　　　B. 立即行剖宫产　　　　　　C. 立即产钳助产,经阴道分娩
   D. 静脉滴注缩宫素　　　　　　E. 肌内注射维生素 K_1

125. 15 小时后,肛查宫口 8cm,先露 S=0,胎膜未破,腹部触诊宫缩时宫体部不硬,持续约 30 秒,间隔 5 分钟,胎心率 140 次/分。该产妇最可能的情况是
   A. 宫缩过强　　　　　　　　　B. 宫缩乏力　　　　　　　　C. 骨盆出口狭窄
   D. 胎儿过大　　　　　　　　　E. 头盆不称

126. 本例首先应进行的处理是
   A. 人工破膜　　　　　　　　　B. 产钳助产　　　　　　　　C. 行剖宫产术
   D. 静脉滴注缩宫素　　　　　　E. 等待自然分娩

(127~129 题共用题干)女性,65 岁。白带多,接触性出血 3 个月余,3 年前因子宫颈糜烂行子宫颈冷冻治疗。妇科检查:外阴阴道未见异常,子宫颈肥大糜烂,质脆,子宫及双侧附件未见异常。

127. 为明确诊断,首选检查项目应是
   A. 分段诊刮　　　　　　　　　B. 宫腔镜检查　　　　　　　C. 腹腔镜检查
   D. 子宫颈锥切术　　　　　　　E. 子宫颈多点活检

128. 检查结果证实为子宫颈上皮内瘤变,异型细胞占子宫颈上皮全层 2/3 以上,伴人乳头瘤病毒感染。应诊断为
   A. CIN1　　　　　　　　　　　B. CIN2　　　　　　　　　　C. CIN3
   D. 慢性子宫颈炎　　　　　　　E. 子宫颈浸润癌

129. 正确治疗措施为
   A. 局部用药 3 个月后复查　　　B. 激光治疗 3 个月后复查　　C. 随诊
   D. 子宫颈锥切术　　　　　　　E. 子宫颈全切术

B 型选择题(130~150 题)

答题说明:以下提供若干组试题,每组试题共用在试题前列出的 A、B、C、D、E 五个备选答案,请从中选择一个与问题关系最密切的答案,并在答题卡上将相应题号的相应字母所属的方框涂黑。某个备选答案可能被选择一次、多次或不被选择。

(130~131 题共用备选答案)
   A. 左心房衰竭　　　　　　　　B. 左心室衰竭　　　　　　　C. 右心房衰竭
   D. 右心室衰竭　　　　　　　　E. 全心衰竭

130. 急性主动脉瓣关闭不全所致的肺淤血、水肿是由于

131. 风湿性二尖瓣狭窄所致的肺淤血、肺水肿是由于

(132~133题共用备选答案)
   A. 脑出血   B. 脑栓塞   C. 脑血栓形成
   D. 蛛网膜下腔出血   E. 短暂性脑缺血发作
132. 头颅CT检查无异常发现,应诊断为
133. 头颅CT检查提示脑实质内高密度病灶,应诊断为

(134~135题共用备选答案)
   A. 潜伏期延长   B. 活跃期延长   C. 活跃期停滞
   D. 第二产程停滞   E. 第二产程延长
134. 初产妇,28岁。妊娠40周,于晨4时临产,13时宫口开大5cm,21时30分宫口开大7cm,应诊断为
135. 初产妇,29岁。妊娠39周,于晨1时临产,10时自然破膜,22时20分查宫口开大2cm,应诊断为

  A. 甲氨蝶呤   B. 阿霉素   C. DA方案
  D. 环磷酰胺   E. VP方案
136. 急性粒细胞白血病的治疗首选
137. 急性淋巴细胞白血病的治疗首选

(138~139题共用备选答案)
   A. 慢性阻塞性肺疾病   B. 慢性纤维空洞性肺结核 C. 支气管扩张症
   D. 支气管肺癌   E. 过敏性肺炎
138. 男,45岁。咳嗽、咳脓痰10年。查体:双下肺部分湿啰音,有杵状指。胸部X线片示双下肺多个囊状透亮影,偶有液平。该患者应诊断为
139. 男,65岁。咳嗽、咳脓痰10年。查体:双上肺湿啰音。胸部X线片示双上肺多个透亮影,不伴液气平,双肺门上提。该患者应诊断为(2019)

(140~141题共用备选答案)
   A. 疝囊高位结扎术   B. Bassini法修补术   C. Halsted法修补术
   D. McVay法修补术   E. Ferguson法修补术
140. 股疝最恰当的手术方式是
141. 绞窄性斜疝局部有感染者,应选用的合理手术方式是

(142~143题共用备选答案)
   A. 代谢性酸中毒   B. 代谢性碱中毒   C. 呼吸性酸中毒
   D. 呼吸性碱中毒   E. 代谢性酸中毒合并代谢性碱中毒
142. 短期内输库存血5000ml,患者容易发生的酸碱平衡紊乱是
143. 幽门梗阻的患者最易发生的酸碱平衡紊乱是

(144~145题共用备选答案)
   A. 低血糖   B. 乳酸酸中毒   C. 胃肠反应
   D. 肝损害   E. 肾损害
144. 口服降糖药格列喹酮的主要不良反应是
145. 口服降糖药阿卡波糖的常见不良反应是

（146~148题共用备选答案）
　　A. 头孢曲松　　　　　　　B. 丙种球蛋白　　　　　　C. 阿昔洛韦
　　D. 青霉素　　　　　　　　E. 对症治疗
146. 猩红热的治疗首选
147. 手足口病的主要治疗是
148. 水痘的病因治疗首选

（149~150题共用备选答案）
　　A. 急性心房颤动　　　　　B. 阵发性心房颤动　　　　C. 持续性心房颤动
　　D. 永久性心房颤动　　　　E. 首诊心房颤动
149. 女,45岁,患风湿性心脏病二尖瓣狭窄20年。近1个月来多次突发心悸,心电图证实为心房颤动,持续几分钟至几小时不等,可自行恢复。应诊断为
150. 男,47岁,心悸3年。动态心电图检查示快心室率心房颤动。曾服用胺碘酮转复为窦性心律并维持。1个月前心房颤动再发,改用电复律成功。应诊断为

2025 国家临床执业助理医师资格考试全真模拟试卷(一)答案及精析

第一单元(答案为绿色选项)

1. A**B**CDE A、B、C、D、E 都是蛋白质的元素组成,其中,氮为衡量元素,因为各种蛋白质的含氮量较为恒定,约为 16%。

2. ABCD**E** ①食物中,铁的良好来源是动物肝脏、动物全血、畜禽肉类、鱼类、海带、黑木耳等。②蛋黄富含脂溶性维生素、脂肪酸等,大豆富含蛋白质,小麦富含 B 族维生素、碳水化合物等,鱼富含叶酸等。

3. ABCD**E** ①糖、脂质和氨基酸都是能源物质,它们在体内的分解代谢最终都将产生乙酰 CoA,然后进入三羧酸循环进行氧化供能。②葡萄糖-丙氨酸循环主要是将骨骼肌中代谢产生的氨以丙氨酸形式经血液运送至肝。柠檬酸-丙酮酸循环主要是将线粒体内的乙酰 CoA 转运至胞质,用于脂肪酸的合成。鸟氨酸循环主要用于尿素合成。甲硫氨酸循环主要为体内的多种生化反应提供活性甲基。

4. AB**C**DE 安宁疗护的主要对象是晚期恶性肿瘤患者,他们遭受难以忍受的痛苦折磨。

5. **A**BCDE ①输血引起的过敏反应多为高敏体质的患者对血浆蛋白类物质过敏所致,因此输血时应选用去除血浆蛋白的血液制品,即洗涤红细胞。②悬浮红细胞、辐照红细胞、去白细胞的红细胞和全血均含有大量血浆蛋白,不宜选用。

6. ABCD**E** 《艾滋病防治条例》规定,对确诊的艾滋病病毒感染者和艾滋病病人,医疗卫生机构的工作人员应当将其感染或者发病的事实告知本人;本人为无行为能力人或者限制行为能力人的,应当告知其监护人。

7. A**B**CDE ①低位肠梗阻的腹胀明显,呕吐发生晚而次数少,有时呕吐粪样物;高位肠梗阻的腹胀不明显,呕吐发生早而频繁,故答 B,不答 C、D。②高位肠梗阻胃肠减压量并不少,如幽门梗阻时,胃肠减压量可很大,故不答 A。腹部平片示阶梯状液平面,提示低位小肠(回肠)梗阻。高位肠梗阻常表现为肠黏膜的环状皱襞呈鱼骨刺状,故不答 E。

8. **A**BCDE ①促胰液素由小肠黏膜 S 细胞分泌,可作用于胰腺导管细胞,使其分泌大量水分和 HCO_3^-,因而使胰液的分泌量大为增加。②促进胃液分泌的是促胃液素(胃泌素),故不答 A。进食、迷走神经兴奋、促胃液素可促进胃蛋白酶原分泌后,活化为胃蛋白酶,故不答 B。促进胆汁分泌、促进胰液中胰酶分泌的是缩胆囊素而不是促胰液素,故不答 C、D。

9. AB**C**DE ①Perthes 试验为检查深静脉是否通畅,决定单纯性下肢静脉曲张手术与否的关键检查。若 Perthes 试验阳性,说明下肢深静脉血栓形成,深静脉阻塞,严禁行大隐静脉高位结扎。②5P 即 Pain(疼痛)、Pallor(苍白)、Pulselessness(无脉)、Paresthesia(感觉异常)、Paralysis(麻痹),是动脉栓塞的主征。③Buerger 试验又称体位性色泽试验,是检查肢体有无动脉供血不足或静脉回流障碍的方法。大隐静脉瓣膜功能试验(Trendelenburg 试验)阳性提示大隐静脉瓣膜功能不全。

10. ABCD**E** 亚急性感染性心内膜炎多有轻、中度贫血,晚期可有重度贫血。80%~85%的患者可闻及心脏杂音。脾大见于 15%~50% 的患者。几乎所有患者均有发热。亚急性感染性心内膜炎一般不会出现环形红斑,环形红斑是急性风湿病具有诊断意义的病变。

11. A**B**CDE ①比值比(OR)是估计暴露与疾病之间关联强度的指标,主要用于病例对照研究。②临床

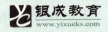

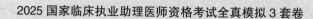

试验主要比较两组有效率、生存率的差异。生态学研究的主要指标是相关系数。现场试验的主要指标是保护率、效果指数。队列研究的主要指标是相对危险度、特异危险度。

12. **ABCDE** ①三度房室传导阻滞为完全性房室传导阻滞,表现为 P 波和 QRS 波毫无关系,心房和心室按各自规律收缩。当心房和心室同时收缩时,可听到非常响亮的"大炮音"。②一度房室传导阻滞表现为 PR 间期延长,听诊时第一心音强度减弱。③二度Ⅰ型房室传导阻滞表现为 P 波规律出现,PR 间期逐渐延长,直到1个 P 波后脱漏1个 QRS 波群,漏搏后房室传导阻滞得到一定改善,PR 间期又趋缩短,之后又复逐渐延长,如此周而复始。听诊时第一心音强度由强变弱并有心搏脱漏。④二度Ⅱ型房室传导阻滞表现为 PR 间期恒定,部分 P 波后无 QRS 波群。听诊时有间歇性心搏脱漏,但第一心音强度恒定。⑤单支或双支束内差异性传导阻滞常无临床症状。

13. **ABCDE** 《医疗机构管理条例实施细则》规定,医疗机构施行手术、特殊检查或者特殊治疗时,必须征得患者同意,并应当取得其家属或者关系人同意并签字。无法取得患者意见时,应当取得家属或者关系人同意并签字。

14. **ABCDE** ①食管胃底静脉曲张是诊断门静脉高压的最可靠指标。B 超见门静脉扩张,可提示肝硬化门静脉高压,但不能作为确诊依据,故答 E 而不是 B。②腹水、脾大、痔核形成都是门静脉高压的一般临床表现。

15. **ABCDE** ①食物中毒是指食用了被有毒有害物质污染的食品或者食用了含有毒有害物质的食品后出现的急性、亚急性疾病。食物中毒属于食源性疾病之一,不包括因暴饮暴食而引起的急性胰腺炎、食源性肠道传染病(如不洁饮食导致的病毒性甲肝)、寄生虫病(如吃生鱼片导致的肝吸虫病)、食物过敏,也不包括因一次大量或长期少量多次摄入某些有毒、有害物质而引起的以慢性中毒为主要特征的疾病(如致畸、致突变、致癌)。②赤霉病麦中毒是指摄入了已发生赤霉病的麦类、玉米等谷物所引起的食物中毒,严重者有呼吸、脉搏、体温、血压波动,四肢酸软,步态不稳,形似醉酒,故称"醉谷病"。

16. **ABCDE** ①肺炎链球菌肺炎的抗感染治疗首选青霉素。对于耐青霉素菌株感染者,可选用第三代头孢菌素头孢曲松、头孢噻肟钠等。②阿奇霉素属于大环内酯类抗生素,对肺炎链球菌无效。阿米卡星、阿莫西林、头孢呋辛(第二代头孢菌素)均对 G^- 有较强的抗菌作用,对肺炎链球菌疗效不好。

17. **ABCDE** ①医患关系分为三种类型,即主动-被动型、指导-合作型和共同参与型。共同参与型主要适用于大多数慢性病的治疗、一般的心理治疗。②主动-被动型主要适用于休克、昏迷、精神病、难以表达主观意见的患者(A、B、C、E)。指导-合作型主要适用于病情较轻的患者,如阑尾炎手术后。

18. **ABCDE** 一般情况下,PaO_2 降低必伴有 $PaCO_2$ 升高,但支气管哮喘急性发作动脉血气分析结果较为特殊:①支气管哮喘急性发作早期可有缺氧,PaO_2 降低,由于过度通气,$PaCO_2$ 也降低,导致呼吸性碱中毒;②若支气管哮喘病情加重,可有缺氧和 CO_2 潴留,$PaCO_2$ 升高,导致呼吸性酸中毒;③病程晚期,如缺氧明显,可合并代谢性酸中毒。

19. **ABCDE** 《处方管理办法》规定,医疗用毒性药品、第二类精神药品处方的保存期限为 2 年,麻醉药品和第一类精神药品处方的保存期限为 3 年。

20. **ABCDE** 发生于黏膜的纤维蛋白性炎,渗出的纤维蛋白、中性粒细胞、坏死黏膜组织及病原菌等可在黏膜表面形成一层灰白色膜状物,即假膜,故又称为假膜性炎或伪膜性炎。如急性菌痢即为发生于肠黏膜的纤维蛋白性炎(伪膜性炎)。

21. **ABCDE** 新月体性肾炎的特征性病变是新月体形成,新月体由增生的壁层上皮细胞和渗出的单核细胞构成。

22. **ABCDE** ①肛裂的典型临床表现为疼痛、出血及便秘,答案为 B。②无痛性便血、粪便上附有新鲜血液为痔的临床特点。肛门部坠胀感为直肠癌的特点。肛门旁分泌物为肛瘘的特点。

23. **ABCDE** ①糖原分解指肝糖原分解为葡萄糖的过程。在糖原磷酸化酶作用下,从糖原分子上分解下 1 个葡萄糖基,生成葡萄糖-1-磷酸。葡萄糖-1-磷酸再转变为葡萄糖-6-磷酸。经葡萄糖-6-磷酸酶催化,葡萄糖-6-磷酸水解成葡萄糖释放入血。可见,糖原分解得到的最初产物是葡萄糖-1-磷酸。②尿苷二磷酸葡萄糖(UDPG)为糖原合成的重要中间产物。

$$糖原 \xrightarrow{糖原磷酸化酶} 葡萄糖\text{-}1\text{-}磷酸 \xrightarrow{变位酶} 葡萄糖\text{-}6\text{-}磷酸 \xrightarrow{葡萄糖\text{-}6\text{-}磷酸酶} 葡萄糖$$

糖原分解示意图

24. **ABCDE**　①新近形成的血栓可软化、溶解、吸收。血栓也可由肉芽组织逐渐取代,称为血栓的机化。若血栓未能软化又未完全机化,可发生钙盐沉着,称为钙化。血栓也可脱落形成血栓栓子。②化生是细胞、组织适应性变化的形式之一,不属于血栓的转归。

25. **ABCDE**　①大多数凝血因子在肝脏合成,因此肝功能减退时其合成减少,可导致凝血障碍而出现牙龈出血。肝功能减退,肝细胞合成结合胆红素的能力降低,将导致黄疸。肝功能减退时,白蛋白合成减少,可出现低蛋白血症而引起水肿。正常情况下,雌激素在肝脏灭活,当肝功能减退时,雌激素灭活减少,体内雌激素浓度增高,可导致肝掌。②脾脏淤血性肿大是门静脉高压所致,故答 B。

26. **ABCDE**　75%~90%的急性心肌梗死可发生心律失常,其中以室性期前收缩最多见。

27. **ABCDE**　生物体内存在两条氧化呼吸链。①NADH 氧化呼吸链:NADH→FMN→Fe-S→CoQ→Cytb→Fe-S→$Cytc_1$→Cytc→Cu_A→$Cyta_3$-Cu_B→O_2;②琥珀酸氧化呼吸链:琥珀酸→FAD→Fe-S(Cytb)→CoQ→Cytb→Fe-S→$Cytc_1$→Cytc→Cu_A→Cyta→$Cyta_3$-Cu_B→O_2。可见,无论是 NADH 氧化呼吸链还是琥珀酸氧化呼吸链,将电子直接传递给氧的传递体都是 $Cyta_3$。

28. **ABCDE**　由于生物的个体变异,从总体中随机抽取一个样本进行研究,所得样本统计量与相应的总体参数往往不会相同。这种由于抽样而引起的样本统计量与总体参数间的差异,在统计学上称为抽样误差。抽样误差主要来源于个体的变异,如果没有个体变异,就不存在抽样误差。

29. **ABCDE**　①由于人为活动使大气中某些能吸收红外线等长波辐射的气体浓度大量增加,直接影响地表热量向大气放散,而使地球表面气温升高的现象,称为温室效应。这些气体统称为温室气体,主要包括 CO_2、甲烷(CH_4)、氧化亚氮(N_2O)、氯氟烃(CFCs)等。研究表明,各种温室气体对温室效应的贡献率不同,CO_2 为 55%、CFCs 为 25%、CH_4 为 15%、N_2O 为 6%,可见大气中 CO_2 增加是造成全球变暖的主要原因。参阅 3 版 8 年制预防医学 P41。②SO_2 和 NO_X 为酸雨的主要成分。

30. **ABCDE**　扩张型心肌病主要表现为活动时呼吸困难和活动耐量下降,随着病情加重出现心力衰竭,如左心衰竭症状(夜间阵发性呼吸困难、端坐呼吸)、右心衰竭症状(食欲下降、腹胀、下肢水肿)。

31. **ABCDE**　①心尖区舒张期震颤提示二尖瓣狭窄,心尖区收缩期震颤提示重度二尖瓣关闭不全。②胸骨右缘第 2 肋间收缩期震颤提示主动脉瓣狭窄。胸骨左缘第 2 肋间连续性震颤提示动脉导管未闭。

32. **ABCDE**　①微小病变型肾病(脂性肾病)病理改变轻微,糖皮质激素的治疗效果最好,有效率达 90%。②糖皮质激素对肾病综合征的有效率分别如下:系膜增生性肾炎约为 50%,局灶节段性肾小球硬化 30%~50%,早期膜性肾病 60%~70%。系膜毛细血管性肾炎治疗困难,糖皮质激素和细胞毒药物只对部分儿童病例有效。

33. **ABCDE**　①急性心肌梗死时,肌红蛋白(SMB)于发病后 2 小时开始升高,为最早升高的心肌坏死标志物。②肌钙蛋白 T 或 I 均于发病后 3~4 小时开始升高,肌酸激酶同工酶(CK-MB)于发病后 4 小时开始升高,乳酸脱氢酶(LDH)于发病后 6~10 小时开始升高。③对诊断急性心肌梗死最有价值的心肌坏死标志物是肌钙蛋白 T 或 I。

34. **ABCDE**　①主动脉瓣关闭不全患者叩诊见心界向左下增大而心腰不大,因而心浊音界似"靴形"。②二尖瓣狭窄呈梨形心。心包积液的心浊音界向两侧扩大,且随体位改变。左心室肥大患者心浊音界向左下扩大。主动脉瓣狭窄的心浊音界多正常。

35. **ABCDE**　尼古丁贴片为常用的戒烟药物,可通过向人体提供外源性尼古丁以部分代替烟草中获得的尼古丁,从而减轻尼古丁戒断症状,如焦虑、易怒、情绪低落等。A、B、C、D 都不属于戒烟药物。

36. **ABCDE** ①头皮的血运相当丰富,头皮裂伤后出血不易自止。由于帽状腱膜很硬,头皮下血管破裂出血不易结扎,可缝合后加压包扎止血。②头皮裂伤时,明显挫伤污染的创缘应予以切除,但不应切除过多,以免缝合时张力过大。③头皮裂伤彻底清创后,可行帽状腱膜和皮肤两层或全层缝合。④若有大块头皮缺损,清创后可根据不同情况,一期施行皮下松解术或转移皮瓣成形术,一般留作二期处理。⑤清创术应争取在8小时内进行,一般不得超过24小时。

37. **ABCDE** 良好信任的医患关系是心理治疗成功的关键因素。A、B、C、D都是心理治疗的原则。

38. **ABCDE** ①成熟红细胞无线粒体,不能进行葡萄糖的有氧氧化、三羧酸循环,故可首先排除C、D。②成熟红细胞可进行无氧酵解(占糖代谢的45%~81%)、2,3-二磷酸甘油酸旁路代谢(占糖酵解的10%~45%)、磷酸戊糖途径代谢(占糖代谢的5%~10%),故答B。

39. **ABCDE** ①吗啡对多种原因引起的疼痛均有效,但最佳适应证是急性严重创伤、烧伤、手术等引起的剧痛和晚期癌症疼痛。②吗啡可使脑血管扩张,导致颅内压增高,因此吗啡禁用于颅脑外伤性疼痛。诊断未明的急腹症严禁使用强镇痛剂,以免掩盖病情。吗啡可经乳汁分泌,抑制新生儿和婴儿呼吸,因此哺乳期妇女严禁使用吗啡。吗啡可对抗缩宫素对子宫的兴奋作用而延长产程,且能通过胎盘分泌,抑制胎儿呼吸,因此禁用于分娩镇痛。

40. **ABCDE** ①肾病综合征患者有效血容量不足,肾血流量下降,可导致肾前性氮质血症。少数患者可出现急性肾损伤,尤以脂性肾病(微小病变型肾病)多见。注意:脂性肾病虽然病理改变轻微,但易导致急性肾损伤。②膜性肾病易导致肾静脉血栓形成。

41. **ABCDE** 阴阳具有相对性,即阴中有阳,阳中有阴。如人体五脏分阴阳,心、肺在上为阳,肝、肾在下为阴。心与肺相对而言,心为阳中之阳,肺为阳中之阴。肝与肾相对而言,肝为阴中之阳,肾为阴中之阴。

42. **ABCDE** ①肺通调水道是指肺气的宣发和肃降运动对体内水液的输布、运行和排泄起着疏通和调节的作用,故答A。②脾的主要生理功能是主运化、主升、主统血。肝的主要生理功能是主疏泄、主藏血。膀胱的主要生理功能是主贮存和排泄尿液。脑的主要生理功能是主宰生命活动及精神活动。

43. **ABCDE** 慢性阻塞性肺疾病(COPD)可引起肺动脉高压,导致肺源性心脏病(肺心病)。COPD并肺心病的急性期常合并呼吸道感染。呼吸道感染常诱发呼吸衰竭;而呼吸衰竭时,呼吸道分泌物积滞,又易继发感染。故肺心病急性期治疗的关键是控制感染,控制感染可使呼吸道分泌物减少,纠正缺氧和CO_2潴留,预防呼吸衰竭的发生。A、B、D、E都是肺心病急性期的一般治疗措施,都不是关键所在。

44. **ABCDE** ①特异性感染是指一种感染性疾病由特定的病菌引起,特定的病菌只引起特定的感染,如结核病、破伤风。②非特异性感染是指一种感染性疾病可由多种病菌引起,一种病菌可引起多种感染性疾病,如A、B、C、D均属于非特异性感染。

45. **ABCDE** 肾主水,是指肾具有主持和调节人体津液代谢的生理功能。肾、脾、肺、膀胱、三焦等脏腑均参与人体的水液代谢,但代谢的每个环节均需要在肾的气化作用下进行,肾的气化作用贯穿于水液代谢的始终,故答C。

46. **ABCDE** "满足患者的所有要求和利益"这种说法显然是错误的,故答E。

47. **ABCDE** ①90%以上的慢性胃炎合并有幽门螺杆菌感染。②按9版《内科学》观点,急性胃炎包括幽门螺杆菌感染引起的急性胃炎、其他病原体感染引起的急性胃炎、急性糜烂出血性胃炎,只有前者与幽门螺杆菌关系密切,后两者与之无关。按8版《内科学》观点,急性胃炎与幽门螺杆菌感染无关。③虽然幽门螺杆菌感染是胃癌的病因之一,但关系没有慢性胃炎密切,故最佳答案为A而不是C。④胃食管反流病、功能性消化不良均与幽门螺杆菌感染无关。

48. **ABCDE** ①红霉素主要用于革兰氏阳性细菌感染的治疗,而尖锐湿疣是人乳头瘤病毒感染所致,故不宜使用。②A、B、C、E均属于尖锐湿疣的治疗措施。

49. **ABCDE** 通调水道是肺的生理功能。A、B、C、E均属于脾的生理功能。

50. **ABCDE** ①元气也称原气,是人体最根本、最重要的气,是人体生命活动的原动力。②宗气是积于胸中之气,属后天之气。营气是行于脉中而具有营养作用的气。卫气是行于脉外而具有防御作用的气。

51. ABCDE　A、B、C、D、E 均属于阿司匹林的副作用,其中以胃肠道反应最常见,与直接刺激局部胃黏膜细胞、抑制胃壁组织环氧化酶(COX-1)、减少前列腺素(PGE_2)合成有关。

52. ABCDE　前尿道损伤多见于骑跨伤,多为球部损伤(记忆为前骑球)。后尿道损伤多见于骨盆骨折,多为膜部损伤(记忆为后骨膜)。

53. ABCDE　①10 版《外科学》P494:CT 是胰腺癌首选的影像学检查,不要误答 B 超。②MRI 价格高于 CT,但诊断准确性并不优于 CT,故不作为首选检查。X 线气钡双重造影阳性率低,临床上少用。血尿淀粉酶测定为急性胰腺炎的首选检查,不适合胰腺癌的诊断。

54. ABCDE　①地塞米松属于糖皮质激素,可促进蛋白质分解,抑制其合成,增加钙磷代谢,故可导致骨质疏松。可见,骨质疏松为地塞米松的不良反应而不是临床应用指征。②风湿性心肌炎、系统性红斑狼疮均属于自身免疫性疾病,应用地塞米松可缓解症状。③过敏性紫癜属于过敏性疾病,若抗组胺药物无效,可给予地塞米松消除症状。④对于感染中毒性休克,在有效抗菌药物治疗下,可早期、大量、短时间使用地塞米松。

55. ABCDE　①蛋白质降解产生氨基酸,氨基酸的主要生理功能是作为合成蛋白质的原料。②虽然天冬氨酸、甘氨酸、谷氨酰胺可参与核苷酸的合成,但这不是氨基酸的主要生理作用。虽然有些氨基酸可参与尿素的合成,但合成尿素的主要原料还是氨基酸的代谢产物氨。合成糖原的原料是葡萄糖。合成胆固醇的原料是乙酰 CoA。

56. ABCDE　①变异型心绞痛的特征为静息性心绞痛,表现为一过性 ST 段抬高。②恶化型劳力性心绞痛、初发型心绞痛、梗死后心绞痛发作时心电图表现为一过性 ST 段偏移和/或 T 波倒置,故不答 A、C、E。稳定型心绞痛发作时,心电图表现为 ST 段压低,故不答 D。

57. ABCDE　来源于间叶组织的恶性肿瘤称为肉瘤,其间质内血管丰富,纤维组织少,易发生血道转移。来源于上皮组织的恶性肿瘤称为癌,多经淋巴道转移。

58. ABCDE　①气道慢性炎症是支气管哮喘的基本特征,见于所有哮喘患者,多表现为气道上皮肥大细胞、嗜酸性粒细胞、巨噬细胞、淋巴细胞、中性粒细胞浸润。②严重哮喘急性发作患者,可在吸气时出现三凹征。③多数支气管哮喘患者具有遗传过敏体质,如过敏性鼻炎、食物过敏史等。④支气管哮喘的典型表现是反复发作的喘息、气促、胸闷、咳嗽等,可呈季节性,因多数患者在春天对花粉过敏。劳力性呼吸困难是慢性心力衰竭的典型表现,故答 D。

59. ABCDE　①宗气是积于胸中之气,属后天之气。宗气在胸中积聚之处,称为气海。②元气是人体生命活动的原动力。营气是行于脉中而具有营养作用的气。卫气是行于脉外而具有防御作用的气。

60. ABCDE　医院常见健康有害因素包括:①医院专业因素,也称医源性因素,主要是指医务人员在专业操作过程中的不当或过失行为,给患者造成的不安全感或者不安全结果。②医院环境因素是医院建筑卫生、卫生工程、消毒隔离、环境卫生、营养卫生、作业劳动卫生等诸多环境卫生学因素对患者和医务人员健康和安全的潜在威胁。③医院管理因素是指由于医院的各项组织管理措施不到位或不落实、运行机制不顺畅等原因造成的患者或医务人员安全受到威胁的因素。④医院社会因素是指可能引发患者和医务人员健康危害的医院相关的外界社会因素。可见不包括人为因素,故答 E。

61. ABCDE　①肝硬化代偿期多无症状,可有腹部不适、乏力、食欲缺乏、消化不良、腹泻等症状,故不答 A、B。肝硬化早期可有肝大,晚期肝常缩小,故不答 D。无论代偿期还是失代偿期,脾因门静脉高压常有轻、中度肿大,故不答 E。②腹腔积液(腹水)是肝硬化失代偿期的表现,故答 C。

62. ABCDE　周围型肺癌最常见的病理类型是腺癌,约占 65%。

63. ABCDE　①高血压的分级标准如下。1 级:收缩压 140~159mmHg 和/或舒张压 90~99mmHg;2 级:收缩压 160~179mmHg 和/或舒张压 100~109mmHg;3 级:收缩压 ≥180mmHg 和/或舒张压 ≥110mmHg。本例血压 155/100mmHg,按收缩压标准应诊断为 1 级,若按舒张压标准应为 2 级。本着就高不就低的原则,本例应诊断为高血压2级,故可首先排除A、D、E。②本例为高血压2级,有3个危险因素(女性年龄>65岁、有家族史、总胆固醇增高)、1个靶器官损害(尿蛋白30～300mg/24h),应诊断为高危。

64. **ABCDE**　本例很容易诊断为周围型肺癌,首选手术治疗,手术治疗是肺癌最重要、最有效的治疗手段。免疫治疗、放化疗都是其辅助治疗措施。肺不属于实质性脏器,不宜行介入治疗。

65. **ABCDE**　①临床预防服务是指医务人员在临床场所对"健康者"和无症状"患者"的健康危险因素进行评估,实施个性化的预防干预措施来预防疾病和促进健康。其服务地点是临床场所,服务对象是健康者和无症状的"患者"。在具体实施上,尤其注重不良生活方式等危险因素的纠正,以及疾病的早期诊断和早期治疗。肥胖患者因感冒来诊,医师对其高血压的危险因素(肥胖)进行早期干预,应属于临床预防服务。②若患者高血压病情严重,进行的后期治疗才是临床治疗服务。健康危险度评估是指估计特定时间发生某病的可能性,而不是对疾病进行早期预防,故不答C。临床预防服务强调第一级和第二级预防的结合,而不是三级预防服务,故不答D。

66. **ABCDE**　健康青年男性,外周血三系正常,择期手术需输血,首选自体输血。A、B、C、D均属于异体输血。

67. **ABCDE**　①聚合思维是将问题提供的各种信息聚合起来,得出一个正确的或最好的答案,这是一种有方向、有范围、有条理的思维方式。如医师根据临床表现、体格检查、实验室检查结果给患者诊断疾病的过程。②发散思维是一种求异思维,是根据已有信息,从不同角度、不同方向思考,寻求多样性答案的一种展开性思维方式。B、D、E都是思维的分类方式。

68. **ABCDE**　①"肝细胞水肿、点状坏死"为急性普通型肝炎的典型病理变化,结合病史,正确答案应为A。②慢性普通型肝炎常表现为肝细胞碎片状坏死和桥接坏死,且本例病程仅2周,不能诊断为慢性肝炎,故不答B。急性重型肝炎和亚急性重型肝炎均表现为肝细胞大片坏死,故不答C、D。肝硬化的病理特点是假小叶形成,故不答E。

69. **ABCDE**　①早期胃癌是指累及黏膜及黏膜下层的胃癌,无论病灶大小及有无淋巴结转移,故本例应诊断为早期胃癌。②病变超过黏膜下层者,称为进展期胃癌,或中晚期胃癌。病灶直径<10mm的胃癌,称为小胃癌;直径<5mm的称为微小胃癌。

70. **ABCDE**　①直肠指检触及条索状物,此为肛瘘的瘘管。挤压时瘘管中有脓性分泌物溢出,应诊断为肛瘘。②内痔、外痔、直肠癌、直肠息肉均不会触及瘘管,故不答A、B、D、E。

71. **ABCDE**　①患者胸骨左缘第3肋间(主动脉瓣第二听诊区)闻及舒张期叹气样杂音,向心尖部传导,周围血管征阳性,应诊断为主动脉瓣关闭不全,胸片示靴形心。②梨形心常见于二尖瓣狭窄,普大型心常见于扩张型心肌病,烧瓶形心常见于心包积液,球形心常见于二尖瓣关闭不全。

72. **ABCDE**　①肺炎链球菌肺炎好发于青年人,典型表现为大叶性肺炎,因此胸部X线片可见"大片状致密影"。此外,少数患者可发生感染性休克,因此本例最可能的诊断是肺炎链球菌肺炎。②支原体肺炎好发于儿童,常表现为阵发性剧烈咳嗽,少痰或无痰,胸部X线片示节段性分布的浸润影。军团菌肺炎多见于老年人,常表现为肌痛、头痛、咳嗽、咳少量黏痰或脓痰,胸部X线片示斑片状阴影。金黄色葡萄球菌肺炎胸部X线片多表现为肺段或肺叶实变,早期可形成空洞、液气囊腔。患者病史仅5天,外周血白细胞计数升高,可首先排除E。

73. **ABCDE**　①患者白蛋白(Alb)降低,说明肝脏合成蛋白质的能力降低。患者呕血、黑便、脾大,应考虑肝硬化门静脉高压症导致的食管胃底曲张静脉破裂出血。患者嗜睡、行为改变,说明合并有肝性脑病。因此本例应诊断为肝硬化失代偿期。②胃癌、急性胃黏膜病变、消化性溃疡均不会出现肝性脑病、脾大等症状,故不答A、C、D。食管贲门黏膜撕裂综合征多为剧烈呕吐所致,故不答E。

74. **ABCDE**　20%～40%的胆囊结石"患者"可终身无症状,而在健康体检、术中或尸体解剖时被偶然发现,称为静止性结石。对于静止性结石,若无明显症状,无须处理。由于胆囊结石与胆囊癌密切相关,因此对于静止性结石应定期随访观察。

75. ABCDE　①患者间断咳嗽、咳痰、咯血多年，胸部X线片示多发囊状及柱状影，可见液平，应诊断为支气管扩张症。对于反复咯血的支气管扩张症患者，若咯血量少，可口服云南白药；若出血量中等，可静脉滴注垂体后叶素；若出血量大，内科治疗无效，可考虑介入栓塞或手术治疗。本例反复咯血10余年，近2天咯血600ml，咯血量极大，应行介入治疗或手术治疗，故答案可能为A或D。只有局限性支气管扩张症，才考虑手术治疗，而患者胸部X线片提示为弥漫性支气管扩张症，故答A而不是D。参阅14版《实用内科学》P1714。②支气管扩张症患者仅在儿童期规律使用流感疫苗有益，本例为35岁妇女，故不答B。当支气管扩张症急性感染期出现痰量增多时才考虑联合使用抗生素，本例为咯血量增加，故不答C。抗生素预防感染可减少支气管扩张症急性发作的次数，不能用于咯血的治疗。

76. ABCDE　①青年女性，长期低热、腹胀、腹水征阳性，且为渗出性腹水。腹壁柔韧感为结核性腹膜炎的典型表现，因此应考虑结核性腹膜炎。其诊断困难，对于有游离腹水的患者，可行腹腔镜+活组织检查，以明确诊断。②腹部B超只能探查腹水多少，并不能确诊本病。胃肠道钡剂检查对结核性腹膜炎的诊断价值不大。血沉是反映结核病是否处于活动期的指标，并不能确诊本病。腹水结核分枝杆菌培养阳性率很低，且需费时2~6周，临床上少用。

77. ABCDE　①患者转移性右下腹痛5天，发热伴恶心、呕吐4天，应考虑急性阑尾炎。阑尾炎若不及时手术，可形成阑尾周围脓肿。患者右下腹包块，质中，边界不清，有压痛、反跳痛，应诊断为阑尾周围脓肿。②A、B、D、E均不会出现转移性右下腹痛。

78. ABCDE　概率(P)是描述某事件发生可能性大小的度量。在统计学上，统计推断的结论都是基于一定概率得出的，习惯上将$P\leq 0.05$的事件称为小概率事件，表示在一次试验中发生的可能性很小。做两样本均数差别的假设检验时，P值越小，说明当前试验结果显示的差别是由于"偶然"所致的可能性越小，那么就越有理由说两总体均数不同。

79. ABCDE　①患者心界明显扩大，心尖搏动位于心浊音界内侧约2cm，说明有大量心包积液，应诊断为急性心包炎。②扩张型心肌病可有心界扩大，但不会出现心尖搏动位于心浊音界左缘内侧，也不会出现发热，故不答A。病毒性心肌炎在病前1~3周常有上呼吸道病毒感染史，常有心律失常。本例病史1周，不可能诊断为急性心肌梗死。缩窄性心包炎常由急性心包炎迁延而来，本例病史仅1周，不可能诊断为缩窄性心包炎。

80. ABCDE　尊重原则是医学伦理学的基本原则，尊重原则要求医务人员尊重患者的隐私，在未征得患者同意的情况下，医务人员不能随意将患者的隐私告知家属及无关人员，故不答A、C、D。本例中，人工流产病史对患者疾病的正确诊断极其重要，故实习生应向患者讲明隐瞒病史的严重后果，力劝患者将服用人工流产药物的情况告诉医师。

81. ABCDE　《药品管理法》规定，有下列情形之一的，为假药：①药品所含成分与国家药品标准规定的成分不符；②以非药品冒充药品或者以他种药品冒充此种药品；③变质的药品；④药品所标明的适应证或者功能主治超出规定范围。《药品管理法》规定，有下列情形之一的，为劣药：①药品成分的含量不符合国家药品标准；②被污染的药品；③未标明或者更改有效期的药品；④未注明或者更改产品批号的药品；⑤超过有效期的药品；⑥擅自添加防腐剂、辅料的药品；⑦其他不符合药品标准的药品。可见，A、B、D、E均属于假药。

82. ABCDE　①血脂正常值：血清总胆固醇（TC）2.86~5.98mmol/L，低密度脂蛋白胆固醇（LDL-C）2.07~3.12mmol/L，甘油三酯（TG）0.56~1.7mmol/L，高密度脂蛋白胆固醇（HDL-C）0.94~2.0mmol/L。可见，患者以甘油三酯增高为主。冠心病合并无论何种类型的高脂血症，其降脂治疗都是首选他汀类药物，故答B。②A、C、D、E均属于降脂药物，但不是首选药物。

83. ABCDE　患者脉搏短绌（心率>脉率）、心律不齐、心音强弱不等，此为心房颤动的三大典型体征。导致患者心房颤动的病因为原发性甲亢。B、C、D、E均不会有这三大体征。

84. ABCDE　①支气管哮喘发作在合理应用常规缓解药物治疗后，仍不缓解或进行性呼吸困难，应诊断为哮喘危重状态。除氧疗外,应首选静脉滴注糖皮质激素。②危重哮喘患者,雾化吸入倍氯米松效果不佳。只有在pH<7.20且合并代谢性酸中毒时,才考虑补碱,给予5%碳酸氢钠静脉滴注。若$PaCO_2≥45mmHg$、意识障碍,则应行无创通气。支气管哮喘不合并呼吸道感染时,无须应用抗生素。

85. ABCDE ①初发型心绞痛是指心绞痛首发症状在1~2个月以内,很轻的体力活动也可诱发。②恶化型心绞痛是指相对稳定的劳力性心绞痛基础上心绞痛逐渐增强,胸痛更剧烈、时间更长或更频繁。变异型心绞痛是指静息心绞痛患者发作时出现暂时性ST段抬高,硝酸甘油一般无效。稳定型心绞痛是指劳力性心绞痛稳定1个月以上。急性心肌梗死的胸痛常持续30分钟以上,硝酸甘油无效。

86. ABCDE 患者2周前有上呼吸道感染史,说明β-溶血性链球菌感染可能性大。患者6天前突发血尿、蛋白尿、水肿、高血压、肾功能轻度受损,应诊断为急性肾小球肾炎,其病理类型为毛细血管内增生性肾炎。毛细血管外增生性肾炎为急进性肾炎的病理改变。

87. ABCDE ①患者双手近端指间关节肿痛伴晨僵,抗环瓜氨酸多肽抗体阳性,应诊断为类风湿关节炎。②风湿性关节炎一般累及大关节而非小关节。患者抗核抗体(ANA)阴性,故不答B。骨关节炎常累及远端指间关节,晨僵时间短于30分钟。痛风关节炎常表现为痛风石,尿酸增高。

88. ABCDE ①老年患者长期服用非甾体抗炎药阿司匹林,1天来黑便,应诊断为急性胃炎并出血,治疗首选质子泵抑制剂奥美拉唑。②法莫替丁为H_2受体拮抗剂,可以选用,但抑酸效果不如奥美拉唑。铝碳酸镁是胃黏膜保护剂,临床上少用。止血芳酸对上消化道出血的疗效不佳。生长抑素常用于门静脉高压症食管下段胃底静脉曲张破裂出血,但对急性胃炎合并出血的疗效不佳,故不答E。

89. ABCDE ①老年患者,咳嗽、咳痰20年,双肺呼吸音减弱,语音震颤减弱,叩诊呈过清音,应考虑COPD。②支气管哮喘多表现为反复发作性喘息,未发作时肺部体检常无异常发现。心力衰竭常表现为咳嗽,咳粉红色泡沫痰,双肺湿啰音。气胸患者不可能咳嗽、咳痰20年。支气管扩张常表现为咳嗽、咯血,咳大量臭脓痰。

90. ABCDE 老年患者,反复咳嗽、咳痰40余年,应考虑慢性阻塞性肺疾病(COPD)。COPD晚期可出现肺性脑病,导致神志改变,如嗜睡、昏迷等。

91. ABCDE ①慢性萎缩性胃炎为胃癌的癌前病变。腹痛和体重减轻是进展期胃癌最常见的临床症状。老年患者2个月来上腹痛加重,体重下降,最可能为胃癌。②肝癌、胆囊癌与题干所述无关。十二指肠溃疡伴幽门梗阻的典型表现为呕吐宿食,不含胆汁。功能性消化不良常表现为上腹痛、上腹胀、嗳气、食欲不振等,无器质性病变。

92. ABCDE ①青年男性,长期低热、盗汗,右上肺片状浸润阴影,应考虑肺结核。临床上确诊肺结核首选痰结核分枝杆菌检查(痰检抗酸杆菌),该方法虽然敏感性低,但特异性高。②PPD试验阳性提示曾遭受结核分枝杆菌感染。痰TB-DNA检查虽然敏感性高,但特异性低。血清结核抗体检测在细胞免疫功能低下、近期感染者中可呈假阴性。血沉只能提示肺结核是否处于活动期。A、B、C、E都不能确诊肺结核。

93. ABCDE ①分层抽样是将调查的总体按某种特征分为若干层,然后在每层中进行随机抽样的方法。分层变量应是导致总体内部变异的主要因素。本例首先将调查对象按经济情况好、中、差进行分层,然后在各层中随机抽样,这样可保证总体中每一层都有相应比例的个体被抽到,所以抽样误差较其他抽样方法小,故答D。②单纯随机抽样是指从总体N个对象中,利用抽签、随机数字等方法抽取n个对象组成一个样本。整群抽样是指将总体分成若干群,以群组为抽样单位进行随机抽样,被抽到的群组中的全部个体均作为调查对象。多级抽样也称多阶段抽样,是将抽样过程分阶段进行,每个阶段使用的抽样方法往往不同,即将各种抽样方法结合使用。系统抽样是按照一定顺序,机械地每隔若干单位从总体中抽取一个调查单位的抽样方法。

94. ABCDE 本例为室性心动过速患者,血压仅75/40mmHg,呈休克状态,已合并严重血流动力学障碍,因此不能行药物治疗,应首选直流电复律。

95. **ABCDE** 胸膜摩擦音通常于呼吸两相均可听到,一般于吸气末或呼气初较为明显,屏气时消失。胸膜摩擦音在前下侧胸壁听得最清楚,因呼吸时该区域的呼吸动度最大。"与心搏一致"是心包摩擦音的特点,故不答 D。

96. **ABCDE** 对于无临床症状的偶发室性期前收缩,无须治疗,可仔细寻找病因,随诊。

97. **ABCDE** ①十二指肠溃疡并上消化道大出血、失血性休克,在短期内输血 800ml 不能维持血压平稳者为急症手术的指征。患者短期内输血 1000ml 血压仍有波动,说明出血量大,且活动性出血没有停止,故应急诊剖腹探查。②A、B、C、E 均属于一般性治疗措施,对于没有手术指征的患者可以采用。

98. **ABCDE** ①系统脱敏疗法和冲击疗法都是治疗恐惧症的常用方法,前者采用较为缓和、逐步消除恐惧的方法,后者是在治疗开始时即将患者置于其最害怕的情境中,根据题干,正确答案为 A 而不是 B。②厌恶疗法常用于治疗露阴癖、恋物癖。生物反馈疗法常用于治疗各种心身疾病、神经症。松弛疗法常用于治疗紧张性头痛、失眠、高血压等。

99. **ABCDE** ①消化性溃疡穿孔时,大量气体进入游离腹腔,在立位腹部 X 线平片上,80%的患者可见膈下新月状游离气体影,为其特征性表现。该患者无休克表现,可以护送至放射科拍摄立位腹部平片,若发现膈下游离气体即可确诊,因此 B 为其首选检查。②对于空腔脏器穿孔的诊断,腹腔诊断性穿刺、B 超检查的临床意义不及腹部平片。CT 检查价格昂贵,不作为首选检查。当消化道穿孔时,严禁行 X 线胃肠钡餐检查,以免钡剂从穿孔处进入腹腔。

100. **ABCDE** ①患者腹痛、脓血便,结肠镜检查见弥漫性糜烂、浅溃疡,应诊断为溃疡性结肠炎。患者腹泻≥6 次/日,明显血便,体温>37.8℃,应诊断为重度溃疡性结肠炎,治疗首选糖皮质激素。②柳氮磺吡啶常用于治疗轻、中度溃疡性结肠炎。硫唑嘌呤属于免疫抑制剂,常用于糖皮质激素效果不佳者。美沙拉嗪、奥沙拉嗪均属于 5-氨基水杨酸缓释剂,常用于不能耐受柳氮磺吡啶者。

101. **ABCDE** ①老年患者,持续性胸痛超过 30 分钟,心电图示部分导联 ST-T 抬高,血清肌钙蛋白水平升高,应诊断为急性心肌梗死。②胸膜炎、心包炎很少造成心肌缺血,故不会出现血清肌钙蛋白水平升高。心绞痛的胸痛一般不会超过 30 分钟,也不会有血清肌钙蛋白水平升高。肺血栓栓塞症常表现为胸痛、呼吸困难、咯血三联征,可有血清肌钙蛋白水平升高。

102. **ABCDE** ①患者腹水比重>1.018,蛋白定量>30g/L,应考虑渗出性腹水。患者单个核细胞比例高达 80%,有长期低热等结核中毒症状,腹水呈草黄色,微浑浊,应诊断为结核性腹膜炎。②结缔组织病包括系统性红斑狼疮、类风湿关节炎等,常为多系统损害,与本例不符。恶性肿瘤多为血性腹水而不是草黄色腹水,故不答 B。继发性腹膜炎、原发性腹膜炎多为脓性腹水,故不答 D、E。

103. **ABCDE** ①患者上腹痛 2 周,上腹部轻压痛,黑便 1 天,应考虑急性胃炎合并出血,应常规给予 H_2 受体拮抗剂或质子泵抑制剂,可抑制胃酸分泌,提高胃内 pH,具有明显的止血作用。其中质子泵抑制剂的抑酸作用强大,疗效优于 H_2 受体拮抗剂,故本例最佳答案为 E,而不是 A、B、D。②氨基己酸属抗纤溶药物,主要用于纤溶性出血,对上消化道出血的疗效不佳。

104. **ABCDE** ①肝癌患者术后复查应常规拍摄胸部 X 线片,以了解有无肺转移;测定血清甲胎蛋白(AFP)以了解有无复发;做肝脏 B 超检查,以了解有无肝内转移;复查肝功能,以了解肝功能恢复情况。②血清癌胚抗原(CEA)测定主要用于判断结、直肠癌术后有无复发,故答案为 B。

105. **ABCDE** 患者长期活动性乙型肝炎(乙肝)病史,有肝掌、蜘蛛痣、腹水征阳性,应考虑乙肝肝硬化失代偿期。患者 2 天前消化道出血后出现嗜睡,扑翼样震颤,应诊断为肝性脑病。其肠道有毒物质为氨,口服利福昔明、甲硝唑、新霉素等,可抑制肠道产尿素酶的细菌,以减少氨的生成。利福昔明为广谱、强效的肠道抑菌药物,只在胃肠道局部起作用。

106. **ABCDE** ①病例对照研究常用的指标是比值比(OR),OR 主要用于估计暴露与疾病之间的关联强度。②发病率主要用于描述病程较短的疾病的发生或流行情况。患病率主要用于描述病程较长的慢性病的发生频率。相对危险度(RR)是队列研究中常用的统计学指标。标化死亡率是职业流行病研究中常用的指标。

107. **ABCDE**　①二度房室传导阻滞不宜使用β受体阻滞剂,故不答B、C。②钙通道阻滞剂分二氢吡啶类和非二氢吡啶类。维拉帕米为非二氢吡啶类钙通道阻滞剂,可抑制心肌收缩性、自律性和传导性,导致心率减慢,适用于心率较快的高血压患者。硝苯地平为二氢吡啶类钙通道阻滞剂,可致窦性心动过速,适用于心率较慢的高血压患者。本例患者心率正常,故不答D、E。排除B、C、D、E后,正确答案为A。

108. **ABCDE**　①患者反酸、烧心1年,胃镜示食管下段条状糜烂,应诊断为胃食管反流病,治疗首选质子泵抑制剂奥美拉唑,其制酸效果及疗效均优于H_2受体拮抗剂(西咪替丁、雷尼替丁),故答A而不是B、E。②铝碳酸镁为弱碱性抗酸剂,可中和胃酸,短暂缓解疼痛,仅用于对症治疗,故不答C。枸橼酸铋钾主要用于消化性溃疡的治疗。

109. **ABCDE**　①患者胸骨左缘第3肋间可闻及响亮粗糙的收缩期杂音,应考虑室间隔缺损。室间隔缺损为亚急性感染性心内膜炎的常见病因。患者长期发热,室间隔缺损,外周血白细胞总数和中性粒细胞比例增高,血尿,应诊断为亚急性感染性心内膜炎。②急性心肌炎常表现为上呼吸道感染后1~3周出现心肌受损的表现。急性肾小球肾炎常表现为血尿、蛋白尿、水肿、高血压、肾功能一过性受损。风湿热多见于儿童,常表现为发热、心脏炎、关节受累。急性心包炎常表现为心前区疼痛,呼吸困难,心包摩擦音。

110. **ABCDE**　①急性肾盂肾炎的尿中可有白细胞管型,但急性膀胱炎尿中无白细胞管型,故尿中有白细胞管型,可以作为两者的鉴别诊断依据。②尿细菌培养阳性、尿亚硝酸盐试验阳性只能用于尿路感染的诊断,而不能区分急性肾盂肾炎和急性膀胱炎,故不答A、E。急性肾盂肾炎和急性膀胱炎的尿常规均可出现白细胞及蛋白,故不答B、C。

111. **ABCDE**　①鼻、上唇及周围之间的区域,称为危险三角,是疖的好发部位。危险三角区的疖,严禁挤压,否则挤压后细菌可经内眦静脉、眼静脉进入颅内海绵状静脉窦,引起化脓性海绵状静脉窦炎,此为严重并发症,可危及患者生命。②A、B、C、D都不是唇部疖肿的常见并发症。

112. **ABCDE**　《医疗机构临床用血管理办法》规定,为保证应急用血,医疗机构可以临时采集血液,但应当在临时采集血液后10日内将情况报告县级以上人民政府卫生行政部门。

113. **ABCDE**　①本例坚持饮食控制及运动锻炼,血糖仍不能控制满意,应行药物治疗。本例空腹血糖正常(正常值3.9~6.0mmol/L),餐后血糖升高(>11.1mmol/L),应首选α-葡萄糖苷酶抑制剂,以降低餐后高血糖,答案为B。②双胍类降糖药主要适合肥胖的2型糖尿病,磺脲类降糖药主要适合非超重的2型糖尿病。胰岛素主要适用于1型糖尿病和糖尿病应激状态。

114. **ABCDE**　①患者剧烈呕吐后,呕吐鲜血,为食管贲门撕裂综合征的临床特点。②食管癌、急性胃炎、消化性溃疡的出血均与剧烈呕吐无关,故不答A、B、D。门静脉高压症所致上消化道出血常有慢性乙型肝炎病史,多于进食粗糙食物后发生,且出血凶猛,可失血性休克。

115. **ABCDE**　①乙肝肝硬化患者腹胀、腹膨隆,移动性浊音阳性,说明存在大量腹水。患者无腹痛,腹部无压痛、反跳痛,应排除自发性腹膜炎,故不答E。患者肝肋下未触及,未触及肝脏肿块,应排除肝癌,故不答B。结核性腹膜炎不是肝硬化的并发症,故不答C。患者无呼吸困难、发绀,可排除肝肺综合征。②患者尿量明显减少,血尿素氮、血肌酐增高,应考虑合并肝肾综合征,答案为A。

116. **ABCDE**　①青年女性,接触冷空气后出现干咳、喘息,抗生素治疗无效,应考虑支气管哮喘。为明确诊断,首选检查是支气管激发试验。②动脉血气分析主要用于了解重症支气管哮喘患者水、电解质紊乱及酸碱失衡情况。特异性变应原检测用于支气管哮喘的病因诊断。痰嗜酸性粒细胞计数常用于评价支气管哮喘患者的气道炎症情况。呼出气一氧化氮(FeNO)检测主要用于评估气道炎症和哮喘控制水平。

117. **ABCDE**　118. **ABCDE**　①患者有高血压、心肌梗死病史,现出现喘憋、双肺湿啰音,应考虑左心衰竭;患者下肢水肿,应考虑右心衰竭,故应诊断为冠心病全心衰竭。根据题干,不能诊断为收缩性心力衰竭或舒张性心力衰竭,故不答 D、E。②脑钠肽(BNP)主要由心室肌细胞分泌,在心力衰竭时,BNP 分泌增加。BNP 是诊断心力衰竭的主要指标,未经治疗者若 BNP 正常,可基本排除心力衰竭诊断。肝肾功能、血电解质对心力衰竭的诊断价值不大。血浆肌钙蛋白测定主要用于急性心肌梗死的诊断。

119. ABCDE 120. ABCDE 121. ABCDE ①男性青年,弯腰活动后腰腿痛,直腿抬高试验(±),应诊断为腰椎间盘突出症。腰肌劳损直腿抬高试验为阴性,下肢无神经受累表现。腰椎管狭窄以间歇性跛行为特点,阳性体征较少。梨状肌综合征可有直腿抬高试验阳性,但神经定位体征不明显。腰椎结核常有结核中毒症状,腰椎后突畸形。②患者踝反射减退,说明受累神经根为 S_1。③腰椎间盘突出症最有价值的辅助检查是 MRI,故答 B。

122. ABCDE 123. ABCDE 124. ABCDE ①患者寒战、高热,白细胞计数和中性粒细胞比例增高,提示为细菌性感染性疾病。患者肝区叩痛,右季肋部皮肤凹陷性水肿,提示病变位于肝脏。B 超示肝右叶一个巨大液性暗区,提示为脓液或囊液。结合病史及临床表现,应诊断为细菌性肝脓肿。原发性肝癌不会有寒战、高热,可有肝大,B 超示实质性占位病变而不是液性暗区。急性化脓性胆管炎可有寒战、高热,右上腹疼痛,但 B 超不会提示肝内液性暗区。阿米巴性肝脓肿和肝囊肿不会出现如此严重的全身中毒症状,故不答 D、E。②细菌性肝脓肿以胆道逆行感染最常见,约占 50%。患者肝内胆管结石多年,故答案为 E。细菌性肝脓肿也可经肝动脉、门静脉、直接蔓延等途径感染,但少见,故不答 A、B、D。肝静脉不属于肝脓肿的常见感染途径,故不答 C。③对于单个较大的细菌性肝脓肿,治疗首选 B 超引导下经皮穿刺抽脓+脓腔内注入抗生素。抗生素治疗常用于急性期肝局限性炎症,脓肿尚未形成或多发性小脓肿。内引流术、理疗不适合肝脓肿的治疗,故不答 B、D。肝脓肿切开引流适用于较大脓肿,估计有穿破可能者。

125. ABCDE 126. ABCDE ①患者发热,左小腿片状红斑,鲜红色,中间较淡,边缘清晰,应诊断为左下肢丹毒。急性蜂窝织炎常表现为皮下、筋膜下、肌间隙、深部蜂窝组织的急性炎症。急性淋巴管炎常表现为皮下红线,触痛明显。疖病常表现为多处发生的疖。菌血症是指血培养有病原菌生长者。②丹毒最常见的病原菌是乙型溶血性链球菌。疖病的常见致病菌是金黄色葡萄球菌。

127. ABCDE 128. ABCDE 129. ABCDE ①患者长期乙型肝炎(乙肝)病史,很可能发展为肝硬化、门静脉高压胃底食管下段曲张静脉破裂出血,表现为呕吐大量鲜血、黑便。由于门静脉高压,患者可有脾大、脾功能亢进,表现为外周血红细胞、粒细胞、血小板减少。根据题干,本例应诊断为乙肝肝硬化、门静脉高压食管胃底曲张静脉破裂。急性糜烂出血性胃炎、胃癌、胃溃疡的出血量一般较小,不会引起休克,也不会导致外周血三系减少。贲门黏膜撕裂常表现为剧烈呕吐后上消化道出血。②对于门静脉高压所致的食管胃底曲张静脉破裂最有价值的检查是纤维胃镜。由于本例血压稳定在 105/65mmHg,一般情况尚好,故可行急诊胃镜检查。B、C、D 均属于影像学检查,不能确诊本病。急性上消化道出血期间,不宜行上消化道 X 线钡剂造影检查,故不答 E。③门静脉高压食管胃底曲张静脉破裂出血,最常用的止血药物为生长抑素,最有效的止血措施是三腔二囊管压迫,故答 D 而不是 A。静脉滴注奥美拉唑是消化性溃疡大出血最有效的止血措施。

130. ABCDE 131. ABCDE ①庆大霉素和阿米卡星均属于氨基苷类抗生素,均对肠道革兰氏阴性杆菌敏感,但由于庆大霉素耐药率高、不良反应较大,现多选用阿米卡星,故答 B 而不是 A。②多西环素属于四环素类药物,首选用于治疗立克次体、支原体、衣原体感染。③利福平对结核分枝杆菌、麻风分枝杆菌敏感。甲硝唑对厌氧菌较敏感。

132. ABCDE 133. ABCDE ①急性肾衰竭分为肾前性、肾性、肾后性三类。消化道大出血可导致有效血容量减少,肾脏血液灌注不足,引起肾前性急性肾衰竭。有效血容量不足,可刺激交感-肾素-血管紧张素-醛固酮的分泌,醛固酮的作用是保水保钠排钾,由于醛固酮分泌增加,保钠加强,故尿钠排泄减少，因此尿钠<20mmol/L是肾前性肾衰竭的特点。②肾后性肾衰竭常由急性尿路梗阻所致。③急进性肾炎、急性肾小管坏死、急性间质性肾炎均可导致肾性肾衰竭。

134. ABCDE　135. ABCDE　①《医师法》规定，医师个体行医应当依法办理审批或者备案手续。执业医师个体行医，须经注册后在医疗卫生机构中执业满5年。②《医师法》规定，中止医师执业活动2年以上，申请重新执业的，应当由县级以上人民政府卫生健康主管部门或者其委托的医疗卫生机构、行业组织考核合格，并依照《医师法》规定重新注册。

136. ABCDE　137. ABCDE　①强迫性思维是指一种反复出现的思维，表现为一种想法、冲动等，尽管患者明知不对、不必要、不合理，但也很难克服和摆脱。强制性思维是指患者感到脑内涌现大量无现实意义、不属于自己的联想，是被外力强加的，故答A而不是D。②思维奔逸是指思维的联想速度过度加快，思维数量增多，一个概念接着一个概念。患者讲话时，语量增多，语速变快，但常伴有随境转移，音联意联。③联想散漫是指患者联想范围松散，内容散漫，话题转换缺乏必要的联系。思维插入是指患者感到有某种不属于自己的思想被强行塞入其脑中。

138. ABCDE　139. ABCDE　①慢性左心衰竭常有交替脉。②水冲脉见于主动脉瓣关闭不全、甲亢、脚气病、严重贫血、动脉导管未闭、动静脉瘘。③奇脉常见于慢性右心衰竭、大量胸腔积液、大量心包积液、缩窄性心包炎、肺气肿、支气管哮喘。

140. ABCDE　141. ABCDE　①握拳尺偏腕关节时，桡骨茎突处出现疼痛，称为Finkelstein征阳性，常见于桡骨茎突狭窄性腱鞘炎。②Spurling征(压头试验)阳性是指患者端坐，头后仰，并偏向患侧，检查者用手掌在其头顶加压，出现颈痛并向患手放射，常见于神经根型颈椎病。③肱骨外上髁炎常表现为Mills征阳性，髋关节结核常表现为Thomas征阳性，腰椎间盘突出症常表现为直腿抬高试验及加强试验阳性。

142. ABCDE　143. ABCDE　144. ABCDE　①腺垂体激素包括生长激素(GH)、催乳素(PRL)、TSH、ACTH、FSH、LH等，其中以生长激素含量最多。②甲状旁腺激素由甲状旁腺主细胞合成和分泌，主要作用是升高血钙、降低血磷，是体内调节钙磷代谢最重要的激素。虽然生长激素、甲状腺激素、胰岛素也可参与钙磷代谢的调节，但均不起重要作用，故不答A、B、E。糖皮质激素不参与钙磷代谢的调节，故不答D。③体内唯一降低血糖的激素是胰岛素，此外胰岛素还可促进蛋白质合成，抑制蛋白质分解，故答E。

145. ABCDE　146. ABCDE　①类风湿关节炎病变始于滑膜，早期滑膜充血、水肿，单核细胞、淋巴细胞和浆细胞浸润，纤维蛋白渗出且不易吸收，进一步发展导致晚期关节畸形、强直。②成人股骨头的血液供应包括股骨干滋养动脉升支、股骨头圆韧带内的小凹动脉、旋股内外侧动脉分支等，当股骨颈骨折时，可损伤这些滋养血管，导致股骨头缺血性无菌坏死，坏死部位一开始就在股骨头，股骨头血液中断12小时骨细胞即可坏死。

147. ABCDE　148. ABCDE　①临床急救的伦理要求：争分夺秒地抢救，力争使患者转危为安；勇担风险，团结协作；满腔热情，重视心理治疗；全面考虑，维护社会公益。②药物治疗时，医师应遵循的伦理要求：对症下药，剂量安全；合理配伍，细致观察；节约费用，公正分配。③A为康复治疗的伦理要求。

149. ABCDE　150. ABCDE　①肾综合征出血热的传染源主要是黑线姬鼠、褐家鼠，在林区则以大林姬鼠为主。②流行性乙型脑炎的主要传染源是仔猪，因为仔猪经过一个流行季节几乎100%受到感染，感染后血中病毒数量多，病毒血症期长；加上猪的饲养面广，因此猪是流行性乙型脑炎的主要传染源。

第二单元(答案为绿色选项)

1. ABC**D**E　①异常血红蛋白病、遗传性球形红细胞增多症、阵发性睡眠性血红蛋白尿症均属于红细胞自身异常所致的溶血性贫血。失血性贫血属于红细胞丢失过度所致的贫血,不属于溶血性贫血。②自身免疫性溶血性贫血属于红细胞外部因素异常所致的溶血性贫血。

2. A**B**CDE　外阴阴道假丝酵母菌病最主要传染途径是内源性传染。假丝酵母菌为机会致病菌,除寄生于阴道外,也可寄生于人的口腔、肠道,这三个部位的假丝酵母菌可相互传染,也可通过性交直接传染。少数可通过接触感染的衣物间接传染。

3. ABCD**E**　①非真实感(现实解体)是指患者感到周围事物和环境发生了变化,变得不真实,犹如隔了一层窗纱。②幻觉是指没有现实刺激作用于感觉器官时出现的知觉体验。人格解体属于自我意识障碍,是指患者感到自身已有特殊的改变,甚至已不存在了。梦样状态是指在意识清晰度降低的同时出现梦样的体验。朦胧状态是指在意识清晰度降低的同时伴有意识范围缩小。

4. ABC**D**E　预防接种的时间记忆口诀:出生乙肝卡介苗,二月脊灰炎正好,三四五月百白破,八月麻风和乙脑。根据此口诀可知,麻疹疫苗的接种时间为出生后8个月。

5. **A**BCDE　①跨耻征阳性提示头盆不称,胎头没有进入骨盆,可能存在骨盆入口绝对性或相对性狭窄。正常女性骨盆入口呈横椭圆形,入口横径大于前后径。而扁平骨盆的特点是骨盆入口呈扁椭圆形,在妊娠末期胎头不易进入骨盆入口,导致跨耻征阳性。②中骨盆狭窄、骨盆出口狭窄、漏斗型骨盆、女型骨盆均不影响胎头入盆,故跨耻征阴性。

6. **A**BCDE　短暂性脑缺血发作(TIA)是指因脑血管病变引起的短暂性、局限性脑功能缺失或视网膜功能障碍,临床症状出现不超过24小时,影像学检查无责任病灶。B、C、D、E行头颅MRI检查均可有阳性发现。

7. **A**BCDE　①Froment征是指示指和拇指对指时,示指近侧指间关节屈曲、远侧指间关节伸直;而拇指的掌指关节过伸、指间关节屈曲,常见于尺神经损伤。②Tinel征常用于评估神经损伤后的恢复情况。Allen试验常用于判断尺、桡动脉的损伤情况。

8. ABCD**E**　①骨折的专有体征包括局部畸形、反常活动和骨擦音/骨擦感,一般见于完全性骨折。②裂缝骨折、嵌插骨折、青枝骨折、腰椎压缩性骨折、不完全骨折,均可不出现骨折专有体征。

9. ABCD**E**　①被害妄想是指患者坚信自己被某些人或某组织进行迫害,如投毒、跟踪、监视、诽谤等,常见于精神分裂症、偏执性精神障碍。②夸大妄想是指患者认为自己拥有非凡的才能、智慧、财富、权利、地位等。关系妄想是指患者认为周围环境中所发生的与自己无关的事情均与自己有关。嫉妒妄想是指患者无中生有地坚信自己的配偶对自己不忠诚,另有所爱。被控制妄想是指患者觉得自己的一言一行都受到外界某种力量的控制。

10. ABCD**E**　惊恐障碍以惊恐发作为主要临床表现,常突发突止,发作无明显诱因,无特定情境,不可预测。每次发作持续5~20分钟,很少超过1小时。发作期间意识清晰,事后能回忆。发作间歇期除害怕外,无明显症状,基本没有焦虑症状。

11. A**B**CDE　颅骨软化是佝偻病最早出现的骨骼改变,常见于6个月以下的婴儿,6个月后颅骨软化消失。<3个月的低出生体重儿近颅缝周围颅骨软化为正常现象,故答案为B。

12. ABCD**E**　①肺炎支原体肺炎的胸部X线片表现为支气管肺炎,间质性肺炎,均匀一致的片状阴影,肺门阴影增浓。上述改变可相互转化,有时一处消散,而另一处又出现新的病变,称为游走性浸润。②腺病毒肺炎胸部X线片示大小不等的片状阴影,病灶吸收较慢。金黄色葡萄球菌肺炎胸部X线片示小片状阴影,数小时内可出现小脓肿、肺大疱或胸腔积液。呼吸道合胞病毒肺炎胸部X线片示两肺小点片状、斑片状阴影。革兰氏阴性杆菌肺炎的胸部 X 线片表现多种多样,其基本改变为支气管肺炎征象,或呈一叶、多叶节段性或大叶性炎症阴影,易见胸腔积液。

13. ABCDE　①胫骨两端有许多小孔,小血管可穿入小孔进入骨内。但在胫骨干中下 1/3 没有血管孔,仅在上中 1/3 交界处有一血管孔,滋养动脉由此孔进入骨干内,承担整个中下 1/3 骨干的大部分血液供应。若胫骨中下 1/3 处骨折,滋养动脉断裂后,将导致骨折延迟愈合。②伸直型肱骨髁上骨折可造成肱动脉损伤,但不引起延迟愈合。股骨颈骨折,尤其是头下型骨折,易发生股骨头缺血性坏死,而不是延迟愈合。股骨干骨折、腓骨骨折,由于血液循环丰富,都容易愈合。

14. ABCDE　①足月儿出生时已具备多种暂时性原始反射,如觅食反射、吸吮反射、握持反射、拥抱反射等。正常情况下,这些反射生后数月自然消失。②腹壁反射属于浅反射,要到 1 岁以后才能引出。

15. ABCDE　①应用排钠利尿剂(利尿酸)时,若未适量补充钠盐,可导致体内失钠多于失水,造成低渗性脱水。②大量出汗、尿崩症将导致高渗性脱水。急性弥漫性腹膜炎、急性肠梗阻将导致等渗性脱水。

16. ABCDE　轻型婴儿腹泻以胃肠道症状为主,无脱水及全身中毒症状;重型婴儿腹泻除有较重的胃肠道症状外,还有较明显的脱水、电解质紊乱和全身中毒症状,此为两者的主要鉴别点,故答 E。

17. ABCDE　梅毒是由梅毒螺旋体(TP)引起的一种慢性传染病。青霉素是治疗梅毒的首选药物,常用药物为苄星青霉素 G、普鲁卡因水剂青霉素、水剂青霉素 G。

18. ABCDE　对于呼吸道阻塞的伤员,必须以最简单、最迅速有效的方法解除呼吸道阻塞,予以通气,A、C、D、E 都属于常用方法。呼吸末正压给氧需要呼吸机等设备,不可能用于创伤的现场急救,故答 B。

19. ABCDE　①卵泡膜细胞瘤能分泌大量雌激素,引起子宫内膜增生,甚至导致子宫内膜癌。②卵巢皮样囊肿也称成熟畸胎瘤,能分泌甲状腺激素。内胚窦瘤也称卵黄囊瘤,能分泌甲胎蛋白。纤维瘤常伴有腹腔积液或胸腔积液。浆液性囊腺瘤属于卵巢上皮性肿瘤,无内分泌功能。

20. ABCDE　遗忘综合征又称柯萨可夫(Korsakoff)综合征,患者无意识障碍,智能相对完好,主要表现为近事记忆障碍、定向力障碍和虚构。多见于酒精中毒性精神障碍、颅脑损伤所致精神障碍。

21. ABCDE　①急性肾衰竭(现已改称急性肾损伤)是指病程<3 个月的肾脏功能或结构异常。慢性肾衰竭是指肾脏损伤或肾小球滤过率(GFR)下降时间≥3 个月。因此,"患者病程是否超过 3 个月"是鉴别急性肾衰竭、慢性肾衰竭的关键。在患者病史欠详时,可先行肾脏 B 超检查,如双肾明显缩小,则支持慢性肾衰竭的诊断。虽然同位素肾动态显像也可用于急性肾衰竭、慢性肾衰竭的鉴别,但临床上少用,故最佳答案为 B 而不是 A。②尿钠排泄分数测定主要用于鉴别肾前性肾衰竭与急性肾小管坏死。内生肌酐清除率测定主要用于判断肾小球损害的程度。晚期尿毒症患者尿沉渣可基本正常,故尿沉渣镜检不能作为急性肾衰竭、慢性肾衰竭的鉴别依据。

22. ABCDE　①水痘最常见的并发症是皮肤继发细菌感染,如脓疱疮、丹毒、蜂窝织炎、脓毒症等。②A、B、C、D 都是水痘的少见并发症。

23. ABCDE　A、B、D、E 均属于肾综合征出血热的典型临床表现,C 属于钩端螺旋体病的典型临床表现。

24. ABCDE　界限性遗忘是指对某一特定时间段的经历不能回忆,遗忘的发生通常与该时间段内的不愉快事件有关,常见于分离障碍。逆行性遗忘常见于脑外伤。进行性遗忘常见于阿尔茨海默病。

25. ABCDE　肝性脑病患者使用支链氨基酸(亮氨酸、异亮氨酸、缬氨酸)制剂,可竞争性抑制芳香族氨基酸进入大脑,减少假性神经递质的形成;使用抗生素可减少肠道细菌产氨;口服乳果糖可降低肠道内 pH,减少氨的形成;可使用降氨药物精氨酸。肝性脑病患者严禁使用碱性肥皂水灌肠。

26. ABCDE　①目前治疗原发性甲状腺功能亢进症(甲亢)的药物有两类,即硫脲类(如丙硫氧嘧啶)和咪唑类(如甲巯咪唑)。甲巯咪唑半衰期长(4~6 小时),起效较丙硫氧嘧啶慢。由于甲巯咪唑的肝脏毒性低于丙硫氧嘧啶,因此原发性甲亢的治疗应首选甲巯咪唑。②"不易通过胎盘、能较快控制甲亢症状"是丙硫氧嘧啶的特点。

27. ABCDE　21-三体综合征也称唐氏综合征,约 50%的患儿伴有先天性心脏病,其次是消化道畸形,其他还包括先天性甲减、急性淋巴细胞白血病等。

28. **ABCDE**　①急性肾小球肾炎危重患儿在疾病早期(2周以内)可出现高血压脑病,其原因是脑血管痉挛,脑组织缺血缺氧,血管通透性增高而发生脑水肿。常表现为血压(150~160)/(100~110)mmHg以上,年长儿会主诉剧烈头痛、呕吐、复视或一过性失明,严重者突然出现惊厥、昏迷。②低钙惊厥、高热惊厥、低钠血症均与题干所述无关。中毒性脑病常见于小儿重症肺炎,而不是重症肾小球肾炎。

29. **ABCDE**　膀胱癌 T_1 期是指癌细胞浸润黏膜固有层;T_2 期浸润肌层(T_{2a} 浸润浅肌层,T_{2b} 浸润深肌层);T_3 期浸润膀胱周围脂肪组织;T_4 期浸润前列腺、子宫、阴道及盆壁等邻近器官。

30. **ABCDE**　正常情况下,T_4 的分泌率较 T_3 高 8~10 倍,机体所需的 T_3 约 80%在周围组织由 T_4 转化而成,因此若要了解甲状腺的功能,测量血清 T_4 的敏感性要远高于 T_3。生理情况下,T_4 可通过负反馈作用降低垂体对 TRH 的反应性,减少 TSH 的分泌。因此测定血清 TSH 的含量,也可间接了解甲状腺的功能。故先天性甲状腺功能减退症患儿使用左甲状腺素钠治疗后随访,最佳随访指标是血清 T_4 和 TSH。

31. **ABCDE**　绒毛膜癌绝大多数与妊娠有关,约 50%继发于葡萄胎,25%继发于自然流产,20%发生于正常分娩,5%发生于早产和异位妊娠。

32. **ABCDE**　在意识清晰的基础上出现思维散漫对诊断精神分裂症最具有特征性。其他如嫉妒妄想、夸大妄想、被害妄想、牵连观念等,除常见于精神分裂症以外,还可见于偏执性精神障碍、情感障碍、某些器质性精神障碍等,故不答 A、B、C、E。

33. **ABCDE**　①左向右分流型先天性心脏病(如房间隔缺损、室间隔缺损、动脉导管未闭),由于肺循环血量增加,易造成肺淤血,导致反复肺部感染。法洛四联症属于右向左分流型先天性心脏病,肺血流减少,不易发生肺部感染。②B、C、D、E 均属于法洛四联症的典型临床表现。

34. **ABCDE**　缺铁性贫血患儿服用铁剂 12~24 小时后,细胞内含铁酶开始恢复,烦躁等精神症状减轻,食欲增加(A 对)。网织红细胞计数于服药 2~3 日后开始上升,5~7 日达高峰,2~3 周后正常。血红蛋白于治疗 1~2 周后开始上升,3~4 周达到正常。骨髓铁染色只有在缺铁性贫血完全纠正后才可能恢复正常,故不答 D。血红蛋白恢复正常后,皮肤苍白才能完全改善,故不答 E。

35. **ABCDE**　①妊娠滋养细胞肿瘤对化疗高度敏感,故首选化疗。目前,化疗可以治愈的肿瘤包括绒毛膜癌、睾丸精原细胞瘤、Burkitt 淋巴瘤、急性淋巴细胞白血病等。②原发性卵巢癌对化疗较敏感,首选手术治疗,次选化疗。卵巢转移癌可行肿瘤减灭术,术后配合化疗。子宫颈癌采用以手术和放疗为主、化疗为辅的综合治疗。子宫内膜癌以手术为主,晚期采用手术、放化疗等综合治疗。

36. **ABCDE**　①室间隔缺损、动脉导管未闭均属于左向右分流型先天性心脏病,为潜伏青紫型,病程早期不会发生青紫。肺动脉狭窄、主动脉缩窄均属于无分流型先天性心脏病,不会发生青紫。②法洛四联症为右向左分流型先天性心脏病,为青紫型,病程早期即可出现青紫。

37. **ABCDE**　有机磷农药中毒呼出气有大蒜味,答案为 D。酒精中毒呼出气有酒味。阿托品、地西泮、亚硝酸盐中毒呼出气无特殊。

38. **ABCDE**　①凡育龄妇女无禁忌证,均可放置宫内节育器(IUD)。IUD 的主要副作用是不规则阴道流血,表现为经量增多、经期延长,故月经过少者可以放置 IUD,而月经过多者不宜放置 IUD。宫颈内口松弛、子宫脱垂者放置 IUD,易脱落,属于禁忌证。生殖道炎症当然不能放置 IUD。②人工流产术后即刻、产后 42 日恶露干净时、剖宫产术后半年均为放置 IUD 的最佳时间,故答案为 D。

39. **ABCDE**　肾癌若侵犯肾盂肾盏,常出现间歇性无痛性肉眼血尿。

40. **ABCDE**　幽门梗阻多由十二指肠球部溃疡及幽门管溃疡引起。球后溃疡是指发生于十二指肠降段、水平段的溃疡,不要与球部后壁溃疡相混淆。巨大溃疡是指直径>2cm 的溃疡。胃溃疡导致幽门梗阻少见,故不答 A、B。

41. **ABCDE**　①由于手指末节掌面皮肤与指骨骨膜间有许多纵行的纤维束,将软组织分成许多密闭的小腔隙,故脓性指头炎的手指虽无肿胀,但腔内压力极高,可迅速压迫末节手指滋养血管,导致骨缺血坏死、骨髓炎,因此脓性指头炎患者应当早期切开引流,以免指骨受压坏死和发生骨髓炎。②疖、痈、急性蜂窝织炎一般于脓肿形成后切开引流。丹毒不形成脓肿,无须切开引流。

42. **ABCDE**　①急性硬脑膜外血肿最典型的临床表现是伤后立即昏迷,随后完全清醒或好转,但不久再次昏迷,呈"昏迷→清醒→再昏迷"的特点。②视乳头水肿为颅内压增高的三主征之一。大脑强直抽搐为脑干损伤的特点。双侧瞳孔不等大为脑疝的特点。一侧肢体瘫痪为颅内占位病变的特点。

43. **ABCDE**　骨关节炎的基本病变是关节软骨变性,关节痛为其主要症状,多发生于活动后,休息后可以缓解(E 对)。骨关节炎的晨僵时间较短,一般不超过 30 分钟,常累及膝、髋、脊柱等负重关节。手指的骨关节炎以远端指间关节最常受累,类风湿关节炎以近端指间关节受累常见。

44. **ABCDE**　①临床上,肠外营养常用的中心静脉途径包括颈内静脉、锁骨下静脉、经头静脉或贵要静脉插入中心静脉导管(PICC)。②股静脉位于下肢,插入中心静脉导管后患者行动不便,难以护理,因此临床上很少选用。

45. **ABCDE**　①增强 CT 对肾癌的确诊率高,能显示肿瘤大小、部位、邻近器官有无受累,较其他影像学检查更具优势,是目前诊断肾癌最可靠的影像学方法。②肾动脉造影主要用于肾血管病变、肾损伤等的诊断,偶用于肾实质肿瘤的诊断。静脉尿路造影(IVU)主要用于尿路结石的诊断。MRI 对肾癌诊断的准确性与 CT 相仿,但价格昂贵,不作为首选,故最佳答案为 E 而不是 C。B 超是诊断肾癌最简便无创的检查方法,发现肾癌的敏感性较高。

46. **ABCDE**　①急性主动脉瓣关闭不全患者心尖搏动正常,收缩压、舒张压和脉压正常,或舒张压稍低、脉压稍增大,无明显周围血管征。②DeMusset 征、Traube 征、Duroziez 征和水冲脉都属于周围血管征,都是慢性主动脉瓣关闭不全的常见体征。

47. **ABCDE**　①卵巢生殖细胞肿瘤多发生于幼女和年轻妇女,青春期前患者占 60%~90%,绝经后患者仅占 4%。②卵巢间质细胞瘤和性索细胞瘤好发于 40 岁以下妇女。卵巢上皮性肿瘤多见于中老年妇女,很少发生于青春期前和婴幼儿。卵巢转移性肿瘤好发于老年人。

48. **ABCDE**　①风湿热是由乙型溶血性链球菌感染引起的风湿性疾病。②类风湿关节炎、多肌炎、系统性红斑狼疮均属于弥漫性结缔组织病。Reiter 综合征属于脊柱关节病。

49. **ABCDE**　人工流产的禁忌证:①各种疾病的急性期,如急性传染病、慢性传染病急性发作期等,需经治疗后方可手术;②全身情况不良不能耐受手术,如严重心力衰竭;③术前两次体温≥37.5℃;④生殖道急性炎症,如盆腔炎、滴虫阴道炎等,治疗后方可手术。慢性生殖道炎症不是人工流产手术禁忌证,答案为 C。

50. **ABCDE**　①晚期流产是指妊娠 12 周以上不足 28 周终止者。习惯性流产是指自然流产 3 次或 3 次以上者。晚期习惯性流产的常见原因为宫颈内口松弛、子宫畸形或发育不良、子宫肌瘤等,其中以宫颈内口松弛最常见,占所有流产的 1.8%~37.6%。参阅《中华妇产科学》P312。②早期习惯性流产的常见原因为胚胎染色体异常(最常见)、免疫功能异常、黄体功能不足、甲状腺功能减退症等。

51. **ABCDE**　①糖化血红蛋白(GHbA1c)是葡萄糖与血红蛋白的氨基发生非酶催化反应的产物,其量与血糖浓度呈正相关。血糖控制不良者 GHbA1c 升高,并与血糖升高的程度和持续时间相关。GHbA1c 主要用于评价长期(8~12 周)血糖控制情况。②空腹血糖、餐后血糖反映的都是瞬间血糖,常用于糖尿病的诊断。口服葡萄糖耐量试验(OGTT)常用于血糖高于正常,但尚未达到糖尿病诊断标准的患者。血浆胰岛素含量测定可用于了解基础和葡萄糖介导的胰岛素释放功能。

52. **ABCDE**　①急性细菌性痢疾主要累及乙状结肠和直肠,因此腹部压痛以左下腹明显。②志贺菌的血清型繁多,病后可获得一定的免疫力,但持续时间短,不同菌群及血清型之间无交叉保护性免疫,故易反复感染。

53. **ABCDE**　①子宫内膜异位症的典型症状是继发性痛经,并随局部病变的进展而逐渐加重。典型的痛经多于月经开始前1~2日出现,月经第1日最剧烈,以后逐渐减轻并持续至整个月经期。疼痛多位于下腹、腰骶部和盆腔中部。27%~40%的患者可无痛经。②15%~30%的患者有经量增多、经期延长或月经淋漓不净,不会出现月经稀发。

54. **ABCDE** ①当肾小管受损时,肾小管对正常滤过的小分子量蛋白质(如 $β_2$-微球蛋白、溶菌酶等)的重吸收发生障碍,导致蛋白质从尿中排出,称为肾小管性蛋白尿。②尿中出现 IgM、IgG、补体,为肾小球性蛋白尿。尿中出现本周蛋白为溢出性蛋白尿。

55. **ABCDE** 手外伤现场急救处理原则包括止血、创口包扎、局部固定和迅速转运。手外伤创面出血,均可通过局部压迫达到减少出血的目的,因此局部加压包扎是最简单而行之有效的止血方法。

56. **ABCDE** ①妊娠后,前倾增大的子宫在盆腔内压迫膀胱,可导致尿频。②妊娠后期皮肤色素增加、腹部出现妊娠纹较为普遍。下腹部及大腿上1/3外侧出现的紫红色或粉红色斑纹,称为妊娠纹。妊娠纹只见于妊娠晚期,而不见于妊娠早期。③妊娠6~8周时,可出现黑加(Hegar)征阳性。④嗜睡、乏力、食欲不振,为早孕的一般表现。⑤早孕时,乳房体积逐渐增大,乳晕着色加深,乳晕周围皮脂腺增生出现深褐色结节,称为蒙氏结节。

57. **ABCDE** ①输尿管结石可引起肾绞痛,表现为阵发性腰部或上腹部疼痛,剧烈难忍,并沿输尿管行径放射至同侧腹股沟。②肾结石可引起肾区疼痛伴肋脊角叩击痛,可见引起肾绞痛的并不是肾结石,故不答 A、B。膀胱结石常表现为排尿突然中断,改变排尿姿势后,疼痛可缓解而继续排尿。尿道结石常表现为排尿困难、点滴状排尿,伴尿痛。

58. **ABCDE** 烧伤深度分为三度。Ⅰ度烧伤:伤及表皮浅层,生发层健在;浅Ⅱ度烧伤:伤及表皮生发层和真皮乳头层;深Ⅱ度烧伤:伤及真皮乳头层以下,有皮肤附件残留;Ⅲ度烧伤:全层皮肤烧伤(如右图)。可见 A 为Ⅰ度烧伤,B 为深Ⅱ度烧伤,C 为浅Ⅱ度烧伤,D、E 为Ⅲ度烧伤。

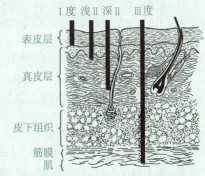

热烧伤深度分度示意图

59. **ABCDE** ①患者挤压伤后10小时,出现血红蛋白尿,高钾血症,肾功能减退,应诊断为挤压综合征。由于患者血钾>6.5mmol/L,因此首要的急救措施是血液透析以降低血钾,以免心脏骤停。②若患者血钾<6.5mmol/L,尚未达到透析指征,则首选急救措施为肿胀患肢切开减压。A、B、D 均属于一般性治疗措施。

60. **ABCDE** ①患者人工流产术后5个月,子宫孕40天大,血 hCG100000IU/L,应考虑妊娠滋养细胞疾病,故不答 D、E。②患者人工流产术后5个月,肺部有转移灶,说明为恶性肿瘤,故不答 A,因为葡萄胎为良性病变,不会发生肺转移。③侵蚀性葡萄胎只能继发于葡萄胎之后。绒毛膜癌既可继发于葡萄胎,也可继发于人工流产术后,故本例应诊断为绒毛膜癌,而不是侵蚀性葡萄胎。

61. **ABCDE** ①14岁女孩,初潮后月经紊乱,体检子宫双侧附件无异常,应诊断为青春期无排卵性子宫异常出血。②黄体功能不全多见于育龄妇女,常表现为月经周期缩短,不孕或早孕时流产。黄体萎缩不全也常见于育龄妇女,表现为月经周期正常,但经期延长、经量增多等。黏膜下子宫肌瘤常见经量增多、经期延长,而月经周期一般正常。子宫息肉好发于宫颈,发生在子宫内膜者少见。

62. **ABCDE** ①Jackson 发作属于部分运动性发作,病灶定位于中央前回,表现为神志清楚,抽搐自手指—腕部—前臂—肘—肩—口角—面部逐渐发展。②在所给的5个选项中,只有 Jackson 发作无意识障碍,A、B、C、D 均有不同程度的意识障碍,故正确答案为 E。

63. **ABCDE** ①患者面色苍白、贫血貌,Hb78g/L,应诊断为中度贫血。②系统性红斑狼疮(SLE)好发于育龄妇女,常表现为发热、面部皮疹、蝶形红斑、对称性多关节肿痛、肾脏损害(蛋白尿);活动性 SLE 可有血沉增快、血小板减少、贫血,其中10%属于 Coombs 试验阳性的溶血性贫血。根据题干,本例应诊断为系统性红斑狼疮。③慢性肾炎、风湿热、败血症均不会出现 Coombs 试验阳性的溶血性贫血,故不答 B、C、D。患者无全身多处浅表淋巴结肿大,故不答 E。

64. ABCDE　①初产妇 LOA(枕左前)为正常胎位。宫口开大 6cm,说明处于第一产程活跃期。初产妇潜伏期正常约为 8 小时,不应超过 16 小时;活跃期正常为 4 小时,不应超过 8 小时。初产妇规律宫缩 10 小时,进入第一产程活跃期,说明产程进展正常。胎心率正常(正常值 110~160 次/分),胎儿监护 NST 有反应型,说明胎盘功能正常,无胎儿宫内窘迫,故无须干涉产程进展。②催产素常用于协调性宫缩乏力的治疗。子宫颈封闭常用于治疗复发性流产。肌内注射哌替啶常用于治疗不协调性子宫收缩过强。超声评估胎儿大小常用于产前检查。

65. ABCDE　①新生儿败血症的典型表现为"五不一低下",即不吃、不哭、不动、体重不增、体温不升、反应低下;特殊常见表现为黄疸,还可有休克表现,如面色苍灰、皮肤呈大理石样花纹。患儿存在原发感染灶(脐部脓性分泌物),应首先考虑新生儿败血症。②A、B 显然不是正确答案。D、E 虽可出现病理性黄疸,但不能全面解释题干所述临床表现,故不答 D、E。

66. ABCDE　①水痘的特点是全身症状较轻,发热 1 天后出疹,皮疹特点为"四世同堂"(斑疹、丘疹、疱疹、结痂同时出现)、向心性分布,故本例应诊断为水痘。②麻疹常在发热 3~4 天后出疹,早期可出现 Koplik 斑。风疹常为发热 0.5~1 天出疹,多为斑丘疹,疹间皮肤正常。幼儿急疹常表现为热退出疹,多为密集斑丘疹,红色细小,可有耳后淋巴结肿大。手足口病多表现为手、足、口、臀四个部位斑丘疹、疱疹,皮疹具有不痛、不痒、不结痂、不结疤的"四不"特征。

67. ABCDE　初产妇宫口开大 6cm,说明处于第一产程活跃期。产妇临产 10 小时,说明无潜伏期和活跃期延长。胎位枕右前(ROA),为正常胎方位。足月儿正常双顶径 9.3cm,胎心率正常值为 110~160 次/分,说明胎儿大小正常且无宫内窘迫。S-1 提示胎头最低点位于坐骨棘平面以上 1cm,"有水囊感"说明胎膜未破。宫口开大>3cm,胎心正常,无头盆不称,为加速产程进展,可行人工破膜。

68. ABCDE　①患者有贫血的临床表现(乏力、面色苍白、贫血貌),Hb79g/L,应诊断为中度贫血。患者平均红细胞体积(MCV)<80fl,应考虑小细胞低色素性贫血。患者有组织缺铁的表现(反甲),应诊断为缺铁性贫血。②再生障碍性贫血常表现为外周血三系减少,患者仅红系减少,故不答 B。海洋性贫血为遗传性溶血性贫血,常自幼发病,表现为黄疸、肝脾大,故不答 C。巨幼细胞贫血为大细胞性贫血,MCV>100fl,故不答 D。溶血性贫血常表现为贫血、黄疸、肝脾大三联征,故不答 E。

69. ABCDE　①婴儿小于 6 月龄,冬季出生,晒太阳机会较少,单纯牛奶喂养,未及时添加辅食,这些都是维生素 D 缺乏性佝偻病的常见病因。婴儿烦躁不安,夜哭,颅骨软化,应诊断为维生素 D 缺乏性佝偻病激期。②营养不良常表现为体重不增,可有骨骼生长缓慢,但不会出现颅骨软化。亚临床维生素 A 缺乏症常表现为夜盲,暗适应能力减退,结膜干燥、毕脱斑,不会出现夜哭、颅骨软化等。婴儿肠痉挛为功能性疾病,只会出现婴儿阵发性哭闹,不会出现颅骨软化等骨骼改变。患婴无手足搐搦,故不答 E。

70. ABCDE　老年男性,进行性排尿困难,血清前列腺特异性抗原(PSA)正常(正常值<4.0μg/L),应首先考虑良性前列腺增生。其手术指征:曾发生过急性尿潴留、最大尿流率<10ml/s、膀胱残余尿量>50ml。本例患者曾发生尿潴留 2 次、膀胱残余尿量 80ml,应手术治疗,首选术式为经尿道前列腺切除术。开放手术仅在巨大前列腺或合并膀胱结石时选用,多采用耻骨上经膀胱或耻骨后前列腺切除术。

71. ABCDE　①急性肝炎分为急性黄疸型肝炎和急性无黄疸型肝炎。患儿低热、乏力、恶心、呕吐、黄疸 3 天,ALT 和 TBil 均增高,应诊断为急性黄疸型肝炎。②小儿急性肝炎以甲型肝炎最多见,多为黄疸型;小儿慢性肝炎以乙型和丙型肝炎多见,多为隐性感染或无症状 HBV 携带者。本例为小儿黄疸型肝炎,故最可能的诊断是甲型肝炎。

72. ABCDE　临床上根据糖皮质激素正规足量治疗 8 周的效应,将肾病综合征分为 4 型。①激素敏感型肾病:以泼尼松足量治疗≤8 周,尿蛋白转阴;②激素耐药型肾病:以泼尼松足量治疗 8 周,尿蛋白仍为阳性;③激素依赖型肾病:对激素敏感,但减量或停药 1 个月内复发,重复 2 次以上;④肾病复发与频复发:复发是指尿蛋白由阴转阳>2周,频复发是指肾病病程中半年复发≥2次,或1年内复发≥3次。本例糖皮质激素治疗4周后尿蛋白即转阴,故为激素敏感。

73. ABCDE 肠内营养是指通过胃肠道途径提供营养的方式,本例将漏出的肠液收集后,经瘘口注入远端肠管的方法属于肠内营养。

74. ABCDE ①右叶甲状腺肿块,质硬,表面不光滑,甲状腺核素扫描示冷结节,应考虑甲状腺癌。②甲状腺腺瘤质中等,表面光滑,故不答A。亚急性甲状腺炎、慢性淋巴细胞性甲状腺炎常表现为双侧甲状腺弥漫性肿大,有压痛,故不答C、E。结节性甲状腺肿常表现为双侧甲状腺肿大,触及单个或多个结节,故不答D。

75. ABCDE ①一期梅毒常表现为硬下疳,发生于不洁性交后2~4周,常发生于外生殖器,初为丘疹、浸润性红斑,最后发展为硬下疳,腹股沟淋巴结肿大。根据题干,本例应诊断为梅毒。②软下疳的潜伏期一般为2~5天,局部疼痛明显,局部淋巴结常肿大、化脓。尖锐湿疣常表现为外生殖器淡红色小丘疹。腹股沟肉芽肿、性病性淋巴肉芽肿少见,故不答C、D。

76. ABCDE 男童,发病前2周有上呼吸道感染史,表现为水肿、高血压、血尿、蛋白尿、少尿、C3降低,应诊断为急性肾小球肾炎。急性肾小球肾炎为自限性疾病,不宜使用糖皮质激素和免疫抑制剂治疗,故答C。

77. ABCDE Dugas征阳性和方肩畸形都是肩关节脱位的典型体征,故答案为C。

78. ABCDE ①患者急性起病,表现为四肢对称性肌无力,腱反射消失,病理征阴性,双侧腓肠肌握痛,应诊断为吉兰-巴雷综合征。②重症肌无力常表现为受累骨骼肌病态疲劳,症状波动,晨轻暮重,故不答A。周期性瘫痪常表现为四肢弛缓性瘫痪,无感觉障碍,周期性发作,发作期间血钾降低。多发性肌炎常见于5~10岁小儿,表现为对称性近端肌无力,如肩胛肌无力可使两肩抬高困难、下肢肌无力出现上楼和蹲起困难等。急性脊髓炎常表现为截瘫,受累平面以下感觉障碍。

79. ABCDE ①强迫障碍的基本症状是强迫观念和强迫行为,患者每次进教室时必须默念"我需认真听讲",才进教室,且必须左脚先进,应属于强迫行为,故应诊断为强迫障碍。②精神分裂症可出现强迫症状,但往往不为强迫症状而苦恼,对症状无自知力。抑郁症也可出现强迫症状,但强迫症状都是继发出现的,而不是原发的。焦虑障碍一般无特定的焦虑对象,故不答C。分离障碍常表现为部分或全部丧失了对过去的记忆,或出现具有发泄特点的情感暴发。

80. ABCDE ①患者痛经进行性加重,应首先考虑子宫腺肌病和子宫内膜异位症。子宫肉瘤、子宫肌瘤、子宫肥大症均不会出现继发性痛经进行性加重,故不答B、D、E。②子宫腺肌病常有子宫均匀性增大,质硬,压痛,无卵巢异位囊肿。子宫内膜异位症常无子宫均匀性增大,但有卵巢异位囊肿,故答A。

81. ABCDE 患者2周前有上呼吸道感染史,说明β-溶血性链球菌感染可能性大。患者6天前突发血尿、蛋白尿、水肿、高血压、肾功能轻度受损,应诊断为急性肾小球肾炎。急进性肾小球肾炎的特点是短期内肾功能急剧恶化,但本例血肌酐仅为156μmol/L(正常值76~88μmol/L),故不答B。IgA肾病常表现为上呼吸道感染24~72小时后突发肉眼血尿,而本例上呼吸道感染8天后才出现肉眼血尿,故不答C。肾病综合征的诊断标准为尿蛋白≥(+++)、血浆白蛋白<30g/L,一般无血尿,故不答D。患者病程仅6天,不能诊断为慢性肾小球肾炎,故不答E。

82. ABCDE A、B、C、D、E均为颈椎病的类型。患者颈肩痛,伴左上肢放射痛,以桡侧为甚,上肢牵拉试验及压头试验均阳性为神经根型颈椎病的特点,故答B。

83. ABCDE ①房间隔缺损可于胸骨左缘第2~3肋间闻及收缩期杂音,肺动脉瓣区第二心音(P_2)亢进。②肺动脉瓣狭窄可于胸骨左缘第2肋间闻及收缩期杂音,肺动脉瓣区P_2减弱。室间隔缺损可于胸骨左缘第3~4肋间闻及收缩期杂音,可有肺动脉瓣区P_2亢进。动脉导管未闭可于胸骨左缘第2肋间及连续性双期杂音。法洛四联症可于胸骨左缘第2~3肋间闻及收缩期杂音,肺动脉瓣区P_2减弱。

84. ABCDE ①在体格生长常用指标中,以头围判断年龄较准确,尤其是2岁以内的小儿。正常足月儿出生时头围 33~34cm,3 个月为 39~40cm,6 个月为 42~43cm,1 岁时约为 46cm,2 岁时约为 48cm,5 岁时约为 50cm。②本例头围 42cm,说明该小儿年龄约为 6 个月。6 个月小儿能独坐一会,能用手摇玩具,能认识熟人和陌生人。7 个月能叫"爸爸""妈妈",能听懂自己的名字,该小儿不能听懂自己的名字,故其年龄应为 6 个月而不是 7 个月(D 对)。

85. ABCDE ①流行性脑脊髓膜炎(流脑)好发于 5 岁以下的儿童,常表现为高热、剧烈头痛、频繁呕吐、皮肤黏膜瘀点、瘀斑及脑膜刺激征,脑脊液检查显示压力增高(正常值 40~100mmH$_2$O)、白细胞>1000×10^6/L[正常值(0~15)×10^6/L],以多核细胞为主,糖和氯化物明显降低(正常值分别为 2.5~4.4mmol/L、111~123mmol/L)、蛋白质增高(正常值为 0.2~0.4g/L)。根据题干,本例应诊断为流脑。②流行性乙型脑炎不会出现皮肤瘀点、瘀斑,故不答 A。本例病史仅 2 天,结核性脑膜炎的可能性较小,故不答 C。中毒型细菌性痢疾常表现为剧烈头痛、频繁呕吐、烦躁不安、惊厥、昏迷等,不会出现皮肤瘀点,故不答 D。败血症仅在晚期出现皮肤瘀点,脑膜刺激征阴性,故不答 E。

86. ABCDE 粟粒性肺结核为重症结核病,可致患者细胞免疫功能低下,使结核菌素试验(PPD 试验)呈假阴性反应。A、B、C、E 项 PPD 试验均可为阳性。

87. ABCDE ①不需要胰岛素治疗的妊娠期糖尿病孕妇,无母儿并发症时,可严密监测到预产期(E 对)。若未自然临产,可采取措施终止妊娠。②需要胰岛素治疗的妊娠期糖尿病孕妇,若血糖控制良好,可在严密监测下,妊娠至 38~39 周终止妊娠。

88. ABCDE ①本例理想收缩压 = 6×2+80 = 92mmHg,舒张压 = 92×2/3 = 61mmHg,实际血压为 110/70 mmHg,不能诊断为高血压。患儿体重 = 年龄×2+8 = 6×2+8 = 20kg。②患儿水肿,血清白蛋白<30g/L,尿蛋白定量>50mg/(kd·d)(即 1.0g/d),故应诊断为肾病综合征。患儿血压正常,血尿素氮正常(正常值 1.78~8.92mmol/L),故应诊断为单纯型肾病综合征而不是肾炎型肾病综合征。

89. ABCDE 患者头部外伤后 CT 示颅内积气,说明硬脑膜破裂,为开放性颅脑损伤,应诊断为颅底骨折。A、B、C 均属于闭合性颅脑损伤,无颅内积气。颅内动脉瘤破裂与脑外伤无关,故不答 E。

90. ABCDE ①急性硬脑膜外血肿的典型意识障碍表现为受伤→昏迷→清醒→再次昏迷。患者头部受伤后出现中间清醒期,头痛、躁动、轻度颈抵抗,应诊断为急性硬脑膜外血肿。②急性硬脑膜下血肿和脑内血肿常表现为伤后持续昏迷,无中间清醒期。蛛网膜下腔出血的常见病因为颅内动脉瘤,而不是脑外伤,常表现为一侧动眼神经麻痹、偏瘫、视力障碍等。脑膜炎主要表现为发热、脑膜刺激征等,无头部外伤史。

91. ABCDE ①羊水栓塞常发生于分娩过程中,突发咳嗽、呼吸困难、发绀、血压下降,甚至死亡,故本例应诊断为羊水栓塞。②子宫破裂常表现为下腹部撕裂样疼痛,胎心音消失,胎儿进入腹腔。前置胎盘常表现为妊娠晚期无痛性阴道流血。胎盘早剥常表现为妊娠晚期有痛性阴道流血。胎膜早破是指临产前胎膜破裂。

92. ABCDE 口唇呈樱桃红色为一氧化碳中毒的特征性体征,故答案为 B。

93. ABCDE ①中年妇女,接触性出血,宫颈新生物,应首先考虑子宫颈癌。为明确诊断,应首选子宫颈活组织病检。②分段诊刮活组织病检常用于确诊子宫内膜癌。C、D、E 都是子宫颈癌的筛查方法,故不答 C、D、E。

94. ABCDE ①男性青年,右腰腹部疼痛 1 天,血尿,应考虑泌尿系统结石。腹部 X 线片未见明显异常,说明为透 X 线结石。B 超示右肾积水,右侧输尿管上段扩张,应考虑右侧输尿管下段结石。为明确诊断,可行磁共振尿路成像(MRU)检查。②逆行肾盂造影为有创检查,一般不作为首选。核素肾扫描主要用于分肾功能的测定,故不答 B。尿液细菌培养主要用于尿路感染的诊断,故不答 D。肾功能检测不能确诊输尿管下段结石,故不答 E。

95. ABCDE ①施行人工流产术未吸出胚胎和绒毛组织而导致继续妊娠,称为漏吸。误诊为宫内妊娠行人工流产,称为空吸。患者现突然晕倒,失血性休克体征,下腹压痛、反跳痛,宫颈举痛,子宫右侧可触及一包块,应诊断为右侧输卵管妊娠破裂并失血性休克,说明10天前为误诊宫内妊娠的空吸。②流产后右侧附件炎、右卵巢囊肿蒂扭转、阑尾脓肿均不会出现失血性休克征象,故不答A、D、E。人工流产不全常表现为手术后阴道流血时间长,血量多,故不答B。

96. **ABCDE**　①急性肝炎病程短于半年,若病程超过半年应诊断为慢性肝炎,本例病程仅4周,故可首先排除B。淤胆型肝炎以肝内淤胆为主要表现,如皮肤瘙痒、粪便颜色变浅、肝脏肿大等,故不答E。②患者黄疸进行性加重,血清总胆红素大于正常值10倍,应诊断为重型肝炎(肝衰竭)而不是急性黄疸型肝炎,故不答A。重型肝炎分为4型:急性重型肝炎(发病<2周)、亚急性重型肝炎(发病15天~26周)、慢加急重型肝炎、慢性重型肝炎。本例病程4周,故应诊断为亚急性重型肝炎。

97. **ABCDE**　①患者发热、腹泻、血便(隐血试验阳性),左下腹压痛,白细胞总数轻度增高,粪便白细胞>15个/HPF、少数红细胞,应诊断为急性细菌性痢疾。②食物中毒应有进食不洁食物史,同餐人员同时多人发病,粪便镜检白细胞常不超过5个/HPF。急性肠炎粪便镜检常无白细胞。霍乱一般有腹泻,无腹痛,无里急后重,多为水样便,腹泻之后喷射性呕吐。消化道出血多无发热,粪便无大量白细胞,故不答D。

98. **ABCDE**　患者反复剑突下疼痛3年,呕吐10天,呕吐物有隔夜宿食,应诊断为十二指肠球部溃疡并幽门梗阻。大量呕吐宿食后易造成胃酸及K^+丢失,导致低钾低氯性碱中毒。

99. **ABCDE**　①患者6天前有不洁性交史,出现尿频、尿急、尿痛,尿道口有大量脓性分泌物,应诊断为淋病。②梅毒、生殖器疱疹、尖锐湿疣、艾滋病的潜伏期远大于6天,故不答A、B、D、E。

100. **ABCDE**　卵巢内胚窦瘤患者血清甲胎蛋白(AFP)升高,具有诊断价值。一般非妊娠正常女性血清AFP<25μg/L。纤维瘤虽可出现腹水,但无AFP升高,故答B而不是E。

101. **ABCDE**　患者右示指甲沟炎加剧,发热,指头剧烈肿胀、跳痛,应诊断为脓性指头炎。患指出现跳痛,说明局部张力极高,应及时切开引流,若以热盐水浸泡,则局部血管扩张,充血加重,将使疼痛加剧。此时最重要的治疗是切开引流,抗生素只是辅助治疗措施。手术时选用末节指侧面做纵行切口,不应做成鱼口状,以免术后瘢痕形成影响手指感觉。

102. **ABCDE**　①子宫肌瘤红色样变多见于妊娠期或产褥期,常表现为剧烈腹痛,伴恶心、呕吐、发热,检查发现肌瘤迅速增大、压痛。根据病史及临床表现,本例应诊断为子宫肌瘤红色样变。②子宫肌瘤其他变性不引起特殊的临床表现,故不答B、C、E。产褥感染常表现为发热、下腹疼痛、异常恶露三大症状,无腹部包块,故不答A。

103. **ABCDE**　①先兆子宫破裂多发生于分娩期,好发于有梗阻性难产、不恰当使用缩宫素的产妇,表现为子宫病理性缩复环、下腹压痛、胎心异常和血尿4大特点,可有胎儿窘迫。根据题干,本例应诊断为先兆子宫破裂。②子宫完全性破裂后腹痛反而减轻,腹壁可扪及胎体、胎心音消失。强直性宫缩常出现痉挛性狭窄环,引起子宫破裂者少见。羊水栓塞常表现为分娩期突发寒战、咳嗽、呼吸困难、抽搐、昏迷,甚至死亡。胎盘早剥常表现为妊娠晚期有痛性阴道出血、休克等。

104. **ABCDE**　①患者双侧膝关节、肘关节、掌指关节对称性肿痛伴晨僵,应考虑类风湿关节炎。为明确诊断,最有意义的实验室检查项目是抗环瓜氨酸肽(CCP)抗体,其特异性和敏感性均高于类风湿因子(RF),故答C而不是B。②血沉(ESR)测定可了解类风湿关节炎的活动性。B型超声能了解大关节有无积液。膝关节X线片诊断价值不如RF和抗CCP抗体。

105. **ABCDE**　①患者早醒,兴趣下降,自卑,有厌世和消极念头,应诊断为抑郁症。②适应障碍的表现形式多样,以情绪障碍为主,一般应有明显的生活事件作为诱因,特别是生活环境或社会地位的改变,但患者无明显诱因,故不答A。按焦虑症的诊断标准,病程应超过6个月,患者病程仅3个月,故不答B。分离障碍常表现为部分或全部丧失了对过去的记忆或身份,或出现具有发泄特点的情感暴发。精神分裂症常伴不协调的精神运动性兴奋,但患者的精神活动是协调的,故不答E。

106. **ABCDE** ①初产妇宫口开大7cm,处于第一产程活跃期。第一产程包括潜伏期和活跃期,初产妇潜伏期最大时限为20小时,活跃期最大时限为8小时,而本例临产12小时,为正常活跃期,不能诊断为第一产程延长。②胎膜早破是指临产前已发生胎膜破裂,而本例在临产后破膜,故不答C。滞产是指总产程>24小时,故不答D。潜伏期延长是指初产妇潜伏期>20小时,故不答E。

107. **ABCDE** ①凡尿化验异常(蛋白尿、血尿)、伴或不伴水肿和高血压病史3个月以上,无论有无肾功能损害,均应考虑慢性肾小球肾炎。本例病史半年,有蛋白尿、血尿、高血压、水肿、贫血、肾功能减退,应诊断为慢性肾小球肾炎而不是急性肾小球肾炎,答案为B。②慢性肾盂肾炎常表现为反复发作的尿感、肾盂肾盏变形狭窄、持续性肾小管损害。肾病综合征常表现为尿蛋白(+++~++++)、血浆白蛋白<3.0g/L。无症状蛋白尿和/或血尿常表现为蛋白尿和/或血尿,无其他临床表现。

108. **ABCDE** ①6个月婴儿,易激惹,烦躁,夜惊,枕秃明显,应诊断为维生素D缺乏性佝偻病激期,早期诊断最可靠的表现是血清25-(OH)-D_3降低。②骨密度降低为本病的晚期表现。

109. **ABCDE** ①丹毒是皮肤网状淋巴管的急性炎症,好发于下肢。表现为片状皮肤红疹,略隆起,色鲜红,中间稍淡,境界清楚。根据病史及临床表现,本例应诊断为丹毒。②疖是单个毛囊及其周围组织的急性化脓性感染。多个疖融合称为痈。急性蜂窝织炎是皮下疏松结缔组织的弥漫性炎症,病变边界不清。急性淋巴管炎病变呈条索状红线。

110. **ABCDE** ①3岁以下婴幼儿消瘦,体重不增,腹壁皮下脂肪消失,应诊断为重度蛋白质-能量营养不良。A、B、C、E均属于其常见并发症,但以自发性低血糖症最严重,若诊治不及时,可危及患儿生命。②腹泻病不属于蛋白质-能量营养不良的常见并发症,故不答D。

111. **ABCDE** ①急性病因引起的脱水常为等渗性脱水,本例为急性肠梗阻所致的脱水,故答案为B。②低渗性脱水也称继发性脱水,常由慢性病因所致,故不答C、E。

112. **ABCDE** 113. **ABCDE** 114. **ABCDE** ①患儿高热,外周血白细胞总数及中性粒细胞比例显著增高,应考虑细菌性肺炎,故可首先排除A、C、E。肺炎链球菌肺炎好发于5岁以下儿童,常表现为咳嗽、咳铁锈色痰,肺部叩诊浊音、语颤增强、管状呼吸音,胸部X线片示大片均匀致密阴影,很少出现肺大疱,故不答B。金黄色葡萄球菌肺炎好发于婴幼儿,全身中毒症状严重,散在皮疹,易形成肺脓肿、脓胸、脓气胸、肺大疱等,胸部X线片示小片状阴影,肺小脓肿、肺大疱,故不答D。②患儿病情加重,右上肺叩诊呈鼓音,右下肺叩诊呈浊音,右肺呼吸音低,说明合并脓气胸,此为金黄色葡萄球菌肺炎的常见并发症。中毒性心肌炎、真菌感染不属于肺炎的常见并发症,故不答B、C。肺炎合并心力衰竭常表现为呼吸频率>60次/分,心率>180次/分,极度烦躁不安,面色苍白,心音低钝,肝大。肺炎合并中毒性脑病常表现为烦躁、嗜睡、眼球上窜、前囟隆起、惊厥、脑膜刺激征。③肺炎合并脓气胸应及时穿刺引流,若脓液黏稠,经反复穿刺抽脓不畅,宜行胸腔闭式引流。A为真菌性肺炎的治疗。C为肺炎合并心力衰竭的治疗。D为肺炎合并中毒性脑病的治疗。患儿无更换抗生素的指征,故不答B。

115. **ABCDE** 116. **ABCDE** ①出血性疾病分为血管性疾病、血小板疾病、凝血障碍性疾病三类。皮肤及黏膜出血点、紫癜常提示血管、血小板异常,深部血肿、关节出血常提示凝血障碍。患者月经量增多,皮肤出血点、少量瘀斑、牙龈渗血,血小板减少,应诊断为原发免疫性血小板减少症(ITP)。再生障碍性贫血常表现为外周血三系减少,网织红细胞计数降低,与本例不符。自身免疫性溶血性贫血常表现为贫血、白细胞增多,血小板大多正常,偶尔显著减少,称为Evans综合征。弥散性血管内凝血(DIC)应有原发病因,病情危重,进展迅速,血小板进行性下降,3P试验常阳性,故不答D。骨髓增生异常综合征常表现为外周血三系减少。②为确诊ITP,首选骨髓穿刺细胞学检查。白细胞分类为细菌感染性疾病的常用初筛检查。抗人球蛋白试验(Coombs试验)为温抗体型自身免疫性溶血性贫血的特异性检查。凝血功能检测为凝血障碍性疾病的常用检查。出血时间测定无特异性,故不答E。

117. **ABCDE** 118. **ABCDE** ①头颅CT检查示高密度影,提示脑出血,故答案为A。脑梗死为低密度影,故不答C。②患侧瞳孔散大,对光反射消失,应考虑发生脑疝。脑疝患者急救时,应一边行术前准备

(静脉滴注20%甘露醇以降低颅内压),一边急诊开颅。由于题干要求回答的是"此时急需的处理措施",故最佳答案为A而不是E。

119. ABCDE 120. ABCDE ①患者受批评后,感到委屈,出现失眠、早醒,对前途悲观失望,整天闷闷不乐,应考虑抑郁相。近1周来,兴奋话多,自我感觉好,自我评价高,应考虑躁狂相,故本例应诊断为双相情感障碍。②该患者目前处于急性躁狂发作期,其治疗以心境稳定剂为主,首选碳酸锂,有效率约为70%。A、B、C、D均属于第二代抗精神病药物,具有一定的心境稳定作用,可作为候选的心境稳定剂使用。

121. ABCDE 122. ABCDE 123. ABCDE ①患者腰部疼痛,向下肢放射,直腿抬高试验及加强试验均为阳性,应诊断为腰椎间盘突出症。"排尿困难、马鞍区麻木"为马尾受压所致。L_4神经根受压常表现为伸膝无力,膝反射减弱。L_5神经根受压常表现为踇趾背伸无力。S_1神经根受压常表现为足跖屈无力,屈踇无力。②MRI能清楚地显示椎间盘退变情况、髓核突出位置和程度,可用于腰椎间盘突出症和椎管内肿瘤的鉴别。X线片、CT只能显示骨质结构,不能显示髓核结构和椎管内肿瘤,故不答A、B。椎管造影为有创检查,现已少用。DSA为血管造影,对本病诊断价值不大。③腰椎间盘突出症合并马尾受压,说明病情严重,应手术治疗。A、B、C、D都是一般性治疗措施。

124. ABCDE 125. ABCDE 126. ABCDE ①绒毛膜癌既可继发于葡萄胎妊娠,也可继发于非葡萄胎妊娠,常表现为不规则阴道流血,子宫增大,卵巢黄素化囊肿,可转移至宫颈、阴道、肺等处。患者产后5个月,不规则阴道流血,宫颈前唇紫蓝色结节为宫颈转移,胸闷咳嗽、胸部X线片示双肺中下部多发棉絮状阴影,为肺部转移症状。双侧附件区各触及囊性包块,为黄素化囊肿,故应诊断为绒毛膜癌。侵蚀性葡萄胎转移少见,故答D而不是A。胎盘残留不会有宫颈、肺转移症状,故不答B。肺癌、卵巢肿瘤一般不会累及宫颈,不会出现子宫增大,故不答C、E。②绒毛膜癌为妊娠滋养细胞肿瘤,为明确诊断,最有价值的检查是血清hCG测定,表现为hCG显著增高。CT、B超均属于影像学检查,不能确诊绒毛膜癌。胸腔镜检查多用于周围型肺癌的诊断。血、尿常规检查无特异性。③绒毛膜癌多采用以化疗为主、手术和放疗为辅的综合治疗,故答D。卵巢黄素化囊肿在化疗后可迅速缩小,直至消失,无须特殊处理,故不答A。清宫术多用于葡萄胎的治疗。子宫切除术多用于无生育要求、无转移的患者。

127. ABCDE 128. ABCDE 129. ABCDE ①患婴Hb58g/L,应诊断为中度贫血。外周血平均红细胞容积(MCV)>94fl,说明为大细胞性贫血。患婴面色苍黄,精神呆滞,头发稀疏黄软,应诊断为营养性巨幼细胞性贫血。主要原因是生后母乳喂养,其母以素食为主,而素食中叶酸和维生素B_{12}含量较少,故答案为E。A为缺铁性贫血的常见病因。虽然肠道吸收不良可导致巨幼细胞性贫血,但与本例无关,故不答B。C为再生障碍性贫血的常见病因。D为溶血性贫血的病因。②对于巨幼细胞性贫血患者,若有精神症状,开始治疗时应给予维生素B_{12},而不应给予叶酸,此时给予叶酸反而可能加重精神症状。

130. ABCDE 131. ABCDE ①急性肺水肿患者静脉注射呋塞米,可快速减轻心脏前负荷,扩张静脉,缓解肺水肿。B、C、D、E起效慢,不适用于急性肺水肿的治疗。②肝硬化患者腹水形成的原因之一是继发性醛固酮增多,而螺内酯(安体舒通)的化学结构与醛固酮类似,可与醛固酮竞争远曲小管和集合管细胞的醛固酮受体,从而抑制醛固酮的作用。此外,肝硬化腹水患者常合并低钾,而螺内酯正是一种低效的保钾性利尿剂,可以纠正低钾,故肝硬化腹水的利尿首选螺内酯。

132. ABCDE 133. ABCDE 134. ABCDE ①HBeAg阳性表示病毒复制活跃,且有较强的传染性,因此HBeAg是临床上判断抗乙型肝炎(乙肝)病毒治疗是否有效的指标。②乙肝疫苗的主要成分是HBsAg,接种后可刺激机体产生相应的保护性抗体抗-HBs。③HBsAg、HBeAg均属于乙肝病毒Dane颗粒的抗原成分,只要有乙肝病毒感染,血清中即可检出,故不答A、B。抗-HBc在感染早期出现,然后抗-HBe出现,抗-HBs常在急性感染的后期出现。

135. ABCDE　136. ABCDE　①蛋白质-能量营养不良可伴有多种维生素缺乏，尤其以脂溶性维生素 A 缺乏最常见。②小儿麻疹最易缺乏的维生素是维生素 A，可引起干眼症，严重者出现视力障碍。

137. ABCDE　138. ABCDE　①血清淀粉酶测定是诊断急性胰腺炎的常用方法，但淀粉酶活性的高低与病情严重程度并不成正比，出血坏死性胰腺炎患者血清淀粉酶活性可升高、降低或正常，因此血清淀粉酶测定不是诊断急性出血坏死性胰腺炎最有意义的检查项目。腹部增强CT是诊断出血坏死性胰腺炎的最佳方法，故答 C 而不是 A。假如本题题干改为"诊断急性水肿型胰腺炎最有意义的检查是"，则答案为 A。②诊断早期原发性肝癌最有意义的检查是甲胎蛋白检测。③血清癌胚抗原（CEA）测定常用于结直肠癌预后的判断。血清 C 反应蛋白（CRP）测定常用于急性炎症的辅助诊断。

139. ABCDE　140. ABCDE　①为明确子宫内膜癌的诊断，应首选分段诊刮。②为明确子宫颈癌的诊断，应首选宫颈活组织病理检查。宫颈刮片常用于子宫颈癌的筛查。

141. ABCDE　142. ABCDE　①胆源性肝脓肿是指肠道细菌经 Oddi 括约肌进入胆道系统，沿胆管上行，进入肝脏引起的肝脓肿，其致病菌以大肠埃希菌最多见。②急性乳腺炎的致病菌主要为金黄色葡萄球菌。

143. ABCDE　144. ABCDE　①小儿热性惊厥持续 5 分钟以上应行止惊治疗，首选地西泮 $0.3\sim0.5$ mg/kg 缓慢静脉注射，最大剂量≤10mg，婴幼儿≤2mg。②癫痫持续状态首选地西泮快速止惊，剂量同前，一般 $1\sim2$ 分钟内止惊。

145. ABCDE　146. ABCDE　①滑动性疝是指疝内容物成为疝囊壁的一部分，属于难复性疝。难复性疝是指疝内容物不能回纳或不能完全回纳入腹腔内，但并不引起严重症状的疝。②Litter 疝属于嵌顿性疝，是指嵌顿的内容物是小肠憩室，通常是 Meckel 憩室。③易复性疝是指疝内容物很容易回纳入腹腔内的疝。嵌顿性疝是指疝囊颈较小而腹内压突然增高时，疝内容物强行扩张疝囊颈而进入疝囊，随后因囊颈的弹性收缩，又将内容物卡住，使其不能回纳。绞窄性疝是指嵌顿的肠管血运完全阻断的疝。切口疝是指发生于腹壁手术切口处的疝。

147. ABCDE　148. ABCDE　①吩噻嗪类药物可阻断中脑-边缘通路和中脑-皮质通路中的 D_2 受体，常用于精神分裂症的治疗。②5-羟色胺(5-HT) 主要存在于中枢神经系统，通过多种 5-HT 受体参与调节痛觉、精神情绪、睡眠等功能活动。5-HT 再摄取抑制剂（如氟西汀、帕罗西汀等）可抑制 5-HT 的摄取，常用于治疗脑内 5-HT 减少所致的抑郁症。③苯二氮䓬类主要用于镇静催眠，锂盐（碳酸锂）主要用于治疗躁狂症，卡马西平主要用于治疗三叉神经痛及癫痫大发作、单纯局限性发作。

149. ABCDE　150. ABCDE　①卡托普利为血管紧张素转换酶抑制剂（ACEI），主要不良反应是刺激性干咳，其发生率为 10%~20%，可能与其抑制缓激肽降解，导致体内缓激肽增多有关。②氢氯噻嗪可影响血尿酸代谢，痛风患者禁用。

2025 国家临床执业助理医师资格考试全真模拟试卷（二）答案及精析

第一单元（答案为绿色选项）

1. AB**C**DE　①角色行为异常是指患者无法承受患病或患不治之症的挫折和压力，表现出悲观、绝望、冷漠，对周围环境无动于衷，这种异常行为如不能及时发现与有效疏导，不仅对病情十分不利，而且还可能发生意外事件。②角色行为强化是指"小病大养"。角色行为冲突是指同一个体承担着多个社会角色，在适应患者角色过程中，与病前的各种角色发生心理冲突，从而使患者焦虑不安、烦恼，甚至痛苦等。角色行为缺如表现为患者未能进入患者角色，不承认自己是患者，或否定病情的严重程度。角色行为减退是指已进入角色的患者，由于强烈的感情需要，或因环境、家庭、工作等因素，或由于正常社会角色的责任、义务的吸引，患者不顾病情而从事力所不及的活动，承担正常角色的社会行为，从而影响疾病的治疗。

2. ABCD**E**　临床预防服务主要针对健康人和无症状"患者"，其服务内容主要包括求医者的健康咨询、健康筛查、免疫接种、化学预防、预防性治疗，不包括药物治疗。

3. AB**C**DE　A、B、C、D、E均有降压作用，但仅血管紧张素转换酶抑制剂（ACEI）具有改善胰岛素抵抗的独特作用，故特别适合高血压合并2型糖尿病的治疗。

4. **A**BCDE　①在临床医疗实践中，医患之间的交往分为技术型交往和非技术型交往。技术型交往是指医患之间针对诊断、治疗、护理以及预防保健的具体方法而进行的沟通与交往。非技术型交往是指医患之间情感、心理和思想上的交往。医师在治疗疾病的过程中，"只见疾病，不见人"，说明医师只注重技术水平的交往，而不注重非技术水平的交往，答案为A而不是B。②语言水平的交往和非语言水平的交往是医患交往的两种形式，故不答D、E。C为非正规说法。

5. A**B**CDE　①临床上，慢性失血是缺铁性贫血最多见、最重要的原因。在成年男性，以消化道出血（如消化性溃疡、钩虫病、痔出血）最多见；在成年女性，以月经出血过多最常见。②慢性胃炎、慢性肝炎、慢性感染主要引起慢性病性贫血。慢性溶血主要引起溶血性贫血，而不是缺铁性贫血。

6. **A**BCDE　①红舌主热证，多为热动血行，热邪炽盛，舌之血脉充盈所致。②紫舌主气血淤滞。绛舌主热盛。淡白舌主虚症、寒证。

7. ABCD**E**　①隐痛多为精血亏虚所致。②刺痛多为瘀血所致。灼痛多为邪热亢盛所致。酸痛多为湿阻所致。胀痛多为肝阳上亢所致。

8. ABCD**E**　下肢静脉回流经浅静脉和深静脉两套系统进行，其中浅静脉系统包括大隐静脉和小隐静脉及其分支，故行大隐静脉高位结扎的前提就是深静脉系统通畅。Perthes试验可检查深静脉是否通畅。若Perthes试验阳性，说明下肢深静脉阻塞，严禁行大隐静脉高位结扎。

9. **A**BCDE　①甲状腺激素是促进胎儿和新生儿脑发育的关键激素。在胚胎期，甲状腺激素可促进神经元增殖、分化、突起和突触形成，促进胶质细胞生长和髓鞘形成，促进神经元骨架的发育。虽然甲状腺激素和生长激素都能促进生长发育，但前者可促进神经系统的生长发育，后者则不能。故影响神经系统发育最重要的激素是甲状腺激素。②糖皮质激素、甲状旁腺激素、性激素均不能促进脑组织的生长发育。

10. **ABCDE**　亚急性感染性心内膜炎多有轻、中度贫血,晚期可有重度贫血。80%~85%的患者可闻及心脏杂音。脾大见于15%~50%的患者。亚急性感染性心内膜炎可有Roth斑,一般不会出现环形红斑。环形红斑为风湿热的常见表现。

11. **ABCDE**　正态分布是一种重要的连续分布的钟形曲线,以均数μ为中心,左、右两侧基本对称,靠近均数两侧频数较多,离均数越远,频数越少,形成一个中间多、两侧逐渐减少,基本对称的分布。68.3%的变量值分布范围是$\mu-\sigma\sim\mu+\sigma$,95%的变量值分布范围是$\mu-1.96\sigma\sim\mu+1.96\sigma$,99%的变量值分布范围是$\mu-2.58\sigma\sim\mu+2.58\sigma$。

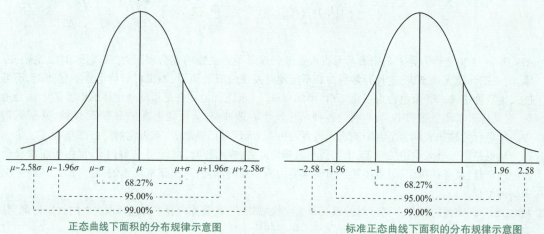

正态曲线下面积的分布规律示意图　　　标准正态曲线下面积的分布规律示意图

12. **ABCDE**　①肺炎克雷伯杆菌肺炎的特征性痰液为砖红色胶冻样血痰。②流感嗜血杆菌肺炎多为脓痰。铜绿假单胞菌肺炎为黄绿色、翠绿色痰。金黄色葡萄球菌肺炎为金黄色痰。肺炎链球菌肺炎为铁锈色痰。

13. **ABCDE**　①评价筛检试验真实性的指标包括特异度、灵敏度、假阳性率、假阴性率、约登指数、粗一致性。②似然比为评价试验收益的指标。Kappa值、变异系数、符合率为评价试验可靠性的指标。

14. **ABCDE**　①低钾血症常有各系统兴奋性降低的表现:神经系统主要表现为精神萎靡、软瘫、腱反射减弱或消失;心血管系统主要表现为传导阻滞和心律失常;消化系统主要表现为厌食、恶心、呕吐、腹胀、肠鸣音消失等。②腱反射亢进常见于低钙血症。

15. **ABCDE**　①疾病的预防分为三级,二级预防是指在疾病的临床前期,通过采取早期发现、早期诊断、早期治疗的"三早"预防措施,以控制疾病的发展与恶化。疾病筛检是早期发现疾病的措施之一,因此属于二级预防措施。②A、C、D均属于一级预防,E属于三级预防。

16. **ABCDE**　①尽管目前支气管哮喘的发病机制尚不清楚,但某些变应原引起的变态反应与哮喘的发作密切相关。因目前支气管哮喘的治疗尚无特效药物,因此,部分患者若能找到引起哮喘发作的变应原,彻底脱离变应原,这是防治哮喘最有效的方法。②沙丁胺醇是控制支气管哮喘急性发作的首选药物,糖皮质激素是缓解哮喘症状最有效的药物。

17. **ABCDE**　我国医学心理学工作者根据多年的实践和研究,概括出6个基本观点:心身统一的观点、社会对个体影响的观点、认知评价的观点、主动适应和调节的观点、情绪因素作用的观点、个性特征作用的观点,不包括道德约束的观点。

18. **ABCDE**　心房颤动是器质性心脏病最常见的心律失常,也是诱发心力衰竭最重要的因素。其他各种快速性心律失常均可诱发心力衰竭,但不是最重要的因素,故不答A、B、C、D。

19. **ABCDE**　《抗菌药物临床应用管理办法》规定:因抢救生命垂危的患者等紧急情况,医师可以越级使用抗菌药物。越级使用抗菌药物应当详细记录用药指征,并应当于24小时内补办越级使用抗菌药物的必要手续。

20. **ABCDE** 胃肠道恶性肿瘤常经门静脉转移至肝。

21. **ABCDE** ①纤维蛋白性炎是以纤维蛋白渗出为特点的炎症,好发于黏膜、浆膜和肺组织。发生于黏膜者,黏膜坏死组织、渗出的纤维蛋白和中性粒细胞共同形成膜状物覆盖在黏膜表面,称假膜性炎,渗出物的主要成分是纤维蛋白。②浆液性炎以浆液渗出为主,化脓性炎以中性粒细胞渗出为主。

22. **ABCDE** 在五行相克关系中,木克土、土克水、水克火、火克金、金克木。

23. **ABCDE** 内痔是齿状线上方直肠上静脉丛曲张团块形成的。由于是"曲张的静脉丛",故肛诊时不能扪及。其他如肛瘘、直肠息肉、肛管直肠癌、盆腔脓肿等做直肠指检时,均可有阳性发现。

24. **ABCDE** ①病毒性肝炎的基本病理变化是变性和坏死。灶性坏死属于溶解坏死,也称液化性坏死,最多见。肝细胞的溶解坏死由高度气球样变发展而来。②嗜酸性坏死是指单个肝细胞的死亡,属于凝固性坏死,不是灶性坏死,故不答 A、D。干酪样坏死是结核病具有诊断意义的病变,坏疽是指组织坏死并继发腐败菌感染。

25. **ABCDE** ①支气管扩张症患者若咯血量少,可口服云南白药。若中等量咯血,可静脉滴注垂体后叶素。若咯血量大,经内科治疗无效,可考虑介入栓塞治疗。抗生素为预防感染的一般性治疗措施。②支气管扩张症咯血患者不应给予中枢性镇咳药,以免窒息死亡。

26. **ABCDE** ①急性肾小球肾炎为自限性疾病,不宜使用糖皮质激素,答案为 D。②A、B、E 都是对症治疗措施。急性肾小球肾炎急性期应给予低盐饮食(NaCl<3g/d),明显少尿者应注意控制液体入量。

27. **ABCDE** ①蛋白质的分子结构分为一级、二级、三级和四级结构,后三者统称为高级结构。可以维持蛋白质分子高级结构的化学键是氢键。②离子键是维持四级结构的化学键。疏水键和盐键是维持二级结构的化学键。肽键是维持一级结构的化学键。

28. **ABCDE** RNA 的种类很多,如 rRNA、mRNA、tRNA 等,其中 tRNA 含稀有碱基最多(占 10%~20%)。稀有碱基包括双氢尿嘧啶(DHU)、假尿嘧啶(ψ)、甲基化的嘌呤("G"、"A)。

29. **ABCDE** ①系统抽样又称机械抽样,是按照一定顺序,机械地每隔若干单位抽取一个单位的抽样方法。②多级抽样是指将多种抽样方法综合运用。整群抽样是将总体分成若干群组,以群组为抽样单位进行随机抽样,被抽到的群组中的全部个体均作为调查对象。单纯随机抽样是指从总体 N 个对象中,利用抽签、随机数字等方法抽取 n 个对象组成一个样本。分层抽样是将调查的总体按照某种特征分成若干层,然后在每层中进行随机抽样。

30. **ABCDE** ①缺氧性肺血管收缩是肺动脉高压形成的最重要因素。②高碳酸血症为引起肺动脉高压的功能性因素之一,但不是重要因素。慢性炎症所致的肺动脉狭窄为形成肺动脉高压的解剖学因素。血液黏稠度增加、血容量增加是引起肺动脉高压的少见病因。

31. **ABCDE** 磺胺类药物的化学结构与对氨基苯甲酸相似,是二氢叶酸合成酶的竞争性抑制剂,可竞争性抑制二氢叶酸的合成,造成细菌的核苷酸和核酸合成受阻,从而抑制细菌生长繁殖。为了增强疗效,临床上用药时常首剂加倍。

32. **ABCDE** 缓解急性心肌梗死患者胸痛效果最好的措施是介入治疗,因为心肌再灌注可开通梗死相关血管、恢复缺血心肌的供血。A、B、C 均属于缓解胸痛的措施,常于介入治疗之前使用。尿激酶属于抗凝药物,不能缓解胸痛,故不答 D。

33. **ABCDE** ①胸部 X 线检查是诊断肺结核的常用首选方法。②结核菌素试验主要用于检出结核分枝杆菌感染,而不是检出肺结核。痰结核菌检查是确诊肺结核的主要方法。纤维支气管镜检查主要用于支气管结核、淋巴结支气管瘘的诊断。血清酶联免疫试验临床少用。

34. **ABCDE** 全心衰竭患者一般先有左心衰竭,然后才继发右心衰竭。当右心衰竭时,右心室排血量减少,导致肺淤血减少,故呼吸困难减轻。

35. **ABCDE** 《献血法》规定,公民临床用血时只需交付用于血液的采集、储存、分离、检验等费用。无偿献血者临床需要用血时,免交前款规定的费用。无偿献血者的配偶和直系亲属临床需要用血时,可以免交或者减交前款规定的费用。

36. ABCDE　①甲状腺高功能腺瘤为甲状腺大部切除术的指征。②青少年原发性甲亢严禁行甲状腺大部切除术,应采用药物治疗。亚急性甲状腺炎、桥本甲状腺炎应口服甲状腺素片治疗。甲状腺乳头状癌应行甲状腺腺叶切除、近全切除或全切除术。

37. ABCDE　个体在不同应激源的刺激下,可产生程度不同的情绪反应,包括焦虑、抑郁、恐惧、愤怒等,其中焦虑是最常出现的情绪性应激反应。

38. ABCDE　生物转化的第二相反应为结合反应,非营养物质可与葡萄糖醛酸、硫酸、乙酰基、谷胱甘肽、甲基、甘氨酸等结合,但以与葡萄糖醛酸的结合最普遍、最重要。

39. ABCDE　①初级卫生保健的基本原则包括合理分配资源,社区参与,预防为主,适宜技术,综合服务与合理转诊。②初级卫生保健肯定不包括推广医学尖端技术。

40. ABCDE　①搔弹音也称水坑征,主要用于测定微量腹水。让患者取肘膝位,使脐部处于最低位。由侧腹部向脐部叩诊,如由鼓音转为浊音,则为水坑征阳性,提示腹水多于120ml。液波震颤提示腹水至少3000~4000ml,移动性浊音阳性提示腹水至少1000ml。②振水音阳性提示幽门梗阻、胃扩张。

41. ABCDE　用25%葡萄糖溶液100~200ml,每5g糖加入胰岛素1U,静脉滴注,可使K^+由细胞外液转入细胞内,从而降低血钾,故可用于高钾血症的治疗。

42. ABCDE　通调水道是肺的生理功能。A、B、C、E均属于脾的生理功能。

43. ABCDE　以手指尖骤击患者颧弓与口角间的面颊部,引起眼睑和口角抽动,为面神经征(Chvostek征)阳性,见于低钙血症。A、B、C、D都是代谢性酸中毒的临床表现。

44. ABCDE　①胃排空延迟多于术后数日患者由流质饮食改为半流质饮食时出现,属于胃大部切除术的早期并发症。②吻合口溃疡多发生于术后2年内,贫血多发生于术后半年以上,碱性反流性胃炎多发生于术后数月至数年,残胃癌多发生于术后5年以上,这些均属于胃大部切除术的晚期并发症。

45. ABCDE　①室性心动过速患者若无血流动力学障碍,可首先静脉注射利多卡因或普鲁卡因酰胺,若无效可选用胺碘酮静脉注射。②室性心动过速患者若出现严重血流动力学障碍(如低血压、休克、心绞痛、充血性心力衰竭),应立即施行电复律。

46. ABCDE　①胃的主要功能是主受纳,腐熟水谷,主通降,以降为和。②胆的生理功能主要是贮存和排泄胆汁,主决断。大肠的主要功能是主传化糟粕。小肠的主要功能是主受盛化物。膀胱的主要功能是贮存和排泄尿液。

47. ABCDE　①慢性阻塞性肺疾病(COPD)是以持续气流受限为特征的疾病,其病理生理变化是持续气流受限导致的肺通气功能障碍。②随着病情发展,肺组织弹性减退,肺泡持续扩大,回缩障碍,残气量增加,晚期可有通气和血流比例失调,导致肺换气功能障碍。

48. ABCDE　患者有水肿,需使用利尿剂,可首先排除B。由于肾功能衰竭,宜选用袢利尿剂(呋塞米),而不宜使用噻嗪类利尿剂(氢氯噻嗪)、保钾利尿剂(氨苯蝶啶),故答A。

49. ABCDE　食物中毒是指食用了被有毒有害物质污染的食品或者食用了含有有毒有害物质的食品后出现的急性、亚急性疾病。食物中毒的发病特点为暴发性、特定性、相似性、群体性和非传染性。

50. ABCDE　①老年人易发生腹股沟直疝,青年人易发生腹股沟斜疝。②脐疝多见于小儿和成人。绞窄性疝是由于嵌顿时间过长,疝内容物发生血运障碍者。嵌顿性疝是指疝内容物卡在疝环处,不能回纳腹腔,但尚未发生血运障碍者。

51. ABCDE　①A、B、C、D、E均为非选择性环氧化酶(COX)抑制药,主要作用为解热镇痛抗炎。②阿司匹林、布洛芬有较强的解热、镇痛、抗炎作用。③对乙酰氨基酚的解热镇痛作用与阿司匹林相当,但在外周组织对COX无明显作用,因此抗炎作用极弱,答案为C。④双氯芬酸的解热、镇痛、抗炎作用强于吲哚美辛。⑤吲哚美辛抗炎作用比阿司匹林强10~40倍。

52. **ABCDE** 气胸分为三类。①闭合性气胸:胸膜裂口较小,可有不同程度的肺萎陷、胸腔积气,对呼吸循环的影响较小;②开放性气胸:外界空气可经胸壁伤口随呼吸自由进出胸膜腔,导致纵隔扑动,引起循环障碍;③张力性气胸:胸膜裂口呈单向活瓣,气体随每次吸气进入胸膜腔并积聚增多,导致胸膜腔压力高于大气压,伤侧肺严重萎陷,纵隔显著移向健侧,健肺受压,严重影响呼吸、循环功能,可导致患者迅速死亡。血气胸和多根肋骨骨折一般不会导致患者迅速死亡。

53. **ABCDE** ①β₂受体激动剂主要通过激动气道β₂受体,激活腺苷酸环化酶,减少肥大细胞、嗜碱性粒细胞脱颗粒和炎性介质释放,从而舒张支气管,缓解哮喘症状。部分β₂受体激动剂起效迅速,使用后数分钟即起效,为治疗哮喘发作的首选药物。②糖皮质激素为治疗哮喘效果最好的药物。

54. **ABCDE** ①青色多为肝病。②赤色多为心病。黄色多为脾病。黑色多为肾病。白色多为肺病。

55. **ABCDE** 《疫苗管理法》规定,国家实行预防接种异常反应补偿制度。接种免疫规划疫苗所需的补偿费用,由省、自治区、直辖市人民政府财政部门在预防接种经费中安排;接种非免疫规划疫苗所需的补偿费用,由相关疫苗上市许可持有人承担。

56. **ABCDE** ①周围血管征包括枪击音、Duroziez双重杂音、毛细血管搏动征、水冲脉等,主要见于脉压增大的情况,如重度主动脉瓣关闭不全、甲亢、严重贫血等。②二尖瓣狭窄、二尖瓣关闭不全、主动脉瓣狭窄、肥厚型心肌病均无周围血管征。

57. **ABCDE** ①流行性乙型脑炎特异性抗体IgM在病后3~4天即可出现,2周达高峰,可用于早期诊断。②血凝抑制抗体在病后4~5天出现,2周达高峰,持续时间可长达1年,常用于流行病学调查。血凝素抗体的说法本身是错误的,故不答C。中和抗体是指能与病毒及其产物特异性结合并发挥中和作用的抗体,常用于制备疫苗(如麻疹疫苗、乙肝疫苗),而不是用于疾病的诊断。补体结合抗体为IgG,不能用于早期诊断,只能用于回顾性诊断或流行病学调查。

58. **ABCDE** ①支气管扩张症的典型胸部X线片表现如下:支气管囊状扩张,腔内可存在气液平面;气道壁增厚;受累肺实质由于通气不足、萎陷,扩张的气道往往聚拢,纵切面可显示为"双轨征",横切面显示"环形阴影"。②两肺多发性结节阴影为转移性肺癌的表现。左下肺实变阴影为大叶性肺炎的表现。右下肺透亮度增加为肺气肿的表现。右下肺炎性浸润伴空洞液平,为肺脓肿的表现。

59. **ABCDE** 采集的全血经离心后下层的沉淀物为红细胞悬液,上层为富含血小板的血浆;后者经20℃离心,下层为血小板,上层为贫血小板血浆;贫血小板血浆在-20℃冰冻称为新鲜冰冻血浆(FFP)。FFP在4℃溶解,上层为冰冻血浆(FP),下层为冷沉淀,冷沉淀富含纤维蛋白原、FⅧ和vW因子。新鲜冰冻血浆含全部凝血因子。

60. **ABCDE** 医院常见的健康有害因素包括医院专业因素、医院环境因素、医院管理因素和医院社会因素。医院专业因素也称医源性因素,主要是指医务人员在专业操作过程中的不当或过失行为,给患者造成的不安全感或者不安全结果,分为技术性有害因素和药物性有害因素,"四环素牙"属于药物性有害因素,最佳答案为B,A不准确。

61. **ABCDE** 上消化道大出血急性期进行X线钡餐检查,可能会促使休克发生,或使原已停止的出血再次出血,因而不宜施行。

62. **ABCDE** 分泌大量黏液的腺癌称为黏液癌,镜下可见腺腔扩大,含有大量黏液,癌细胞似漂浮在黏液中。有时黏液聚积在癌细胞内,将细胞核挤向一侧,使癌细胞呈印戒状,称为印戒细胞癌。可见,印戒细胞癌属于腺癌的特例。

63. **ABCDE** ①慢性阻塞性肺疾病患者,$PaO_2<60mmHg$,应诊断为呼吸衰竭。$PaCO_2>50mmHg$,说明有CO_2潴留,应诊断为Ⅱ型呼吸衰竭。②患者pH在7.35~7.45之间,说明为代偿性酸碱失衡,故不答C。患者$PaCO_2>45mmHg$,说明存在呼吸性酸中毒。患者$HCO_3^->27mmol/L$,说明存在代谢性碱中毒,应诊断为代偿性呼吸性酸中毒合并代谢性碱中毒。

64. **ABCDE**　胃溃疡经严格的内科治疗无效,应手术治疗,首选术式为毕Ⅰ式胃大部切除。毕Ⅱ式胃大部切除为十二指肠溃疡的首选术式。溃疡局部切除术后易复发,临床已弃用。迷走神经切断术+幽门成形术国内应用较少,故不答 E。

65. **ABCDE**　A、B、C、E 均属于脉压增大所致的周围血管征,主动脉瓣区舒张期杂音为主动脉瓣关闭不全的典型临床表现,但不属于周围血管征。

66. **ABCDE**　①乙型肝炎肝硬化患者,肝功能差,凝血因子合成减少。输入红细胞悬液 1600ml 后仍出血不止,还应输入适量新鲜冰冻血浆,以补充凝血因子,因为新鲜冰冻血浆含有所有的血浆凝血因子。②冷沉淀仅含有纤维蛋白原、FⅧ、vW 因子等,故答 D 而不是 E。A、B、C 不含凝血因子,故不答 A、B、C。

67. **ABCDE**　①厌恶疗法是将令患者厌恶的刺激(如呕吐)与对患者有吸引力的不良刺激(如吸烟)相结合形成条件反射,以消退不良刺激对患者的吸引力,使症状消退的治疗方法。②冲击疗法和系统脱敏疗法多用于治疗恐惧症。松弛疗法多用于治疗焦虑症。生物反馈主要用于治疗心身疾病、神经症等。

68. **ABCDE**　①患者长期乙型肝炎(乙肝)病史,近 2 年水肿、黄疸、蜘蛛痣、脾大、上消化道出血,应诊断为乙肝肝硬化,门静脉高压症并食管胃底曲张静脉破裂出血。因此肝脏穿刺活组织检查最典型的病理改变是假小叶形成,因为假小叶是肝硬化的特征性病变。②乙肝肝硬化患者可有肝细胞再生、水肿、脂肪变性,但无特异性,故不答 A、C、E。肝细胞大片坏死常见于急性或亚急性重型肝炎,故不答 B。

69. **ABCDE**　①患者右上腹痛、寒战、高热、黄疸,右上腹腹膜刺激征,肝区叩击痛阳性,白细胞总数和中性粒细胞比例增高,应诊断为细菌性肝脓肿。患者有典型 Charcot 三联征(寒战高热、腹痛、黄疸),B 超示胆总管结石,应考虑急性胆管炎。这说明细菌性肝脓肿是胆道逆行感染所致,故最常见的致病菌是大肠埃希菌。②金黄色葡萄球菌为血源性肝脓肿的常见致病菌。草绿色链球菌为亚急性感染性心内膜炎的常见致病菌。铜绿假单胞菌常导致非特异感染,肺炎链球菌为肺炎的常见致病菌。

70. **ABCDE**　①患者腹股沟区肿物,质软,有压痛,B 超示低回声,应考虑腰椎结核椎旁脓肿顺腰大肌向下流动所致。腰椎结核患者常有结核中毒症状(低热),椎旁脓肿,椎体破坏,椎间隙狭窄。根据题干,本例应诊断为腰椎结核。②急性骨髓炎多见于儿童,好发于长骨干骺端而不是腰椎,故不答 A。骨巨细胞瘤常表现为疼痛、肿胀,X 线表现为骨端偏心位、溶骨性破坏,病灶膨胀生长,呈肥皂泡样改变。椎体转移性肿瘤常有骨质破坏,但椎间隙多正常,故不答 D。类风湿关节炎常对称性累及手足小关节,而不是椎体,故不答 E。

71. **ABCDE**　胸部 X 线片示卷发影,为支气管扩张症的典型表现。老年患者反复咳脓痰,咯血,肺部固定湿啰音,应诊断为支气管扩张症。

72. **ABCDE**　①高血压伴糖尿病、蛋白尿,首选血管紧张素转换酶抑制剂(ACEI)。②ACEI 禁用于血肌酐>265μmol/L、血钾>5.5mmol/L 者。本例血肌酐 103μmol/L,血钾正常,因此可以使用 ACEI。

73. **ABCDE**　①急性胰腺炎常表现为饮酒后上腹痛或左上腹痛,呕吐后腹痛不缓解为其特点。急性胰腺炎常有血清淀粉酶活性增高,>500U/L 有诊断意义,故答 A。②急性肠梗阻、急性胆囊炎、急性肝炎染可有血清淀粉酶活性增高,但一般不超过 250U/L,故不答 B、C、D。急性胃炎血清淀粉酶正常,故不答 E。

74. **ABCDE**　本例为长期站立的中年妇女,右下肢静脉迂曲、扩张 8 年,有下肢肿胀和皮肤营养性改变。加上 Perthes 试验阴性,可诊断为原发性下肢静脉曲张。大隐静脉瓣膜功能试验(Trendelenburg 试验)阳性提示该瓣膜功能不全。Perthes 试验阴性提示下肢深静脉通畅,可排除下肢深静脉血栓形成。

75. **ABCDE**　血清肌酸激酶同工酶(CK-MB)增高提示心肌急性受损,常见于病毒性心肌炎、急性心肌梗死,A、C、D、E 均无 CK-MB 增高。

76. **ABCDE**　①患者骨髓增生活跃,原始细胞≥30%,应诊断为急性白血病。患者细胞化学染色示 PAS 阴性,NSE 阳性,部分能被氟化钠抑制,应诊断为急性单核细胞白血病。其诱导缓解化疗首选 IA 方案,即去甲氧柔红霉素(IDA)+阿糖胞苷(Ara-C)。②DVP 为急性淋巴细胞白血病的首选化疗方案。ABVD 为霍奇金淋巴瘤的首选化疗方案。伊马替尼为慢性粒细胞白血病的首选化疗药物。维 A 酸为急性早幼粒细胞白血病的首选化疗药物。

77. **ABCDE**　①患者直肠指检发现直肠包块，为明确诊断，最有意义的检查当然是结肠镜+活组织检查。②A、B、C、E均属于影像学检查方法，不能明确包块性质。

78. **ABCDE**　预防医学中，分析流行病学考得最多的就是病例对照研究和队列研究，前者是先将研究对象分为病例组和对照组，然后找出两组的不同影响因素，即暴露因素；后者是先按影响因素的有无分为两组，然后观察两组的结局。本例先将300例新生儿分为黄疸组和非黄疸组，再找出两组之间的不同暴露因素，这种研究方法应为病例对照研究。

79. **ABCDE**　主动脉瓣关闭不全是亚急性感染性心内膜炎（IE）的常见病因，其特征性体征是主动脉瓣区闻及舒张期叹气样杂音。患者发热、睑结膜瘀点、Osler 结节、主动脉瓣关闭不全，应诊断为亚急性感染性心内膜炎。单纯性主动脉瓣关闭不全不会出现发热、Osler 结节等，故最佳答案为 E 而不是 D。A、B、C 显然不是正确答案。

80. **ABCDE**　尊重原则是医学伦理学的基本原则之一，尊重原则要求医务人员尊重患者的自主权，尊重患者知情同意和选择的权利，故答案为 D。

81. **ABCDE**　《传染病防治法》规定：①急性细菌性痢疾为乙类传染病。②对于乙类传染病，应在诊断后24小时内进行网络报告。③未按照规定报告传染病疫情，或者隐瞒、谎报、缓报传染病疫情的，由县级以上人民政府卫生行政部门责令改正，通报批评，给予警告；造成传染病传播、流行或者其他严重后果的，对负有责任的主管人员和其他直接责任人员，依法给予降级、撤职、开除的处分，并可以依法吊销有关责任人员的执业证书；构成犯罪的，依法追究刑事责任。本例王某缓报乙类传染病疫情，应给予的处理是责令改正。

82. **ABCDE**　室性融合波为室性心动过速的特征性心电图表现，故答案为 D。

83. **ABCDE**　①患者心界向两侧扩大，超声心动图示左心室增大，应诊断为扩张型心肌病。②慢性心包炎可有心包积液而出现心界增大，但不会有左心室增大，故不答 A。肥厚型心肌病以心室非对称性肥厚为特点，无心腔增大，故不答 C。器质性心脏病的心脏杂音常≥3/6 级，本例不能仅凭心尖部闻及 2/6 级 SM（收缩期杂音），诊断为风湿性心脏病（风心病）二尖瓣关闭不全，故不答 B。病毒性心肌炎病前 1~3 周常有上呼吸道病毒感染的前驱症状，故不答 E。

84. **ABCDE**　①老年患者，无痛性黄疸，Courvoisier 征阳性（黄疸患者右上腹触及无痛性肿大的胆囊），应诊断为胆总管下段癌、胰头癌或壶腹部癌等。②肝癌可有黄疸，但不会触及肿大的胆囊。胆总管结石常表现为阵发性腹痛、波动性黄疸、腹膜刺激征阳性。胆囊结石常表现为阵发性右上腹痛、胆囊肿大、有触痛，但黄疸少见。题干所述与胃癌无关，故不答 D。

85. **ABCDE**　老年患者胸骨后压榨性疼痛半小时以上，心电图示 $V_1 \sim V_3$ 导联 ST 段弓背向上抬高，应诊断为急性前间壁心肌梗死。对于起病 6 小时以内的急性心肌梗死最重要的治疗是经皮冠状动脉介入治疗（PCI），可使闭塞的冠状动脉再通，心肌得到再灌注，改善预后。

86. **ABCDE**　电镜下见脏层上皮与基膜之间有驼峰状电子致密沉积物，为毛细血管内增生性肾炎（急性肾炎）的特征性电镜表现，故答 C。

87. **ABCDE**　普萘洛尔为 β 受体阻滞剂，可抑制心肌收缩，抑制窦房结和房室结的功能，对于急性心力衰竭、心功能Ⅲ或Ⅳ级者不宜应用。

88. **ABCDE**　①患者心悸 2 年，心律绝对不齐，脉搏短绌（心率>脉率），心电图示 P 波消失，心室律极不规则，应诊断为心房颤动。患者超声心动图示左心耳内有血栓存在，心房颤动极易发生血栓脱落造成体循环栓塞，故应行抗凝治疗。对于低危患者，可口服阿司匹林。对于高危患者，尤其有血栓栓塞病史、左心房有附壁血栓并存糖尿病者，宜选用华法林治疗。参阅 3 版 8 年制《内科学》P243。②电复律、射频消融术、药物复律常用于治疗病程短于 1 年的心房颤动，慢性心房颤动复律成功率较低。

89. **ABCDE**　①患者主动脉瓣区闻及递减型哈气样舒张期杂音，应首先考虑主动脉瓣关闭不全。患者可有脉压增大,周围血管征阳性,如水冲脉、股动脉枪击音(Traube 征)。主动脉瓣关闭不全患者由于舒张期左心室过度充盈,二尖瓣位置较高,故第一心音减弱。主动脉瓣关闭不全患者由于左心室明显增大,故心尖搏动向左下移位。②主动脉瓣关闭不全患者若反流明显,可于心尖部闻及柔和低调的隆隆样舒张期杂音,称为 Austin-Flint 杂音,而不是 Graham-Steell 杂音。二尖瓣狭窄伴肺动脉高压时,肺动脉扩张导致相对性肺动脉瓣关闭不全,可于胸骨左缘第 2 肋间闻及叹气样舒张期杂音,称为 Graham-Steell 杂音。

90. **ABCDE**　①患者有乙型肝炎(乙肝)病史多年,消瘦、乏力、黄疸、脾大、腹水征阳性,应考虑乙肝肝硬化失代偿期。患者近 5 天意识障碍,应考虑合并肝性脑病。②肺性脑病常见于 COPD 患者,尿毒症昏迷常见于慢性肾衰竭患者,脑血管意外常见于高血压患者,糖尿病酮症酸中毒常见于糖尿病患者。

91. **ABCDE**　①患者阵发性腹痛、恶心、呕吐、腹部膨隆、肠鸣音亢进,应考虑急性肠梗阻。腹部 X 线片示阶梯状液平,应诊断为低位小肠梗阻。②高位小肠梗阻腹部 X 线片示鱼肋征,结肠梗阻腹部 X 线片示结肠袋形,故不答 A、D。幽门梗阻常表现为频繁大量呕吐,呕吐物为隔夜宿食,不含胆汁,故不答 C。乙状结肠扭转好发于老年男性,腹部 X 线片示马蹄状巨大的双腔充气肠袢,故不答 E。

92. **ABCDE**　①患者发热、出血,外周血红细胞、粒细胞和血小板减少,不能除外 A、B、C、E,因为 A、B、C、E 均可有全血细胞减少。②缺铁性贫血只影响红系,故常表现为外周血红蛋白减少,而白细胞和血小板正常,故答 D。

93. **ABCDE**　甲论文 $\chi^2 > \chi^2_{0.01,1}$,说明甲论文结论的正确概率>99%。乙论文 $\chi^2 > \chi^2_{0.05,1}$,说明乙论文结论的正确概率>95%,故答案为 A。

94. **ABCDE**　①患者血压≤160/100mmHg,可不必做特殊术前准备。②平时使用胰岛素控制血糖者,在手术日晨应停用胰岛素,故不答 E。A、C、D 均属于一般性术前准备。

95. **ABCDE**　①青年患者,反复上腹痛,服用制酸剂可缓解,应考虑十二指肠球部溃疡。②胃溃疡多见于中老年人,故不答 A。胃泌素瘤少见,制酸剂效果较差,故不答 C。球后溃疡多表现为后背痛、右上腹痛,制酸剂效果不佳,故不答 D。慢性胃炎多无明显症状,可有中上腹不适、饱胀、钝痛等。

96. **ABCDE**　①上消化道活动性出血的征象包括：肠鸣音活跃(>10 次/分)；血压持续性降低(注意不是降低)；在补液足够的情况下,血尿素氮持续增高；血细胞比容持续性降低,故不答 A、B、C。尿量增加,提示失血性休克已纠正,故不答 E。②上消化道大出血的典型粪便呈柏油样,若黑便次数增多、粪质稀薄、颜色稍红,提示出血仍未停止。

97. **ABCDE**　①患者胸闷、憋气,左肺呼吸音减低,叩诊呈鼓音,胸部 X 线片示左肺压缩,应诊断为气胸。②肺萎陷<30%为小量气胸,肺萎陷 30%～50%为中量气胸,肺萎陷>50%为大量气胸(7 版黄家驷《外科学》P2022)。患者胸部 X 线片示肺萎陷 90%,应诊断为大量气胸。对于中、大量气胸应首选胸腔闭式引流而不是胸腔穿刺排气,故答 E 而不是 A。③解痉平喘常用于支气管哮喘急性发作的治疗。低流量吸氧常用于 COPD 的治疗。呼吸机辅助呼吸常用于呼吸衰竭的治疗。

98. **ABCDE**　①投射法是指使用无严谨结构的测验材料,如一些意义不明的图像、一片模糊的墨迹或一些不完整的句子等,要求受试者根据自己的理解随意做出回答,以诱导出受试者的经验、情绪或内心冲突。②问卷法是指采用结构式问题的方式,让受试者以"是"或"否",或在有限的几种选项中做出回答。作业法为非文字性测验,让受试者进行实际操作,多用于测量感知和运动操作能力。③观察法、调查法为心理评估的常用方法,而不是心理测验的方法,故不答 C、D。

99. **ABCDE**　①患者长期肝病,上消化道出血后出现扑翼样震颤,应诊断为肝性脑病。严禁使用或慎用镇静剂(冬眠合剂),以免加重昏迷。②A、B、C、E 都是肝性脑病的常用治疗措施。

100. **ABCDE**　肺心病患者血 pH<7.35,为失代偿性酸中毒。$PaCO_2>50mmHg$,说明有 CO_2 潴留,应诊断为呼吸性酸中毒。$HCO_3^->27mmol/L$,说明合并代谢性碱中毒。因此,本例应考虑为失代偿性呼吸合

101. **ABCDE** ①中年女性，尿频、尿急、尿痛2天，脓尿，应考虑尿路感染。患者高热，体温39℃，左肾区叩击痛，应诊断为急性肾盂肾炎而不是急性膀胱炎，故答E而不是A。②患者病程仅2天，不可能诊断为慢性肾盂肾炎。肾结核常表现为慢性膀胱刺激征。肾肿瘤常表现为无痛性肉眼血尿。

102. **ABCDE** ①"长期间断腹泻、黏液脓血便"为溃疡性结肠炎的典型临床表现，好发于乙状结肠和直肠，故常表现为左下腹痛。由于不是细菌感染所致，故抗生素治疗无效（利复星为甲磺酸左氧氟沙星）。根据题干，本例应诊断为溃疡性结肠炎。②克罗恩病好发于回肠末端，故常表现为右下腹痛，无黏液脓血便，故不答A。慢性细菌性痢疾可表现为间断左下腹痛、黏液脓血便，里急后重，抗生素治疗多有效，故不答B。患者病史长达5年，结肠癌的可能性不大，故不答D。缺血性肠病起病急骤，常在数小时发展为危重状态，不可能迁延5年，故不答E。

103. **ABCDE** ①老年患者，排便习惯改变，直肠前壁菜花型肿物，应考虑直肠癌。腹部B超、CT、MRI都是影像学检查方法，不能确诊直肠癌。②若题干要求回答"为明确诊断"，那么D或E均可作为答案项。但题干要求回答的是"为明确诊断及选择治疗方式"，则只能选结肠镜作为正确答案，因为有些直肠癌为多发性肿瘤，甚至合并结肠癌，只有做结肠镜才能明确诊断，决定手术方式。

104. **ABCDE** 慢性萎缩性胃炎伴肠化生是胃癌的癌前病变。老年患者，长期有胃癌的癌前病变，现上腹痛规律改变，合并上消化道出血，体重下降，应首先考虑胃癌。

105. **ABCDE** ①患者皮肤出血点，月经量增多，外周血小板计数降低，骨髓检查示巨核细胞增多但成熟障碍，应诊断为原发免疫性血小板减少症（ITP），其治疗首选糖皮质激素。②输注浓缩血小板适用于血小板<20×10⁹/L时。脾切除适用于糖皮质激素无效，病程迁延6个月以上者。雄激素过去常用于再生障碍性贫血的治疗，现已少用。长春新碱常用于糖皮质激素耐药的ITP患者。

106. **ABCDE** 在病例对照研究中，是先知道结果，后回顾其过去暴露史，不是前瞻性观察，另外其分母人数不清楚，故不能计算发病率。

107. **ABCDE** ①患者心电图示提前出现的QRS波群，形态正常，其前可见P波，不完全性代偿间歇，应诊断为房性期前收缩。动态心电图24小时内共记录到1500次，相当于房性期前收缩1次/分。②患者房性期前收缩，1次/分，无自觉症状，可暂不治疗，随访。

108. **ABCDE** ①肾上腺素是心肺复苏的首选药物，常用于电除颤无效的心室颤动、心脏停搏等。②若2～3次电除颤+肾上腺素静脉注射后仍然是心室颤动或无脉室性心动过速，可考虑给予抗心律失常药物，如胺碘酮、利多卡因。去甲肾上腺素主要用于纠正严重低血压。阿托品、异丙肾上腺素常用于治疗心动过缓。

109. **ABCDE** ①再生障碍性贫血是骨髓造血功能衰竭所致，常表现为骨髓增生极度低下，外周血三系细胞减少，肝、脾、淋巴结无肿大。由于缺乏中性粒细胞，抗感染能力下降，常出现发热。根据题干，本例应诊断为再生障碍性贫血。②淋巴瘤常表现为多处浅表淋巴结肿大，外周血三系细胞多正常。骨髓增生异常综合征常表现为骨髓增生活跃，而外周血三系细胞减少。急性白血病常表现为骨髓增生活跃，外周血红细胞、血小板减少，而白细胞增多，肝脾大。阵发性睡眠性血红蛋白尿症常表现为外周血三系细胞减少，但骨髓增生活跃，Ham试验阳性。

110. **ABCDE** ①形象思维是指依赖事物的具体形象和已有的表象解决问题的思维。如外科医生思考第2天所做手术时，在他头脑中会出现若干正常手术过程及其手术意外的场景。②聚合思维是指将问题提供的各种信息聚合起来，得出一个正确的或最好的答案。发散思维是指根据已有信息，从不同角度、不同方向思考，寻求多样性答案的一种展开性思维方式。抽象思维是指运用概念进行判断、推理的思维活动。创造性思维是指具有主动性和独创性的思维。

111. **ABCDE** 下腹部手术后8小时，下腹部胀痛，未排尿，应首先考虑尿潴留。腹腔内出血常表现为失血征。患者仅术后8小时，不可能诊断为急性膀胱炎、腹腔脓肿。肠蠕动未恢复与尿潴留无关。

112. **ABCDE**　①患者反复上腹痛20年,应考虑消化性溃疡。近来腹胀、呕吐宿食,应考虑并发幽门梗阻。为明确诊断,当然首选纤维胃镜检查。②腹部CT、B超对消化性溃疡的诊断价值有限。立位腹部透视主要用于消化性溃疡穿孔的诊断。ECT常用于恶性肿瘤骨转移的诊断,对胃肠道疾病敏感性低。

113. **ABCDE**　①患者进行性少尿,血肌酐655.6μmol/L,应诊断为急性肾衰竭。患者血肌酐>442μmol/L,需紧急透析治疗。②利尿、降压、纠酸均属一般性治疗措施。急性肾衰竭无须使用糖皮质激素。

114. **ABCDE**　①妊娠合并甲亢患者,有呼吸不畅、压迫感,说明肿大的甲状腺压迫了气管,为手术治疗的绝对适应证,故不答B、C。妊娠合并甲亢,可以选择在T2期(妊娠4~6个月)手术治疗。②^{131}I治疗禁用于妊娠患者,故不答A。

115. **ABCDE**　间歇性无痛性肉眼血尿为泌尿系统肿瘤的典型症状。老年男性,间歇性无痛性全程肉眼血尿,膀胱内有新生物,应考虑膀胱癌。为明确诊断,应首选膀胱镜检查。

116. **ABCDE**　①患者双手近端指间关节肿痛伴晨僵,抗环瓜氨酸多肽抗体阳性,应诊断为类风湿关节炎。②风湿性关节炎一般累及大关节而不是小关节。患者抗核抗体(ANA)阴性,故不答B。骨关节炎常累及远端指间关节,晨僵时间短于30分钟。痛风关节炎常表现为痛风石,尿酸增高。

117. **ABCDE**　118. **ABCDE**　①老年患者间断咳嗽、咳痰20余年,应考虑慢性阻塞性肺疾病(COPD)。病情加重1周,应考虑COPD急性加重期。近2天出现嗜睡、意识模糊,应诊断为COPD合并肺性脑病,故答C。A、B、D、E项与题干所述无关。②患者pH7.10,PaCO$_2$>45mmHg,应诊断为失代偿性呼吸性酸中毒。COPD合并失代偿性呼吸性酸中毒行机械通气的指征:PaO$_2$<40mmHg,PaCO$_2$>70mmHg。患者PaCO$_2$102mmHg,应行机械通气,故答E。COPD急性加重期,一般不宜静脉滴注糖皮质激素,以免感染扩散。静脉滴注大剂量利尿剂,可导致低钾低氯性碱中毒,使缺氧加重;此外,大量利尿可使痰液黏稠不易咳出,加重感染,故不答B。COPD不宜使用呼吸兴奋剂,否则会导致呼吸肌疲劳,加重CO$_2$潴留。COPD急性加重期,可静脉应用广谱抗生素,但不是首选治疗。

119. **ABCDE**　120. **ABCDE**　①患者暴饮暴食后中上腹持续性疼痛,伴恶心、呕吐,左上腹腹膜刺激征,应考虑急性胰腺炎。急性肠梗阻常表现为痛、吐、胀、肛门停止排气排便,肠鸣音亢进。急性阑尾炎常表现为转移性右下腹痛,右下腹压痛、反跳痛。急性胆囊炎常表现为脂肪餐后发作性右上腹绞痛,Murphy征阳性。消化性溃疡穿孔常表现为突发上腹痛,后扩散至右下腹或全腹,板状腹,肝浊音界缩小或消失,肠鸣音消失。②急性胰腺炎患者,血清淀粉酶于发病数小时开始升高,6~8小时可测,24小时达高峰,4~5天降至正常。尿淀粉酶于发病12~24小时开始升高,48小时达高峰,1~2周恢复正常。血清脂肪酶于发病24~72小时开始升高,持续7~10天。本例发病仅8小时,为明确诊断,只能选择血清淀粉酶测定,因为尿淀粉酶、血清脂肪酶还没升高。腹部超声为急性胰腺炎首选的影像学检查,但不能确诊。腹部平片对急性胰腺炎诊断价值不大。

121. **ABCDE**　122. **ABCDE**　123. **ABCDE**　①患者发热、出血,外周血红系、血小板减少,骨髓增生活跃,异型幼稚细胞>30%,应诊断为急性白血病。Auer小体阳性,可以排除急性淋巴细胞白血病,髓过氧化物酶(MPO)强阳性,非特异性酯酶(NSE)阳性,不被氟化钠抑制,应诊断为急性粒细胞白血病。患者3P试验阳性,说明合并DIC,应诊断为急性早幼粒细胞白血病。②急性白血病的贫血是白血病细胞增殖抑制了正常造血干细胞所致。A为溶血性贫血的原因,B为血管外溶血的原因,C、D为缺铁性贫血的常见原因。③全反式维A酸(ATRA)对急性早幼粒细胞白血病的诱导缓解率高达85%,为首选化疗药物。IA方案、DA方案、HA方案均为急性髓细胞白血病的诱导缓解化疗方案。DVP方案为急性淋巴细胞白血病的诱导缓解化疗方案。

124. **ABCDE**　125. **ABCDE**　①患者对称性近端指间关节、腕关节、踝关节受累,类风湿因子(RF)阳性,抗环瓜氨酸肽(CCP)抗体阳性,应诊断为类风湿关节炎。痛风关节炎常累及单侧第一跖趾关节。系统性红斑狼疮常表现为多系统受累,但RF、抗CCP抗体常为阴性。脊柱关节炎常累及脊柱和外周关节,如髋关节、膝关节等,故不答D。骨关节炎常累及远端指间关节,故不答E。②改变病情抗风湿药可控制类风湿关节炎的病情进展,首选甲氨蝶呤。甲氨蝶呤可抑制细胞内二氢叶酸还原酶,使嘌呤合成受抑,同时具有抗炎作用。泼尼松具有强大抗炎作用,可迅速缓解症状,但不能控制病情进展。环磷酰胺也属于改变病情抗风湿药,但不是首选药物。布洛芬、阿司匹林均属于非甾体抗炎药,可改善关节炎症状,但不能控制病情进展。

126. ABCDE　127. ABCDE　128. ABCDE　①心理学家将动机冲突分为双趋冲突、双避冲突、趋避冲突和双重趋避冲突4种类型,故不答C。趋避冲突也称接近-避式冲突,是指一个人对同一事物同时产生两种动机,既想得到它,同时又想拒绝和避开它。因此患者对父母的探视表现出既想见又不想见的矛盾心理属于趋避冲突。双趋冲突是指"鱼和熊掌不可兼得"。双避冲突是指"前有狼,后有虎"的矛盾冲突。双重趋避冲突是指人们常会遇到多个目标,难以拿定主意。②临床诊疗的伦理原则包括患者利益至上原则、最优化原则、知情同意原则、保密守信原则等。患者利益至上原则是指医务人员在诊疗过程中始终以患者为中心,并把患者的利益放在首位。患者决定拒绝见其父母,应尊重患者意愿,才能体现患者利益至上原则,答案为C。协同一致原则、公正原则、公益原则都属于公共卫生伦理原则,而不是临床诊疗伦理原则,故不答A、D、E。③《精神卫生法》第四十六条规定,医疗机构及其医务人员应当尊重住院精神障碍患者的通讯和会见探访者等权利;除在急性发病期或者为了避免妨碍治疗可以暂时性限制外,不得限制患者的通讯和会见探访者等权利。

129. ABCDE　130. ABCDE　①肾结核的特点是病变在肾脏,症状在膀胱,可有终末血尿。青年男性,长期膀胱刺激征,终末血尿,普通细菌培养阴性,应考虑肾结核。慢性膀胱炎、慢性肾盂肾炎好发于女性,尿普通细菌培养常呈阳性,故不答A、B。肾癌常表现为无痛性肉眼血尿,很少出现膀胱刺激征,故不答C。尿道炎多无膀胱刺激征、终末血尿,故不答E。②静脉尿路造影(IVU)可用于了解分肾功能、病变程度和范围,是确诊肾结核的检查方法,对治疗方案的选择有决定性意义。A、B是确诊肾结核最有价值的检查,但对治疗方案的选择意义不大,故不答A、B。C、E显然不是正确答案。

131. ABCDE　132. ABCDE　①变异型心绞痛由冠状动脉痉挛所致,硝苯地平疗效最佳。②尼莫地平扩张脑血管作用较强,首选用于脑血管痉挛。

133. ABCDE　134. ABCDE　①风湿性主动脉瓣关闭不全患者因脉压增大可出现周围血管征,如枪击音、Duroziez双重杂音、毛细血管搏动征等。枪击音是指轻放听诊器模型体件于股动脉表面,可闻及与心跳一致短促如射枪的声音。②风湿性二尖瓣狭窄患者可出现肺动脉高压,肺动脉扩张导致肺动脉瓣相对关闭不全,可于肺动脉瓣区闻及递减型高调叹气样舒张早期杂音,称为Graham-Steell杂音。③主动脉瓣关闭不全伴重度反流者,可于心尖区闻及Austin-Flint杂音。开瓣音常见于二尖瓣狭窄,喀喇音常见于二尖瓣脱垂。

135. ABCDE　136. ABCDE　①《人体器官移植条例》规定,医务人员未经人体器官移植技术临床应用与伦理委员会审查同意摘取人体器官的,依法给予处分;情节严重的,由县级以上地方人民政府卫生主管部门暂停其6个月以上1年以下执业活动;情节特别严重的,吊销其执业证书。②《抗菌药物临床应用管理办法》规定,医师有下列情形之一的,由县级以上卫生行政部门给予警告或者责令暂停6个月以上1年以下执业活动;情节严重的,吊销其执业证书;构成犯罪的,依法追究刑事责任:a. 未按照规定开具抗菌药物处方,造成严重后果的;b. 使用未经国家药品监督管理部门批准的抗菌药物的;c. 使用本机构抗菌药物供应目录以外的品种、品规,造成严重后果的。

137. ABCDE　138. ABCDE　①格列喹酮约95%在肝内代谢,其代谢产物由胆汁排入肠道,很少经肾脏排泄,因此糖尿病合并肾功能不全者首选格列喹酮。②格列齐特可降低血小板黏附性和聚集性,刺激纤溶酶原合成,减少凝血和血管栓塞等并发症的发生,为减轻或延缓糖尿病患者血管并发症的首选药。

139. ABCDE　140. ABCDE　①肌钙蛋白主要存在于心肌细胞中,当心肌细胞受损时,细胞膜通透性增高,可释放到血清中导致血清肌钙蛋白水平升高。因此,血清肌钙蛋白是心肌损伤的主要标志物。②最有助于评价左心室收缩功能的指标是左室射血分数。搏出量占左心室舒张末期容积的百分比,称为左室射血分数。③D-二聚体测定常用于排除肺血栓栓塞症。胸部 X 线片常用于诊断肺炎。心-肺运动试验常用于评估心功能。

141. ABCDE 142. ABCDE ①母细胞瘤是指来源幼稚的一类肿瘤,有良、恶性之分。其中大部分为恶性肿瘤,如视网膜母细胞瘤、神经母细胞瘤、髓母细胞瘤、肾母细胞瘤和肝母细胞瘤等;也有一部分是良性肿瘤,如肌母细胞瘤、骨母细胞瘤、软骨母细胞瘤和脂肪母细胞瘤等。②畸胎瘤是来源于性腺或胚胎剩件中全能细胞的肿瘤,往往含两个以上胚层的多种组织成分,属于真性畸瘤。畸胎瘤分成熟畸胎瘤和未成熟畸胎瘤,成熟畸胎瘤镜下观,肿瘤由三个胚层的各种成熟组织构成,如皮肤、毛囊、汗腺、脂肪、肌肉、骨、软骨、呼吸道上皮、消化道上皮、甲状腺、脑组织。③神经纤维瘤属良性肿瘤。

143. ABCDE 144. ABCDE ①肠扭转是一段肠襻沿其系膜长轴旋转而造成的闭襻性肠梗阻,同时肠系膜血管受压,易引起绞窄性肠梗阻。②肠蛔虫堵塞好发于儿童,蛔虫在肠道中大量繁殖,如驱虫治疗不当,蛔虫可扭曲成团。蛔虫产生的毒素和机械性刺激,可引起肠管痉挛,导致单纯性肠梗阻。

145. ABCDE 146. ABCDE ①生理学中,通常将安静时细胞膜两侧处于外正内负的状态,称为极化。②细胞受刺激后,静息电位减小(如细胞内电位由 $-70mV$ 变为 $-50mV$),膜的极化状态减弱,这种静息电位减小的过程称为去极化。③若静息电位增大(如细胞内电位由 $-70mV$ 变为 $-90mV$),表示膜的极化状态增强,这种静息电位增大的过程称为超极化。④细胞膜去极化至零电位后膜电位若进一步变为正值,使膜两侧电位的极性与原来的极化状态相反,称为反极化。⑤细胞膜去极化后再向静息电位方向恢复的过程,称为复极化。

147. ABCDE 148. ABCDE ①《母婴保健法》规定,婚前医学检查内容包括严重遗传性疾病、指定传染病、有关精神病。注意,婚前医学检查的是指定传染病(艾滋病、淋病、梅毒、麻风),而不是法定传染病、严重传染病,答案为 A。②母婴保健技术服务事项包括有关母婴保健的科普宣传、教育和咨询,婚前医学检查,产前诊断和遗传病诊断,助产技术,实施医学上需要的节育手术,新生儿疾病筛查,有关生育、节育、不育的其他生殖保健服务。

149. ABCDE 150. ABCDE ①血吸虫病的首选治疗药物是吡喹酮。吡喹酮对血吸虫各个发育阶段均有不同的杀灭效果,具有高效、低毒、副作用小、口服方便、疗程短等优点。②淋病的病原体是淋球菌,其首选治疗药物是头孢曲松。③阿奇霉素为大环内酯类抗生素,是支原体、衣原体感染的首选治疗药物。甲硝唑是厌氧菌感染的首选治疗药物。

第二单元(答案为绿色选项)

1. ABCD**E**　慢性肾炎的治疗目的是防止或延缓肾功能恶化,而不以消除尿红细胞或轻微蛋白尿为目标。

2. ABCD**E**　临产的重要标志为规律子宫收缩,同时伴随进行性宫颈管消失、宫口扩张和胎先露部下降。

3. A**B**CDE　动脉导管未闭的特征性体征是胸骨左缘上方闻及连续性杂音,占据整个收缩期和舒张期,常伴震颤。

4. ABCD**E**　①牛奶的含铁量较低,即使能量摄入充足,也容易发生缺铁性贫血。②婴幼儿生长发育较快,需铁量大,若不添加含铁辅食,将导致缺铁性贫血,故不答B而答C。③早产儿易发生缺铁性贫血,过期产儿不易发生。④未及时添加钙剂易发生佝偻病,并不是易发生缺铁性贫血。

5. A**B**CDE　硫酸镁是治疗妊娠期高血压疾病的首选药物,大剂量使用可导致中毒,首先表现为膝反射减弱或消失,继而出现全身肌张力减退、呼吸困难、复视,严重者可导致呼吸肌麻痹,呼吸心跳骤停。

6. ABC**D**E　上运动神经元瘫痪是由大脑皮质运动区神经元及其发出的下行纤维病变所致,常表现为整个肢体瘫痪,肌张力增高,腱反射亢进,浅反射消失,肌肉萎缩不明显,病理反射阳性。

7. A**B**CDE　骨折急救的目的是用最简单而有效的方法抢救生命、保护患肢、迅速转运,以便尽快得到妥善处理。急救措施包括抢救休克、包扎伤口、妥善固定、迅速转运,其中固定是骨折急救的重要措施。

8. **A**BCDE　①妊娠12周以后,增大的子宫超出盆腔,在耻骨联合上方可触及。②妊娠子宫增大主要是由肌细胞肥大、延长所致,而不是肌细胞数量增多所致。妊娠晚期子宫轻度右旋,而不是左旋。妊娠足月时,子宫容量约5000ml,而不是500ml。妊娠早期子宫略呈球形且不对称,而不是对称的球形。

9. ABCD**E**　①情感不稳是情感活动的稳定性障碍,表现为患者的情感反应极易发生变化,从一个极端波动到另一个极端,显得喜怒无常,变幻莫测,多见于脑器质性精神障碍。②情绪高涨多见于躁狂发作。情感倒错、情感矛盾多见于精神分裂症。情感低落多见于抑郁发作。

10. ABC**D**E　神经症性障碍原称神经症,是一组主要表现为焦虑、抑郁、恐惧、强迫、疑病症状或神经衰弱症状的精神障碍。A、B、C、E均属于神经症性障碍,抑郁症属于心境障碍。

11. ABCD**E**　房间隔缺损的典型体征是胸骨左缘第2肋间闻及喷射性收缩期杂音,此为肺动脉瓣相对狭窄所致。当分流量较大,肺循环血量超过体循环达1倍以上时,可在胸骨左缘下方第4~5肋间闻及舒张早期杂音,此为相对性三尖瓣狭窄所致。

12. A**B**CDE　①苯丙酮尿症患儿由于苯丙氨酸羟化酶缺乏,苯丙氨酸在体内不能正常转变为酪氨酸,故可造成苯丙氨酸在体内堆积。②多巴胺由多巴脱羧生成,而多巴的前体为酪氨酸,因此酪氨酸生成减少,将导致血液中多巴胺浓度降低。③5-羟色胺由色氨酸脱羧生成。四氢生物蝶呤是色氨酸等芳香族氨基酸在反应过程中所需的辅酶,非经典苯丙酮尿症患者,由于四氢生物蝶呤缺乏,可使5-羟色胺合成受阻。④丙氨酸由丙酮酸接受氨基生成,故苯丙酮尿症对其影响不大。

13. **A**BCDE　①拾物试验阳性常见于腰椎结核。②肩关节结核少见,常表现为患臂不能高举、外旋、外展、前屈、后伸,患侧三角肌、冈上肌、冈下肌萎缩,方肩畸形。髋关节结核常表现为托马斯征阳性、"4"字试验阳性。膝关节结核常有浮髌试验阳性。踝关节结核罕见,常表现为局部肿胀、疼痛,跛行。

14. ABC**D**E　①母乳中乳糖含量丰富,有利于脑的发育。②母乳含不饱和脂肪酸较多,初乳中更高。③母乳中钙磷比例适当,为2:1,易于吸收,故母乳喂养较少发生佝偻病。④母乳中酪蛋白含量为0.4g/100g,牛乳中酪蛋白含量为2.7g/100g。⑤母乳铁含量虽与牛乳相似,但母乳中铁吸收率(50%)高于牛乳(10%),故母乳喂养者缺铁性贫血的发生率低。参阅7版《诸福棠实用儿科学》P86。

15. **A**BCDE　①脑震荡是最轻微的脑损伤,其特点是伤后即刻发生短暂的意识障碍和近事遗忘,神经系统检查无阳性体征,颅内压和脑脊液在正常范围,答案为 A。②B、C、D、E 均可导致颅内压增高。

16. **ABCDE**　川崎病也称皮肤黏膜淋巴结综合征,为免疫性损害所致,不是急性细菌感染性疾病,故可有颈淋巴结肿大,但表面不红,无化脓,不是化脓性淋巴结炎。A、B、C、E 均属于川崎病的临床表现。

17. **ABCDE**　需按照甲类传染病采取预防控制措施的乙类传染病包括严重急性呼吸综合征、肺炭疽。参阅 10 版《传染病学》P16。

18. **ABCDE**　张力性气胸可造成患者迅速死亡,属于危急重症,急救时需优先处理。开放性脑挫裂伤不会造成颅内高压、脑疝而导致患者迅速死亡,故不答 E。B、C、D 显然不是正确答案。

19. **ABCDE**　枕前位分娩的步骤包括衔接、下降、俯屈、内旋转、仰伸、复位及外旋转、胎肩及胎儿娩出。胎头围绕骨盆轴向前旋转,使其矢状缝与中骨盆、骨盆出口前后径相一致的动作,称为内旋转。内旋转从中骨盆平面开始,至骨盆出口平面完成,以适应中骨盆及骨盆出口前后径大于横径的特点,有利于胎头下降。

20. **ABCDE**　精神活性物质是指能够影响人类情绪、行为,改变意识状态,并有致依赖作用的一类化学物质,人们使用这类物质的目的在于取得或保持某些特殊的心理、生理状态。氯胺酮属于致幻剂,汽油、甲苯属于挥发性溶剂,还有烟草,均属于精神活性物质。阿托品不属于精神活性物质,故答 C。

21. **ABCDE**　①肉眼血尿、病理性缩复环均为先兆子宫破裂的典型临床表现,故不答 A、B。痉挛性狭窄环常见于强直性子宫收缩,而不是子宫破裂的征象。②子宫破裂常表现为先兆子宫破裂后,产妇突感下腹一阵撕裂样剧痛,子宫收缩骤然停止。腹痛稍缓和后,待羊水、血液进入腹腔,又出现全腹持续性疼痛。全腹压痛明显,有反跳痛,腹壁下可清楚扪及胎体,子宫位于侧方,胎心、胎动消失。

22. **ABCDE**　正常足月儿肤色红润,皮下脂肪丰满,毳毛少。

23. **ABCDE**　乙型肝炎最易经母婴途径传播,包括宫内感染、围生期传播、分娩后传播。

24. **ABCDE**　①投射测验是指观察个体对一些模糊的或者无结构材料所做的反应,通过被试者的想象而将其心理活动从内心深处暴露或投射出来的一种测验,用于了解被试者的人格特征和心理冲突。主题统觉测验是由亨利·默里创立的,主试者向被试者呈现模糊情景图片,要求被试者根据所给图片讲述一个故事,以了解被试者的人格特征。②明尼苏达多项人格调查表、卡特尔 16 项人格因素问卷常用于人格测量。比奈智力量表常用于智力测验。SCL-90 项症状自评量表常用于心理测验。

25. **ABCDE**　判断肾病综合征对糖皮质激素是否敏感,临床观察指标为尿蛋白是否转阴。若足量泼尼松治疗≤8 周尿蛋白转阴,称为激素敏感型;若治疗 8 周以上尿蛋白仍为阳性,称为激素耐药;若对激素敏感,但连续 2 次减量或停药 2 周内复发,称为激素依赖。

26. **ABCDE**　①丙硫氧嘧啶具有在外周组织抑制 T_4 转换为 T_3 的独特作用,因此起效迅速,控制甲亢症状较快,故首选用于重症甲亢、甲状腺危象。②甲硫氧嘧啶的这种抑制作用相对较弱,故不答 A。他巴唑(甲硫咪唑)、甲亢平(卡比马唑)为咪唑类抗甲状腺药物,普萘洛尔为 β 受体阻滞剂,均没有这种独特的抑制作用。

27. **ABCDE**　苯丙酮尿症主要采用低苯丙氨酸饮食治疗,至少持续到青春期。终身治疗对患者更有益。

28. **ABCDE**　①脑电图可客观地反映新生儿缺氧缺血性脑病(HIE)脑损害的严重程度、判断预后,为首选检查项目。②脑氢质子磁共振波谱检查有助于 HIE 的早期诊断。头颅 CT 可了解有无颅内出血,对 HIE 有辅助诊断价值。头颅 MRI 对脑损伤的判断有较高的敏感性,常用于 B 超或 CT 显示不清的病例。颅脑超声检查只能作为动态随访措施。

29. **ABCDE**　B 超检查是膀胱结石最常用的辅助诊断方法。膀胱镜检查能直接见到结石,为诊断膀胱结石最准确的方法。

30. **ABCDE**　①先天性甲状腺功能减退症的主要临床特征为智力落后、生长发育迟缓和各种生理功能低下(B、C)。新生儿期常表现为胎便排出延迟,生后常有腹胀、便秘、脐疝,易被误诊为先天性巨结肠;生理性黄疸期延长(A、D)。②"皮肤细腻,面色苍白"为苯丙酮尿症的典型表现,故答 E。

31. **ABCDE** ①大量胸腔积液的患者行胸腔穿刺抽液,可立即解除心肺、血管受压,有助于使被压迫的肺复张,改善呼吸,故答 D。②持续高流量吸氧为Ⅰ型呼吸衰竭的治疗措施。使用强心剂、呋塞米为急性左心衰竭的治疗措施。糖皮质激素主要用于结核性胸腔积液伴严重中毒症状者。

32. **ABCDE** ①当某一感官处于功能活动状态时,出现涉及另一感官的幻觉,称为反射性幻觉,常见于精神分裂症。②功能性幻觉是指现实刺激引起同类感觉器出现幻觉。内脏性幻觉是指患者感到自己某一器官或躯体内部有异常感觉。假性幻觉是指幻觉印象不投射于客观空间而来源于"主观空间",可不通过感官获得。原始性幻觉是不成形的幻觉,这类幻觉缺乏一定的形态和固定的结构。

33. **ABCDE** 现况研究是应用普查或抽样调查的方法收集特定时间、特定人群中疾病、健康状况以及有关因素的资料,并对资料的分布特征加以描述的研究。因为它得到的是在特定时间、特定人群中的患病率,因此现况研究也称为患病率研究。

34. **ABCDE** 临床上以枕先露最多见,占96%~98%,枕左前位、枕右前位为正常胎位,多能经阴道正常分娩,故答 E。B、C、D 均属于异常胎位,多数不能经阴道正常分娩。枕右后位在分娩的过程中,枕部常向前旋转成枕前位,以最小径线通过产道自然分娩;若胎头枕骨持续不能转向前方,则发生头位难产,故不答 A。

35. **ABCDE** ①DIC 是胎盘早剥最严重的并发症,一旦发生,死亡率较高,应积极预防。②胎盘早剥患者发生子宫卒中时,子宫肌层收缩受到影响而致产后出血,经治疗后多可好转,故不答 A、B。失血性休克、产后感染均不是胎盘早剥的常见并发症,故不答 C、E。

36. **ABCDE** 引起小儿热性惊厥最常见的病因是病毒感染,细菌感染发生率约为2%。70%以上与上呼吸道感染有关,其他出疹性疾病、中耳炎、下呼吸道感染、疫苗接种、非感染性疾病等少见。

37. **ABCDE** ①生理情况下,乙酰胆碱(ACh)在胆碱酯酶作用下分解失活。有机磷农药中毒时可抑制胆碱酯酶,使 ACh 在体内大量堆积,导致 M 样(毒蕈碱样)症状、N 样(烟碱样)症状和中枢神经系统症状。烟碱样症状主要表现为肌纤维颤动,但交感神经受 ACh 刺激,其节后交感神经纤维末梢释放儿茶酚胺,引起的血压增高、心律失常也属于烟碱样症状,答案为 C。②A、B、D、E 均属于毒蕈碱样症状。

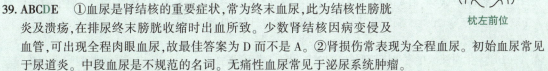

枕左前位

38. **ABCDE** 骨盆入口右斜径是指右骶髂关节至左髂耻隆突间的连线,胎头矢状缝与骨盆入口右斜径相一致的胎位是枕左前位或枕右后位。枕左前位是指胎头的枕骨位于孕妇骨盆入口左前方。

39. **ABCDE** ①血尿是肾结核的重要症状,常为终末血尿,此为结核性膀胱炎及溃疡,在排尿终末膀胱收缩时出血所致。少数肾结核因病变侵及血管,可出现全程肉眼血尿,故最佳答案为 D 而不是 A。②肾损伤常表现为全程血尿。初始血尿常见于尿道炎。中段血尿是不规范的名词。无痛性血尿常见于泌尿系统肿瘤。

40. **ABCDE** 急性继发性腹膜炎最常见的病因是腹腔空腔脏器穿孔、外伤引起的内脏破裂,因此应及时手术治疗,处理原发病灶,彻底清洁腹腔,充分引流。A、B、C、D 都是继发性腹膜炎的保守治疗措施。

41. **ABCDE** ①Battle 征为颅后窝骨折的特征性临床表现。②脑脊液鼻漏见于颅前窝、颅中窝骨折。失明、失嗅常见于颅前窝骨折。搏动性突眼见于颅底骨折导致的颈内动脉-海绵窦瘘。

42. **ABCDE** 颅脑对冲伤最常见的部位为颞区(占75%),其次为额顶区(占12%)、枕顶区(占6%)等。

43. **ABCDE** ①小细胞性贫血是指红细胞平均体积<80fl 的贫血,A、B、C、D 均属于小细胞性贫血。②再生障碍性贫血为正常细胞性贫血。

44. **ABCDE** ①败血症是指病原菌引起的全身性炎症反应。破伤风梭菌只在伤口局部繁殖,不进入血液循环,是其分泌的外毒素(痉挛毒素和溶血毒素,尤其是痉挛毒素)引起一系列临床症状和体征,因此破伤风的本质是毒血症,而不是败血症。②葡萄球菌、链球菌均可进入血液循环导致革兰氏阳性菌败血症,大肠埃希菌、铜绿假单胞菌可进入血液循环导致革兰氏阴性菌败血症。

45. **ABCDE** 乳腺囊性增生病的典型表现为乳房胀痛和肿块，乳房胀痛与月经周期有关，一般于月经期明显，月经后减轻。A、C、D、E 的临床症状均与月经周期无关。

46. **ABCDE** ①人绒毛膜促性腺激素(hCG)为糖蛋白激素，不属于甾体激素，故可首先排除 E。皮质醇由肾上腺皮质合成，显然不是正确答案，故不答 A。②妊娠 10 周以后，雌激素主要由胎儿-胎盘单位合成，因此测定尿中雌激素的含量可以判断胎盘的功能。至妊娠末期，雌三醇值为非孕妇女的 1000 倍，雌二醇值为非孕妇女的 100 倍，可见雌三醇较雌二醇敏感，故最佳答案为 C 而不是 B。

47. **ABCDE** ①安全期避孕失败率高达 20%，不宜采用。长期应用甾体激素避孕药对心血管不利，如孕激素可使高密度脂蛋白(HDL)水平降低，故高血压患者不宜使用甾体激素避孕药。皮下埋置缓释剂、复方短效口服避孕药、复方长效避孕针均含有甾体激素，故不答 B、D、E。②患高血压的育龄期妇女，宜选用阴茎套避孕。

48. **ABCDE** WHO 规定的糖尿病诊断标准是葡萄糖氧化酶法测定的静脉血浆血糖，故答 C。

49. **ABCDE** ①与早产有关的生殖道感染主要是宫内感染，包括羊水、胎膜、胎盘及胎儿的感染等，发生于孕 24~28 周的早产 90% 与感染有关。②30%~40% 的早产与胎膜早破有关，大多数胎膜早破与感染有关。③羊水过多可导致子宫过度膨胀，引起早产。④子痫前期为治疗性早产的指征之一。子宫内膜异位症是不孕症的常见病因，而不是早产的病因。

50. **ABCDE** ①宫缩乏力分为协调性宫缩乏力和不协调性宫缩乏力两类，以前者多见。B、D、E 均属于协调性宫缩乏力的特点。②强镇静剂哌替啶对不协调性宫缩乏力疗效显著，肌内注射 100mg，使产妇充分休息，醒后不协调性宫缩多能恢复为协调性宫缩。

51. **ABCDE** ①α-葡萄糖苷酶抑制剂的常见不良反应为胃肠反应，如腹胀、排气增多、腹泻等。②低血糖症为磺脲类的常见不良反应。下肢水肿为噻唑烷二酮类的常见不良反应。乳酸性酸中毒为双胍类的主要不良反应。美国 FDA 规定，充血性心力衰竭患者禁用双胍类、噻唑烷二酮类。

52. **ABCDE** 处方保存期限如下：①普通处方、急诊处方、儿科处方为 1 年；②医疗用毒性药品、第二类精神药品处方为 2 年；③麻醉药品和第一类精神药品处方为 3 年。

53. **ABCDE** ①硫酸镁可抑制乙酰胆碱的释放，阻断神经肌肉接头间的信号传导，使骨骼肌松弛，防止抽搐，也可减轻脑血管痉挛，改善脑缺氧及肾缺血，是重度妊娠期高血压疾病的首选药物，主要用于预防和控制子痫抽搐。②氯丙嗪可使血压迅速降低，影响肾脏及胎盘血流，导致直立性低血压，一般不作为重度妊娠期高血压疾病的首选药物，仅用于硫酸镁治疗效果不佳者。③虽然妊娠期高血压疾病可引起水钠潴留、水肿，但水肿与妊娠期高血压疾病的严重程度及预后无关，故临床上一般不用利尿剂（双氢克尿噻）。20% 甘露醇常用于子痫伴脑水肿者，以降低颅内压。只有合并低蛋白血症时，才需使用白蛋白，故不答 E。

54. **ABCDE** 代谢性酸中毒患者呼吸加深加快，肺泡呼吸音增强。A、C、D、E 均可导致肺泡呼吸音减弱。

55. **ABCDE** ①腘动脉在腘肌下缘分为胫前动脉和胫后动脉，胫前动脉直接延续成足背动脉。足背动脉位置表浅，在踝关节前方可触知其搏动。若腘动脉断裂，则足背动脉搏动消失，因此答案为 D。②检查小腿和足的肿胀情况，可了解下肢有无静脉回流受阻。检查小腿和足的感觉、运动情况，可了解下肢有无神经损伤。B 超检查不是最简单的方法，故不答 E。

56. **ABCDE** ①子宫下段由非孕时长约 1cm 的子宫峡部伸展形成。子宫峡部于妊娠 12 周以后逐渐扩展为宫腔的一部分，至妊娠晚期被逐渐拉长形成子宫下段。临产后的规律宫缩使子宫下段进一步拉长达 7~10cm，肌壁变薄，成为软产道的一部分。②宫颈内口与宫颈外口之间的部分称为子宫颈，而不是子宫下段。

57. **ABCDE** ①上尿路结石通常为镜下血尿，有时活动后出现镜下血尿是其唯一临床表现。②无痛性肉眼血尿为泌尿系统肿瘤的典型症状。初始血尿常见于尿道炎症。终末血尿常见于膀胱颈部、尿道前列腺部炎症。全程血尿常见于膀胱、上尿路肿瘤。

58. **ABCDE** 手术创伤后，机体处于应激状态，其代谢变化的特征为静息能量消耗增高、高血糖、蛋白质分解增强、脂肪分解加强、尿氮排泄增加。

59. **ABCDE** ①老年患者，长期高血压病史，劳力性呼吸困难4年，端坐呼吸2天，双肺底闻及湿啰音，S_3奔马律，应诊断为左心衰竭，心功能NYHA Ⅳ级，严禁使用具有心肌负性作用的β受体阻滞剂美托洛尔。②急性左心衰竭患者，A、B、C、D均可使用。

60. **ABCDE** ①患者左侧附件区拳头大小囊实性包块，应考虑卵巢囊肿。活动后突发左下腹剧痛，应诊断为卵巢囊肿蒂扭转。②卵巢黄体破裂常发生于月经中期后1周内，故不答A。患者平时月经规则，末次月经为8天前，输卵管妊娠的可能性不大。急性盆腔炎常表现为寒战、高热、下腹痛、阴道脓性分泌物增多、宫颈举痛。急性阑尾炎常表现为转移性右下腹痛，右下腹压痛、反跳痛。

61. **ABCDE** ①初产妇足月妊娠，宫口开大3cm，胎头未衔接，说明胎先露未入盆，可能存在骨盆入口平面狭窄。判断骨盆入口平面狭窄的常用指标是对角径、骨盆入口前后径和骶耻外径。骶耻外径的正常值为18～20cm，若小于18cm，可诊断为骨盆入口狭窄，故正确答案为E。②坐骨结节间径为判断骨盆出口平面狭窄的常用指标，正常值为8.5～9.5cm。坐骨棘间径为判断中骨盆平面狭窄的常用指标，正常值为10cm。髂嵴间径、髂棘间径为常用的骨盆外测量指标，正常值分别为25～28cm、23～26cm。

62. **ABCDE** ①癫痫发作分为部分性发作和全面性发作。失神发作、强直性发作均属于全面性发作，在发作初期就有意识障碍，而本例发作时意识清晰，故可首先排除A、B。②部分性发作包括单纯部分性、复杂部分性、部分性继发全面性发作三类，单纯部分性发作无意识障碍，后两者有意识障碍。部分运动性发作属于单纯部分性发作，故答C而不是D、E。

63. **ABCDE** ①患者双手近端指间关节和双腕关节肿痛，晨僵1小时，应考虑类风湿关节炎。为明确诊断，最有意义的检查是抗环瓜氨酸肽抗体和类风湿因子检测。②C反应蛋白、血沉都只能反映本病的活动性，而不能用于确诊本病，故不答A、D。抗链球菌溶血素"O"阳性只是表示近期受链球菌感染。免疫球蛋白太笼统，没有特异性，故不答E。

64. **ABCDE** 本例为产后大出血导致的垂体缺血坏死所致，称为Sheehan综合征，属于垂体性闭经。

65. **ABCDE** ①患儿外周血Hb78g/L，应诊断为中度贫血。患儿MCV（平均红细胞容积）>94fl、MCH（平均红细胞血红蛋白量）>32pg，应考虑大细胞性贫血。小儿大细胞性贫血以巨幼细胞性贫血最多见。②A、C、E均表现为小细胞低色素性贫血。再生障碍性贫血常表现为正常细胞性贫血。

66. **ABCDE** ①热退疹出为幼儿急疹的特点，故答C。②麻疹常表现为发热3~4天后出疹。水痘常表现为发热1天后出疹。猩红热常表现为发热1~2天后出疹。题干未提及小儿服药史，不能诊断为药物疹，故不答E。

67. **ABCDE** ①妊娠晚期无痛性阴道流血，应首先考虑前置胎盘。②胎盘早剥常表现为妊娠晚期有痛性阴道流血。先兆临产是指出现预示不久将临产的症状，如胎儿下降感、见红等。先兆子宫破裂常表现为子宫病理性缩复环、下腹部压痛明显、胎心异常、血尿四大症状。产妇尚未出现规律宫缩，即有大量阴道流血，显然不属于正常产程。

68. **ABCDE** ①患者皮肤黏膜出血，月经量多，提示血小板性或血管性出血性疾病，而不是凝血障碍性出血，可首先排除A。②外周血血小板显著减少，骨髓巨核细胞增多但产板型为0，应诊断为原发免疫性血小板减少症，答案为E。③弥散性血管内凝血为血小板过度消耗性疾病，常为多发性出血，骨髓巨核系正常。急性白血病常表现为外周血红细胞和血小板减少而白细胞增多，骨髓增生活跃。过敏性紫癜常表现为四肢对称性紫癜，血小板和凝血因子正常。

69. **ABCDE** 方颅、肋串珠、血清碱性磷酸酶升高，都是营养性维生素D缺乏性佝偻病的典型表现。

70. **ABCDE** 患者腹痛、寒战、高热、黄疸，称为Charcot三联征，常见于急性胆管炎、胆总管结石。若在Charcot三联征基础上出现神志改变、血压降低，称为Reynolds五联征，常见于急性梗阻性化脓性胆管炎（AOSC）。Courvoisier征阳性常见于壶腹周围癌或胰头癌。Murphy征常见于急性胆囊炎。

Grey-Turner 征阳性常见于急性出血坏死性胰腺炎。

71. **ABCDE** ①患者病程超过半年,应考虑慢性肝炎而不是急性肝炎,故不答 A、B。②慢性肝炎凝血酶原活动度(PTA)>40%,重型肝炎 PTA<40%。患者 PTA32%,应为重型肝炎而不是慢性肝炎,故不答C。③患者有重型肝炎表现:极度乏力、严重消化道症状、反应迟钝、胆红素>171μmol/L、PTA<40%,应诊断为慢性重型乙型肝炎。④慢性重型肝炎是在肝硬化基础上,肝功能进行性减退所致,故不答 E。

72. **ABCDE** ①肾病综合征患者血液呈高凝状态,尤其血浆白蛋白<20g/L 时,更易发生肾静脉血栓形成,常表现为突发腰痛、血尿、尿蛋白增加和肾功能减退。结合病史及临床表现,本例应诊断为肾病综合征并发肾静脉血栓形成。②急性肾盂肾炎常表现为发热、腰痛、尿频、尿急、尿痛,肾区叩击痛,尿白细胞管型等。隐匿性肾炎常表现为血尿和/或蛋白尿,无其他任何症状。肾结核常表现为尿频、尿急、尿痛等慢性膀胱刺激症状,可有低热、盗汗等。肾肿瘤常表现为无痛性血尿。

73. **ABCDE** ①对于未能明确诊断的腹部闭合性损伤患者的处理原则是禁食、补液、留院观察。②患者目前诊断不明,无手术指征,故不应急诊剖腹探查;也不宜使用镇静镇痛剂,以免掩盖病情。患者目前无感染征象,暂时无须使用抗生素,也无须进行腹部 CT 检查。

74. **ABCDE** ①患者基础代谢率=[(脉率+脉压)-111]%=[(68+40)-111]%=-3%,在正常范围内。患者甲状腺弥漫性肿大,无突眼,血清 TT_3、TT_4 正常,应诊断为单纯性甲状腺肿。②患者血清 TT_3、TT_4 正常,应排除 A、B。患者甲状腺无结节,故不答 D。亚急性甲状腺炎常表现为血清 TT_3、TT_4 升高,TSH 降低,故不答 E。

75. **ABCDE** ①患者进食不洁食物后发热、腹痛、腹泻、里急后重,应诊断为急性细菌性痢疾,治疗首选喹诺酮类药物(环丙沙星)。②痢疾杆菌对青霉素不敏感。头孢曲松、阿奇霉素均为二线用药。

76. **ABCDE** ①苯丙酮尿症通常在出生后 3~6 个月开始出现症状,以智力发育落后为突出临床表现,可有癫痫小发作。生后数月因黑色素合成不足,头发由黑变黄,皮肤白皙。较大儿童可有尿氯化高铁试验阳性。根据题干,本例应诊断为苯丙酮尿症。②21-三体综合征常表现为特殊面容、智力和生长发育落后、皮肤细嫩、通贯手。黏多糖病常表现为新生儿出生正常,1 岁时出现智力发育落后,肝脾大、面容粗糙、前额突出,四肢关节畸形。癫痫不会出现智力发育落后、皮肤白皙,故不答 D。先天性甲状腺功能减退症可有智力低下,但不会出现抽搐、皮肤白嫩,故不答 E。

77. **ABCDE** 局部畸形是骨折的专有体征,故本例应诊断为左锁骨骨折。患者桡动脉搏动触不到,说明有大血管损伤。故应急诊手术探查修复受损血管,同时切开复位锁骨骨折,术后加适当外固定。

78. **ABCDE** ①皮肤瘀点为流行性脑脊髓膜炎具有诊断价值的体征。患者高热、皮肤瘀点、颈抵抗阳性,脑脊液检查示压力增高、细胞总数显著增多,以多核细胞为主,糖明显降低,蛋白质显著增高,应诊断为流行性脑脊髓膜炎。脑脊液检查正常值:细胞总数(0~10)×10^6/L,糖 2.8~4.5mmol/L,蛋白质 0.2~0.4g/L。②A、C、D、E 均不会出现皮肤瘀点。

79. **ABCDE** ①恐惧症的常见临床表现包括广场恐惧症、社交恐惧症和特定恐惧症。广场恐惧症是指对特定环境的恐惧,如广场、密闭的环境、拥挤的公共场所等。社交恐惧症是指显著而持续地害怕在公众面前可能出现羞辱或尴尬的社交行为。特定恐惧症也称单一恐惧症,恐惧的对象局限于特定的物体、场景或活动。患者见到特定的场所(人多的地方)即发病,因此属于特定恐惧,应诊断为恐惧症,而不能诊断为社交焦虑障碍。②惊恐障碍的特点是突然发作的、不可预测的、反复出现的、强烈的惊恐体验。广泛性焦虑障碍患者没有明显的焦虑对象,焦虑症状常持续存在。疑病障碍是指由于对自身状况的过分关注,坚信自己已经得病而表现出对疾病的恐惧。

80. **ABCDE** ①子宫内膜癌有宫颈转移,应诊断为 Ⅱ 期。治疗首选改良广泛性子宫切除+双侧附件切除+盆腔淋巴结切除及腹主动脉旁淋巴结取样术。②Ⅰ 期子宫内膜癌行筋膜外全子宫切除+双侧附件切除术。

81. **ABCDE** 儿童长期低热,应考虑结核中毒症状。卡介苗接种瘢痕阳性说明曾受结核分枝杆菌感染。

2025 国家临床执业助理医师资格考试全真模拟试卷(二)答案及精析 第二单元

胸部 X 线片示右肺门阴影增大,应诊断为原发型肺结核,儿童以原发型肺结核多见。继发性肺结核好发于成人,胸部 X 线片示肺尖部或上肺野阴影。

82. **ABCDE**　中老年工人,腰腿痛向下肢放射,直腿抬高试验阳性,应考虑腰椎间盘突出症。

83. **ABCDE**　①先天性心脏病(先心病)分为三类,即左向右分流型(潜伏青紫型)、右向左分流型(青紫型)、无分流型(无青紫型)。患儿自幼青紫,提示为右向左分流型先心病,应考虑法洛四联症。②房间隔缺损、室间隔缺损、动脉导管未闭均属于左向右分流型先心病,仅在病程晚期才会出现青紫,不会自幼青紫,故不答 A、B、C。肺动脉瓣狭窄属于无分流型先心病,不会出现青紫,故不答 E。

84. **ABCDE**　①生理性腹泻多见于 6 个月以内婴儿,外观虚胖,常有湿疹,生后不久即出现腹泻,除大便次数增多外,无其他症状,食欲好,不影响生长发育。②A、B、C、E 项腹泻均影响婴儿的生长发育,都有消化道症状。

85. **ABCDE**　①2 个月婴儿前囟紧张,说明颅内压增高。脐部少许脓性分泌物,提示机体存在化脓性感染灶。婴儿拒食、吐奶、嗜睡,应诊断为婴幼儿细菌性脑膜炎。为明确诊断,首选脑脊液检查。②脐部分泌物培养只能了解原发感染灶的可能致病菌,不能确诊细菌性脑膜炎。血常规检查无特异性。血培养主要用于诊断败血症。头颅 CT 检查主要用于诊断颅内占位性病变。

86. **ABCDE**　①Apgar 评分的总分为 10 分,8~10 分为正常,4~7 分为轻度窒息,0~3 分为重度窒息。1 分钟评分反映窒息严重程度,5 分钟评分反映复苏的效果。本例 1 分钟评分为 2 分,说明患婴重度窒息。②患婴出生时有重度窒息,出生后 6 小时出现神经系统症状,如易激惹、拥抱反射增强、四肢肌张力增高,应诊断为新生儿缺氧缺血性脑病。③新生儿出生仅 6 小时,不可能诊断为结核性脑膜炎。早发型败血症常于生后 7 天发病,故不答 C。低钙惊厥常见于 6 个月以内小婴儿,故不答 D。新生儿溶血病常于出生 24 小时后发病,故不答 E。

87. **ABCDE**　①患者宫颈口未开,可首先排除难免流产、不全流产,因为这两种流产都有宫口扩张,故不答 B、C。②患者子宫大小(孕 7 周大)明显小于停经周数(9 周),应排除 A、D,因为先兆流产子宫大小与妊娠周数相符,完全流产子宫大小正常。③稽留流产常表现为宫颈口未开,子宫大小较停经周数小,胎心消失。

88. **ABCDE**　①肾综合征出血热常表现为三痛征、三红征、抓痕样出血点、大量蛋白尿、外周血异型淋巴细胞增多。本例为农民,可能接触传染源老鼠,突然出现高热、尿少、皮肤三红征(颜面、颈、胸皮肤充血)及双腋下抓痕和蛋白尿,应诊断为肾综合征出血热。②急性肾小球肾炎可有发热、尿少、白细胞计数增高、蛋白尿,但不会出现黄疸、皮肤三红征、双腋下抓痕,故不答 B。急性黄疸型肝炎不会出现尿少、三红征、双腋下抓痕,故不答 C。钩端螺旋体病常表现为发热、酸痛、全身软、眼红、腿痛、淋巴结肿大等,故不答 D。败血症常表现为寒战、高热、白细胞计数增高等中毒症状,故不答 E。

89. **ABCDE**　①急性硬脑膜外血肿的出血来源主要是脑膜中动脉,因此左颞骨骨折线跨过脑膜中动脉,首先应考虑急性硬脑膜外血肿。②急性硬脑膜下血肿的出血来源主要是脑皮质血管,故不答 A。脑内血肿多为枕部着地所致,而不是颞侧摔伤,故不答 C。脑挫伤出血范围较广,多为点状出血。脑震荡应无责任病灶,故不答 E。

90. **ABCDE**　①头颅 CT 提示高密度新月形影,说明为颅内血肿,因此可首先排除 C、D。②颅内血肿按部位分为硬脑膜外血肿、硬脑膜下血肿和脑内血肿。硬脑膜外血肿常表现为"受伤后立即昏迷→清醒→再昏迷",有中间清醒期;硬脑膜下血肿和脑内血肿常表现为受伤后一直昏迷,没有中间清醒期。本例头部外伤后一直昏迷,故可排除 B。③硬脑膜下血肿和脑内血肿的临床症状相似,需 CT 检查才能鉴别。硬脑膜下血肿临床上常见,CT 示新月形高密度影;脑内血肿少见,CT 示脑挫裂伤区类圆形或不规则形高密度影。根据 CT 表现,得出正确答案为 A。请注意,若题干没有给出 CT 影像,也可根据临床发病率,得出最佳答案为急性硬脑膜下血肿。

91. **ABCDE**　①脐带脱垂常表现为胎先露尚未衔接前,破膜后突然出现胎心率减慢。本例破膜后胎心率

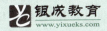

突然由138次/分减慢为80次/分,故应诊断为脐带脱垂。②胎膜早破是指临产前发生胎膜破裂,本例临产11小时后破膜,故不答A。胎盘早剥常表现为妊娠晚期有痛性阴道流血,故不答C。前置胎盘常表现为妊娠晚期无痛性阴道流血,故不答D。胎盘功能不良不会导致胎儿突然宫内窘迫,故不答E。

92. ABCDE　阿托品化的指征为瞳孔散大、口干、皮肤干燥、心率增快(90~100次/分)、肺部湿啰音消失。

93. ABCDE　①患者体重指数(BMI)为28kg/m²,说明体形肥胖。高血压、糖尿病、肥胖均属于子宫内膜癌的高危因素。绝经期妇女出现不规则阴道流血,应考虑子宫内膜癌。患者B超示宫腔内占位性病变,血流丰富,阻力指数<0.40,应诊断为子宫内膜癌。子宫腺肌病B超不易显示丰富的血流信号,阻力指数常>0.50。子宫肌瘤B超难以显示肌瘤内部血流信号,阻力指数约为0.50。葡萄胎B超示落雪征。参阅人民卫生出版社《医学超声影像学》P269。②子宫内膜癌首选手术治疗。

94. ABCDE　①育龄期妇女的月经受"下丘脑(GnRH)-腺垂体(LH/FSH)-卵巢(E/P)-子宫"轴的调节。继发性闭经患者给予黄体酮(孕激素)后,可出现撤药性出血,提示子宫内膜已受雌激素影响,为Ⅰ度闭经,子宫内膜正常。②患者行垂体兴奋试验(GnRH刺激试验),表现为血清黄体生成素(LH)增高,提示为下丘脑性闭经。③若为垂体病变,则腺垂体不会在GnRH刺激下分泌LH,血清LH不会升高。

95. ABCDE　①患者活动后突发呼吸困难,双肺过清音,应考虑自发性气胸。②急性左心衰竭常表现为咳嗽,咳粉红色泡沫痰,端坐呼吸,肺淤血征,而不是双肺叩诊过清音。急性肺栓塞常表现为胸痛、呼吸困难和咯血三联征。哮喘急发常有满肺哮鸣音。肺癌不会突然发生呼吸困难。

96. ABCDE　①青年男性,有输血史,全身多处淋巴结肿大,顽固性腹泻,体重下降,应考虑艾滋病,故首选检查为抗HIV抗体检测和$CD4^+T$细胞计数。②淋巴结活检、骨髓检查常用于淋巴瘤的诊断。肿瘤标志物全套、纤维结肠镜检查常用于结直肠癌的诊断。

97. ABCDE　①云南为疟疾流行区,患者可能有蚊虫叮咬史。患者间歇发作性寒战、高热、大量出汗后热退,白细胞计数不高,淋巴细胞比例增高,应诊断为疟疾。②流行性乙型脑炎常表现为高热,头痛,意识障碍,抽搐,呼吸、循环衰竭,皮肤无皮疹,病程进行性加重。流行性感冒常表现为发热、咳嗽、咳痰。败血症患者全身中毒症状严重,常表现为持续性高热而不是间歇性寒战、高热。

98. ABCDE　①只有高渗性脱水才会引起口渴,低渗性、等渗性脱水均不会引起口渴。患者高温天气户外活动后感口渴,应考虑大量出汗导致的高渗性脱水,因为汗液是低渗液,故答D而不是B、E。②高渗性脱水,血钠增高,血浆晶体渗透压增高,可刺激下丘脑前部的渗透压感受器而引起口渴。稀释性低钠血症由于血钠降低,不会刺激口渴中枢引起口渴,故不答A。患者病程仅4小时,不可能导致急性肾衰竭,故不答C。

99. ABCDE　中年女性,双手近端指间关节肿痛,血清抗核抗体(ANA)阳性(滴度>1∶40为阳性)、抗酸性核蛋白抗体(抗Sm抗体)阳性、抗核糖核蛋白抗体(抗RNP抗体)阳性,应诊断为系统性红斑狼疮(SLE)。A、B、D、E都不会有这些自身抗体阳性。

100. ABCDE　①老年多产妇,宫颈口脱出于阴道口外1cm,应诊断为子宫脱垂Ⅱ度轻型。对于年龄较大、无须考虑生育功能的患者,可行经阴道子宫全切除及阴道前后壁修补术。②经腹子宫全切术损伤较大,现已少用。阴道封闭术仅用于年老体弱,不能耐受较大手术,且无须性交功能者。放置子宫托为非手术治疗,仅用于全身情况不宜手术者。Manchester手术适用于年龄较轻、宫颈较长的患者。

101. ABCDE　①爪状畸形是尺神经损伤的典型表现,故可首先排除A、C。正中神经腕部损伤时,所支配的鱼际肌和蚓状肌麻痹表现为拇指对掌功能障碍、手指的桡侧半感觉障碍,故答D。②桡神经腕部损伤常表现为伸腕功能正常,仅有伸拇、伸指障碍,而无手部感觉障碍。

102. ABCDE　①围绝经期妇女,月经不规则,应首先考虑子宫内膜癌。为明确诊断,应首选子宫内膜分段诊刮。②尿hCG测定常用于诊断早期妊娠、妊娠滋养细胞疾病。液基细胞学检查(TCT)常用于子宫颈癌的筛查。阴道镜检查常用于阴道癌、子宫颈癌的诊断。盆腔CT检查常用于诊断盆腔占位性病变。

103. **AB**C**DE** ①胃大部切除术患者，由于迷走神经切断，术后胆囊蠕动较差，易发生胆石病。②患者寒战、高热、腹痛、黄疸、休克(血压<90/60mmHg)，此为 Reynolds 五联征(本例无神经精神症状)。患者 B 超示胆总管上段扩张，说明胆总管远端梗阻；且外周血白细胞计数增高，应诊断为急性梗阻性化脓性胆管炎，其首要治疗是解除胆道梗阻并引流，首选术式为胆总管切开引流术。③胆囊造瘘术、胆囊切除术、经内镜十二指肠乳头切开术均不能完全解除胆道梗阻，故不答 A、B、E。胆肠吻合术术后易发生胆道逆行感染，目前少用，故不答 D。

104. **AB**C**DE** ①患者外伤后出现右髋关节剧痛，患肢呈屈曲、内收、内旋畸形，应诊断为髋关节后脱位。约 10%的髋关节后脱位合并坐骨神经损伤，出现足下垂(足背屈无力)、足背外侧感觉障碍，故答 A。②从局部解剖关系看，髋关节后脱位不会损伤股神经、闭孔神经、胫神经、腓总神经。

105. **AB**C**DE** 年轻女性患者，有被害妄想、被跟踪、幻听等临床表现，应诊断为精神分裂症。

106. **AB**C**DE** 已婚妇女，婚后 3 年不孕，应诊断为不孕症。患者平素月经规则，基础体温双相，说明有排卵。体检子宫正常，双侧附件增厚，说明病因可能为附件病变所致。女性不孕症最常见的病因是输卵管因素。

107. **AB**C**DE** ①急性阑尾炎的致病菌可经阑尾静脉→回结肠静脉→肠系膜上静脉→门静脉→肝脏，导致细菌性肝脓肿。急性化脓性阑尾炎患者，突发寒战、高热、右季肋区疼痛、黄疸、肝区叩痛，B 超示肝脏数个液性暗区，应诊断为细菌性肝脓肿。②肝包虫病患者常有该病流行区居住史，起病缓慢，不会出现寒战、高热。阿米巴肝脓肿多继发于阿米巴肠病，不会出现寒战、高热，多为单个大脓肿。肝转移癌常有胃肠原发病灶，不会出现全身中毒症状。肝囊肿继发感染少见。

108. **AB**C**DE** ①新生儿败血症根据时间分为早发型和晚发型两类，早发型常于生后 7 天内起病，多由垂直传播引起，其临床表现不典型，出现以下表现时应高度怀疑败血症：黄疸、肝脾大、出血倾向、休克等。血小板计数≤$100×10^9$/L 具有诊断价值。本例生后 1 天呕血 1 次，皮肤多处出血点，血小板 $100×10^9$/L，应考虑新生儿败血症。②Rh 溶血病常表现为新生儿黄疸出现早，且进行性加重，母婴血型不合，故不答 A。血小板减少性紫癜多见于 1～5 岁小儿，而不是新生儿，故不答 C。新生儿颅内出血多见于早产儿，常表现为激惹、嗜睡或昏迷、呼吸频率增快或减慢、颅内压增高，故不答 D。新生儿坏死性结肠炎多见于早产儿，多于生后 12 天发病，以腹胀、呕吐、便血为主要症状，故不答 E。

109. **AB**C**DE** 患者示指末节被鱼刺刺伤，局部疼痛，白细胞计数增高，应诊断为脓性指头炎。手术时，应在末节指侧面做纵切口，切口远端不应超过甲沟的 1/2，近端不应超过指节横纹。脓腔较大时，宜做对口引流，剪去多余脂肪。应避免做鱼口形切口，以免术后瘢痕影响手指功能。

110. **AB**C**DE** ①先天性甲状腺功能减退症、苯丙酮尿症、21-三体综合征均有智能发育障碍、生长落后，但蛋白质-能量营养不良、维生素 D 缺乏性佝偻病无智能发育障碍，故可首先排除 B、E。苯丙酮尿症无特殊面容，故可排除 C。②21-三体综合征的特殊面容为表情呆滞、眼裂小、眼距宽、双眼外眦上斜、鼻梁低平、外耳小、硬腭狭小、常张口伸舌、头小而圆、颈短而宽、四肢短、肌张力低下、手指粗短、小指尤短，且向内弯曲。先天性甲状腺功能减退症的特殊面容为头大、颈短、皮肤粗糙、面色苍黄、毛发稀疏、眼睑水肿、眼距宽、鼻梁低平、唇厚、舌大而宽厚、常伸出口外、身材矮小、躯干长而四肢短小。根据特殊面容，本例应诊断为 21-三体综合征。

111. **A**B**CDE** ①pH 正常值为 7.35～7.45，本例为 pH7.32，应考虑失代偿性酸中毒。②$PaCO_2$ 主要反映呼吸性因素，正常值为 35～45mmHg。$PaCO_2$>45mmHg 提示呼吸性酸中毒，$PaCO_2$<35mmHg 提示呼吸性碱中毒。本例 $PaCO_2$80mmHg，应考虑呼吸性酸中毒。③HCO_3^- 主要反映代谢性因素，正常值为 22～27mmol/L，本例正常，故答案为 B。

112. **AB**C**DE** 113. **AB**C**DE** ①心电图示电轴右偏及不完全性右束支传导阻滞，提示右心室肥大。患者胸骨左缘第 2 肋间闻及收缩期杂音，P_2 亢进、固定分裂，应诊断为房间隔缺损。室间隔缺损常于胸骨左缘第3~4肋间闻及收缩期杂音。动脉导管未闭常于胸骨左缘上方闻及连续性杂音。法洛四联症常于胸骨左缘第2~4肋间闻及收缩期杂音。肺动脉瓣狭窄可于胸骨左缘上部闻及喷射性收缩期杂音，B、C、D、E均无心音固定分裂。②房间隔缺损患儿当左向右的分流量较大、肺循环血流量超过体循环1倍以上时，可在胸骨左下第4~5肋间闻及舒张早中期杂音，此为三尖瓣相对狭窄所致。

114. **ABCDE** 115. **ABCDE** 116. **ABCDE** ①患者多饮、多尿、体重下降，空腹血糖>7.0mmol/L，应诊断为糖尿病。目前患者尿酮阳性，应考虑糖尿病酮症酸中毒(DKA)。合并急、慢性并发症的糖尿病患者治疗首选短效胰岛素。口服降糖药仅用于没有并发症的非胰岛素依赖性糖尿病患者，故不答A、B。抢救DKA只能选用短效胰岛素，而不能使用长效胰岛素或混合胰岛素，后者只适合血糖控制平稳的糖尿病患者。②在胰岛素治疗过程中，有时空腹血糖仍然较高，常见原因为夜间胰岛素应用不足、黎明现象、Somogyi效应。可以通过夜间多次(于0、2、4、6、8时)测定血糖，鉴别早晨高血糖的原因，从而调整胰岛素用量。③糖化血红蛋白(HbA1c)是葡萄糖与血红蛋白的氨基发生非酶催化反应的产物，其量与血糖浓度呈正相关。由于红细胞在血液循环中的寿命约为120天，因此HbA1c测定可反映患者近8~12周平均血糖水平。

117. **ABCDE** 118. **ABCDE** ①中年男性，间断出现心境低落(情绪低落、高兴不起来)、兴趣减退、快感缺失(对既往喜欢的事情也不愿去做)、思维迟缓(话少)、认知功能受损(工作效率低)、多次自杀未遂、睡眠障碍、进食紊乱，应诊断为复发性抑郁障碍。恶劣心境是一种以持久的心境低落状态为主的轻度抑郁。患者无躁狂发作，故不能诊断为双相障碍抑郁发作。诊断躯体形式障碍的前提条件是确诊躯体疾病，故不答D。脑衰竭综合征常表现为易疲劳、虚弱、思维迟缓、注意力不集中、情绪不稳定、情感脆弱等。②抑郁障碍具有自杀观念，首选改良电抽搐治疗，疗效较好，可在短时间内控制自杀意念，从而降低自杀死亡率。A、C为抑郁障碍的常规治疗。B为精神分裂症的治疗方法。大剂量苯二氮䓬类药物常用于失眠症的治疗。

119. **ABCDE** 120. **ABCDE** 121. **ABCDE** ①患者主要表现为阳性精神病症状，如被害妄想、幻听、被监视感，应诊断为精神分裂症。患者虽有闷闷不乐、失眠，但不以心境低落为主要临床表现，不能诊断为抑郁症，故不答A。患者病前有一定心理诱因，但是半年前发生的事件，且其症状并不反映心理事件，应激所致的精神障碍一般不出现典型的精神分裂症症状，故不答B、C。广泛性焦虑障碍是一种以焦虑为主要临床表现的精神障碍，常有不明原因的提心吊胆、紧张不安。②患者大骂领导，睡前准备刀，说明患者对假想的敌人充满愤怒和敌意，并有潜在的攻击行为的危险，说明其意志活动没有缺乏，故答C。患者认为"单位很危险，没几个好人"，此为被害妄想。"打开家里的电视机说里面有窃听器"，此为被监视感。患者整天"闷闷不乐、失眠"，此为抑郁症状。患者"不时侧耳倾听，不时喃喃自语"，此为幻听。③急性精神分裂症首选药物治疗。由于氯氮平副作用较大、较多，一般不作为首选药物，故不答B。药物治疗时，原则上要求单一用药，首选利培酮。只有当单一用药疗效不佳时，才考虑加用心境稳定剂或不同种类的抗精神病药物，故不答C。家庭治疗和解释性心理治疗只能作为急性精神分裂症的辅助治疗手段，故不答D、E。

122. **ABCDE** 123. **ABCDE** ①老年男性，吞咽哽噎感半年，吞钡检查示食管壁局限性僵硬，应诊断为食管癌。行食管吞钡X线检查，食管静脉曲张常提示食管黏膜蚯蚓状改变，贲门失弛缓症常提示食管下段呈"鸟嘴征"，食管憩室常显示憩室征，食管平滑肌瘤常显示"半月状"压迹。②中下段食管癌首选手术治疗，上段食管癌首选放射治疗(放疗)。

124. **ABCDE** 125. **ABCDE** 126. **ABCDE** ①妊娠28周后出现无痛性阴道流血，应首先考虑前置胎盘。胎盘早剥常表现为妊娠晚期有痛性阴道流血。前置血管破裂也可表现为妊娠中、晚期无痛性阴道流血，易误诊为前置胎盘，但临床上少见，故不答C。胎膜早破常表现为阴道流液而不是流血，故不答D。该初产妇无明显腹痛及宫缩，故不能诊断为先兆临产。②阴道穹隆部触及较厚软组织，此为前置的胎盘组织，故可确诊。胎心音听不清提示胎儿已死亡。B、C为先兆子宫破裂的典型临床表现。

胎先露高浮说明胎先露尚未入盆。③前置胎盘的处理原则是抑制宫缩、止血、纠正贫血、预防感染,故不答 A。必要时可给予地西泮等镇静剂。完全性前置胎盘,持续大量阴道流血者,应行剖宫产。胎儿监护为一般治疗措施。扩张宫颈会增加阴道流血,不宜采用,故答 B。

127. ABCDE　128. ABCDE　129. ABCDE　①先天性甲状腺功能减退症患儿常为过期产儿,生后常有腹胀、便秘、脐疝,易误诊为先天性巨结肠(本例不应答 C);生理性黄疸期延长,嗜睡,对外界反应差,肌张力低,吸吮差,哭声低且少,体温低,四肢冷,末梢循环差,血清 TSH>20mU/L。根据题干,本例应诊断为先天性甲状腺功能减退症。患婴血象正常,血细菌培养阴性,故不答 A。新生儿硬肿症常表现为反应低下、低体温,皮肤硬肿。苯丙酮尿症常表现为皮肤白皙,尿液和汗液中有鼠尿臭味。②先天性甲状腺功能减退症最常见的病因是甲状腺不发育或发育不全(约占 90%),其次为甲状腺激素合成障碍、TSH 和 TRH 缺乏、甲状腺或靶器官反应低下等。③先天性甲状腺功能减退症一旦确诊,应终身服用甲状腺制剂,不能中断。

130. ABCDE　131. ABCDE　①缓进型高血压可因血浆蛋白渗入和基底膜代谢物质沉积,使肾小球细动脉管壁增厚,管腔狭窄,称为细动脉壁玻璃样变。②动脉粥样硬化的纤维斑块由脂纹发展而来,病灶表面含大量胶原纤维,其胶原纤维可发生玻璃样变,属于结缔组织玻璃样变,故答 C 而不是 B。请注意:动脉粥样硬化为血管壁玻璃样变。

132. ABCDE　133. ABCDE　根据时间不同,可将人乳分为初乳、过渡乳和成熟乳。①初乳为分娩 5 日以内的乳汁,含脂肪、乳糖较少而蛋白质、矿物质、维生素较多,且蛋白质主要是免疫球蛋白,尤以 SIgA、乳铁蛋白为多。由于初乳中免疫球蛋白含量最高,故应重视让 1~2 周内的婴儿获得母乳。②过渡乳为分娩 5~14 日的乳汁,其脂肪含量最高,蛋白质和矿物质逐渐减少。③成熟乳为分娩 14 日以后的乳汁,其蛋白质含量较低,脂肪含量介于初乳和过渡乳之间。

134. ABCDE　135. ABCDE　①法洛四联症的典型症状是青紫、蹲踞、阵发性缺氧发作、杵状指(趾),故答 D。②无青紫型先天性心脏病(先心病),也称无分流型先心病,在心脏左、右侧无分流,如肺动脉狭窄、主动脉缩窄等。房间隔缺损、室间隔缺损、动脉导管未闭均属于潜伏青紫型先心病。法洛四联症为青紫型先心病。

136. ABCDE　137. ABCDE　①急性心肌梗死患者,应行 Killip 分级,肺部湿啰音小于 1/2 肺野,应诊断为 Killip Ⅱ级。②风湿性心脏病患者合并心力衰竭,应行 NYHA 分级。患者休息时也可出现症状,应诊断为 NYHA Ⅳ级。

138. ABCDE　139. ABCDE　140. ABCDE　①法洛四联症为右向左分流型先天性心脏病(先心病),肺动脉血流减少,因此胸部 X 线片示靴形心,心尖圆钝上翘,肺动脉段凹陷,肺门血管影缩小。房间隔缺损、室间隔缺损、动脉导管未闭均属于左向右分流型先心病,肺血流增多,导致肺动脉段凸出。②动脉导管未闭患者由于主动脉的血液分流到肺动脉,舒张压降低,脉压增大,进而出现周围血管征,如水冲脉、毛细血管搏动征等。③一般情况下,动脉导管未闭患者的主动脉压高于肺动脉压,故无论是收缩期还是舒张期,血液均经未闭的动脉导管从主动脉向肺动脉分流(左向右分流),不出现青紫。此时,肺动脉同时接受右心室和主动脉分流来的血液,因此肺动脉血流增加。长期大量血流向肺循环冲击,肺小动脉可有反应性痉挛,形成肺动脉高压。当肺动脉压力超过主动脉压时,左向右分流停止,产生肺动脉血流逆向分流入主动脉,患儿出现差异性发绀,即下半身青紫、左上肢轻度青紫、右上肢正常。

141. ABCDE　142. ABCDE　①男性吸烟者最易发生肺鳞状细胞癌,女性患者易发生的肺癌类型是腺癌。②肺癌的恶性程度依次为小细胞癌>大细胞癌>腺癌>鳞癌>类癌。肺类癌恶性程度低,局部淋巴结转移少见,大多数患者无神经内分泌异常表现,少数可有类癌综合征。

143. ABCDE　144. ABCDE　①正常足月新生儿出生时身长平均为 50cm。②足月儿出生时头围 33~34cm,3 个月为 39~40cm,1 岁约为 46cm,2 岁约为 48cm,5 岁约为 50cm。

145. ABCDE 146. ABCDE 术后应根据麻醉方式、患者情况和疾病性质选择不同的体位,胸部手术后应采用高半坐位,便于患者呼吸和引流;腹部手术后应采用低半坐位,以减小腹壁张力。

147. ABCDE 148. ABCDE ①嫉妒妄想是指患者无中生有地坚信自己的配偶对自己不忠诚,另有外遇。为此,患者常常翻看配偶的手机短信和通话记录,跟踪和监视配偶的日常活动,检查配偶的衣物等日常生活用品,以寻觅其"婚外情"的证据。②关系妄想是指患者认为周围环境中所发生的与自己无关的事情均与自己有关,如认为周围人的谈话是在议论自己、别人的咳嗽是针对自己,甚至认为电视上播出的、报纸上登载的内容也与自己有关。③钟情妄想是指患者坚信自己被某异性钟情,对方的一言一行都是对自己爱意的表达。非血统妄想是指患者毫无根据地坚信自己不是父母亲生的,虽经反复解释和证实,仍坚信不疑。被害妄想是指患者坚信自己被某些人或某组织进行迫害,如投毒、跟踪、监视、诽谤等。

149. ABCDE 150. ABCDE ①透光试验阳性,说明肿块为液性而不是实性,故不答A、B。患者平卧后未见肿块消失,说明不是交通性鞘膜积液。患者触不到睾丸和附睾,说明为睾丸鞘膜积液,而不是精索鞘膜积液,故答C。②透光试验阳性,故不答A、B。囊性包块位于睾丸上方,与睾丸有明显分界,应诊断为精索鞘膜积液。

2025 国家临床执业助理医师资格考试全真模拟试卷(三)答案及精析

第一单元(答案为绿色选项)

1. AB**C**DE 痈是多个毛囊及其周围组织同时发生的急性细菌性化脓性炎症,也可由多个疖融合而成,好发于皮肤较厚的部位,如项部和背部。

2. ABCD**E** 临床预防服务是指由医务人员在临床场所对健康者和无症状"患者"的健康危险因素进行评价,实施个性化的预防干预措施来预防疾病和促进健康,故答案为 E。

3. **A**BCDE ①治疗癫痫大发作及局限性发作的首选药物是苯妥英钠,但其对小发作(失神发作)无效,答案为 A。②地西泮最常用于癫痫持续状态的治疗。丙戊酸钠是一种广谱抗癫痫药物,对各种癫痫都有一定的疗效。乙琥胺是癫痫失神发作的首选药物。氯硝西泮对癫痫失神发作的疗效比地西泮好,对肌阵挛性发作、婴儿痉挛也有效。

4. **A**BCDE A、B、C、D、E 都是心理治疗的原则。①综合原则:人类疾病是各种生物、心理和社会因素相互作用的结果,因而在决定某一疾病采取某一治疗方法的同时,要综合考虑利用其他各种可利用的方法和手段。本例在心理治疗的同时,还配合使用药物治疗,此为综合原则。②灵活原则:患者的心理活动受多种因素的影响,因此在心理治疗过程中,治疗者应密切注意患者的心身变化,不放过任何一点新的线索,随时准备根据新的需要变更治疗程序。③个性化原则:在心理治疗过程中,治疗者既要注意患者与同类问题的人的共同表现和一般规律,又不能忽视每个患者自身的具体情况,不能千篇一律地处理问题。④发展性原则:在心理治疗过程中,治疗者要以发展的眼光看待患者的问题,不仅问题的分析和本质的把握上,而且在问题的解决和效果的预测上都要有发展的观念。⑤整体性原则:在心理治疗过程中,治疗者要有整体观念。

5. **A**BCDE ①凝血因子主要存在于血浆中,新鲜冰冻血浆含有全部凝血因子,因此输注新鲜冰冻血浆的主要目的是补充凝血因子,纠正止血功能异常。②输注白蛋白的主要目的是补充血浆蛋白和提高胶体渗透压。血液不是营养品,因此不能靠输血来补充营养,故不答 B。提高免疫力可输注丙种球蛋白,故不答 C。补充血容量可以给予晶体或胶体溶液,而不是血液,故不答 E。

6. **A**BCDE ①多巴胺在低浓度时作用于 D_1 受体,可舒张肾血管,增加肾血流量和增高肾小球滤过率,常用于休克合并少尿的治疗。②去甲肾上腺素、肾上腺素均可使肾血管收缩,导致肾血流量减少。阿托品、山莨菪碱为 M 受体阻断药,对肾血管无明显影响。

7. ABCD**E** 五行的特性:"水曰润下,火曰炎上,木曰曲直,金曰从革,土爰稼穑"。

8. ABCD**E** ①Pratt 试验也称交通静脉瓣膜功能试验:患者仰卧,抬高患肢,在大腿根部扎止血带,然后从足趾向上至腘窝缚缠第一根弹力绷带,再自止血带处向下,扎上第二根弹力绷带。让患者站立,一边向下解开第一根弹力绷带,一边向下继续缚缠第二根弹力绷带,如果在两根弹力绷带之间的间隙内出现曲张静脉,即提示该处有功能不全的交通静脉。②Perthes 试验可检查深静脉是否通畅,是决定可否进行大隐静脉高位结扎的关键检查。③Trendelenburg 试验为大隐静脉瓣膜功能试验。

9. ABC**D**E 体循环和肺循环是一个"密闭的管道系统",只要不发生"急性失血"(若不考虑组织淤血),其循环总量就应该是相等的,因此体循环和肺循环相同的是心输出量。

10. **ABCDE** ①病毒性心肌炎患者心肌收缩力减弱,不可能出现第一心音增强。②急性心肌炎患者可出现各种心律失常,以房性和室性期前收缩、房室传导阻滞最为多见。听诊可闻及第三、第四心音或奔马律,部分患者可于心尖部闻及收缩期吹风样杂音。中晚期可有左心室增大。

11. **ABCDE** ①算术均数简称均数,等于一个指标变量所有观察值的和除以观察值的个数。算术均数描述了一个变量所有观察值的平均水平。②极差(全距)是指一组观察值中最大值和最小值之差,可粗略反映变量的变化范围。频数表主要用于描述频数分布。反映离散趋势的指标主要包括极差、四分位数间距、方差、标准差等。

12. **ABCDE** 正常人腹部可触诊到的结构包括腹直肌肌腹及腱划、腰椎椎体、骶骨岬、乙状结肠的粪块、横结肠、盲肠等。正常人的胰腺位于腹膜后,不能被触及。

13. **ABCDE** 根据《中国慢性病防治工作规划(2012—2015年)》,当前我国慢性病防治要坚持三项基本原则:①政府主导,部门合作,社会参与;②突出重点,分类指导,注重效果;③预防为主,防治结合,重心下沉。三级预防并重为WHO的慢性病防治策略,答案为E。

14. **ABCDE** ①肝主藏血,是指肝具有贮藏血液、调节血量及防止出血的功能。②脾是具有统血功能的脏腑。肾是具有藏精功能的脏腑。心的生理功能主要是主血脉、主神志。肺的主要生理功能是主气,司呼吸。

15. **ABCDE** 发病率主要用于描述病程短的疾病的发生或流行情况。患病率主要用于描述病程较长的慢性病的发生或流行情况,如冠心病、糖尿病、肺结核等。

16. **ABCDE** 慢性肺源性心脏病(肺心病)肺动脉高压的主要原因是缺氧引起的肺血管收缩,因此降低肺动脉高压的首选治疗是氧疗,可采用持续低流量给氧。A、C、D、E均属于一般性治疗措施。

17. **ABCDE** 颈椎病是颈椎间盘退行性变所导致的脊髓、神经、血管受压而表现出的一系列临床症状和体征,为器质性病变,并不是心身疾病。B、C、D、E均属于心身疾病。

18. **ABCDE** 扩张型心肌病常表现为各心腔扩大,以左心室扩大为著。而慢性肺源性心脏病是肺动脉高压所致,常导致右心室肥大。因此若超声检查提示全心增大,有助于扩张型心肌病的诊断。C、D均属于一般性症状,故不答C、D。

19. **ABCDE** 《民法典》规定,患者在诊疗活动中受到损害,有下列情形之一的,推定医疗机构有过错:①违反法律、行政法规、规章以及其他有关诊疗规范的规定;②隐匿或者拒绝提供与纠纷有关的病历资料;③遗失、伪造、篡改或者违法销毁病历资料。

20. **ABCDE** A、B、C、E均属于小叶性肺炎的并发症,肺肉质变属于大叶性肺炎的并发症。

21. **ABCDE** ①慢性肾小球肾炎是各种肾小球肾炎的终末阶段,其病理特点是大量肾小球发生玻璃样变和硬化。肉眼观两侧肾体积缩小,表面呈弥漫性细颗粒状,称继发性颗粒性固缩肾。②原发性颗粒性固缩肾见于高血压肾病。大红肾见于急性肾小球肾炎。大白肾见于弥漫性膜性肾小球肾炎。瘢痕肾见于动脉粥样硬化性固缩肾。

22. **ABCDE** ①血中氨的主要运输形式是谷氨酰胺。②类似知识点:脑中氨运输至肝的形式是谷氨酰胺;肌肉中氨运输至肝的形式是丙氨酸+谷氨酰胺;脑中氨的主要去路是合成谷氨酰胺;肌肉中氨的主要去路是合成丙氨酸。

23. **ABCDE** 急性阑尾炎的典型表现为转移性右下腹痛,开始表现为上腹痛,数小时(6~8小时)后转移并局限于右下腹。阑尾的神经由交感神经经腹腔丛和内脏小神经传入,由于其传入的脊髓节段在第10、11胸节,所以当急性阑尾炎开始发病时,常表现为脐周牵涉痛,此为内脏性疼痛。数小时后,阑尾的炎性渗出液刺激壁层腹膜,引起右下腹麦氏点压痛、反跳痛、肌紧张等腹膜刺激征。可见开始的上腹痛或脐周痛由内脏神经反射所致,后来的腹膜刺激征属于阑尾炎症刺激壁层腹膜所致。

24. **ABCDE** ①肺司呼吸而摄纳清气,脾主运化而化生水谷之精气;肺主行水,脾主运化水液。肺与脾的关系主要表现为气的生成和津液代谢两个方面。其一是气的生成。肺吸入的清气和脾化生的水谷精气,在肺内汇为宗气。其二是津液代谢。肺主宣发肃降和通调水道,使水液正常输布与排泄,有助于脾的运化水液功能。脾能传输津液,散精于肺,使津液正常生成和输布。②肺与肾的关系主要表现在津液代谢和呼吸运动两个方面。

25. **A**BCDE　①白三烯调节剂通过调节白三烯的生物活性而发挥抗炎作用,同时可舒张支气管平滑肌,是治疗支气管哮喘的控制性药物,常用药物有孟鲁司特、扎鲁司特。②倍氯米松为糖皮质激素,沙丁胺醇、沙美特罗为 β_2 受体激动剂,异丙托溴铵为抗胆碱能药物。

26. A**B**CDE　六腑是胆、胃、小肠、大肠、膀胱、三焦的总称。奇恒之腑包括脑、髓、骨、脉、胆、女子胞六个脏器和组织,因此既属六腑,又属奇恒之腑的是胆。

27. ABC**D**E　①脂肪动员的产物是游离脂酸和甘油。进入肝细胞的游离脂酸主要有两条去路,一条是在胞液中酯化合成甘油三酯及磷脂;另一条是进入线粒体进行 β-氧化,生成乙酰 CoA 合成酮体。因此当脂肪动员加强时,肝内产生的大量乙酰 CoA 主要生成酮体。②脂肪的代谢产物乙酰 CoA,不能转变为葡萄糖,因为丙酮酸脱羧生成乙酰 CoA 这步反应不可逆。③合成胆固醇的原料乙酰 CoA 主要来自糖的有氧氧化,而不是来自脂肪的 β-氧化。④脂肪动员产生的乙酰 CoA,无法生成脂肪酸,否则就成了无效循环,故不答 D。⑤少量脂肪氧化产生的乙酰 CoA,可通过三羧酸循环彻底氧化为二氧化碳和水。若脂肪大量动员,产生的乙酰 CoA 则转变为酮体,导致酮血症。

28. A**B**CDE　营养必需氨基酸是指人体不能合成,必须由食物供给的氨基酸,包括苯丙氨酸、蛋氨酸(甲硫氨酸)、赖氨酸、苏氨酸、色氨酸、亮氨酸、异亮氨酸、组氨酸、缬氨酸共 9 种,记忆为"笨蛋来宿舍晾一晾足(球)鞋"(苯-蛋-赖-苏-色-亮-异亮-组-缬)。

29. ABC**D**E　①影响健康行为的因素包括倾向因素、促成因素和强化因素。倾向因素是指为行为改变提供理由或动机的先行因素,它通常先于行为,是产生某种行为的动机或愿望,或诱发产生某种行为的因素,包括知识、信念、价值观、态度、自信心、现有技能、自我效能等。②资源、法律、政策均属于促成因素。奖励属于强化因素。

30. ABCD**E**　津液是机体一切正常水液的总称,包括胃液、肠液、关节液、涕、泪等,不包括血液。

31. A**B**CDE　缺氧只能通过外周化学感受器而不是中枢化学感受器对呼吸进行调节。缺氧时 PaO_2 降低,可刺激颈动脉体、主动脉体化学感受器,反射性引起呼吸加深加快。

32. ABC**D**E　稳定型心绞痛的病理基础是冠状动脉固定性严重狭窄,阿司匹林可抑制血小板在动脉粥样硬化斑块上的聚集,防止血栓形成;同时也可通过抑制血栓素(TXA_2)的形成而抑制 TXA_2 所致的血管痉挛。阿司匹林可降低稳定型心绞痛患者心肌梗死、脑卒中、心血管性死亡的发生率,如无禁忌证,均需使用。氯吡格雷主要用于阿司匹林过敏者。美托洛尔为 β 受体阻滞剂,对于发生过心肌梗死、心力衰竭的高危心绞痛患者,可显著降低心血管事件发生率;但对低危的稳定型心绞痛是否具有同样的心脏保护作用,尚不清楚,故不答 C。硝酸甘油和硝苯地平均可用于稳定型心绞痛的治疗,但不是必不可少。

33. **A**BCDE　小细胞肺癌恶性程度高,早期即可发生远处转移,预后差,一般以非手术治疗为主。非小细胞肺癌Ⅰ~ⅢA 期均可手术治疗。

34. A**B**CDE　①A、C、D 均属于慢性右心衰竭的临床表现,但肝颈静脉反流征阳性更具有特征性。②咳粉红色泡沫样痰为急性左心衰竭的临床表现。

35. ABCD**E**　A、B、C、D 均属于流行病学的基本原则。信息公开原则属于公共卫生伦理原则。

36. **A**BCDE　①普萘洛尔为非选择性 β 受体阻滞剂,可减慢心率,快速降低甲状腺功能亢进症患者的基础代谢率,控制甲状腺功能亢进症症状,但不能抑制甲状腺素的合成与释放。②复方碘剂可抑制甲状腺素的释放,但不能抑制其合成。丙硫氧嘧啶属于硫脲类,他巴唑、卡比马唑属于咪唑类,均可抑制甲状腺素的合成,但不能抑制其释放。

37. **A**BCDE　知觉是人脑对直接作用于感觉器官的客观事物的整体属性的反映。B、C、D、E 均属于知觉的特征,适应性是感觉的特征。

38. ABCDE　在某些理化因素作用下,蛋白质特定的空间构象被破坏,从而导致理化性质的改变和生物学活性的丧失,称为蛋白质变性。蛋白质变性主要发生二硫键和非共价键的破坏,无肽键断裂,不涉及一级结构中氨基酸序列的改变,故无亚基解聚和辅基脱落。

39. ABCDE　A、B、C、D、E均属于肝硬化的并发症。肝硬化门静脉高压症最常见的并发症是食管胃底曲张静脉破裂导致的上消化道出血,最危险的并发症是肝性脑病。

40. ABCDE　①慢性阻塞性肺疾病(COPD)患者由于肺过度充气,其肺总量(TLC)、功能残气量(FRC)、残气量(RV)都是增加的而不是下降的,故不答 C,答案为 D。②COPD 患者肺活量(VC)降低。由于持续气流受限,故呼气峰流速下降、第一秒用力呼气量(FEV_1)下降。

41. ABCDE　①胆总管结石平时多无症状,当结石造成胆管梗阻时可出现右上腹绞痛及黄疸。若继发胆管炎,可出现典型的 Charcot 三联征,即腹痛、寒战、高热、黄疸。②胆道蛔虫症常表现为突发剑突下钻顶样绞痛,突发突止,间歇期如常,无黄疸。胆囊结石、急性胆囊炎、慢性胆囊炎多无黄疸。

42. ABCDE　①洪脉脉形宽大,状如波涛,来盛去衰,主气分热盛。②浮脉主表证、虚证。迟脉主寒证。数脉主热证。弦脉主肝胆病、诸痛、痰饮、疟疾。

43. ABCDE　①慢性阻塞性肺疾病(COPD)和支气管哮喘都有气流受限,但前者的气流受限不完全可逆,后者的气流受限具有可逆性,这是两者鉴别的关键。临床上常用支气管舒张试验来测定气流受限的可逆性。如吸入支气管舒张剂后,FEV_1 较用药前增加≥12%,其绝对值增加≥200ml,可诊断为支气管舒张试验阳性,此为支气管哮喘的特点。②过敏原试验主要用于明确引起支气管哮喘的过敏原。低氧激发试验主要用于诊断高原反应。支气管激发试验常用于测定气道反应性,为确诊支气管哮喘的次选检查。运动试验主要用于诊断运动性哮喘。

44. ABCDE　①1岁以内的婴幼儿腹股沟斜疝多采用保守治疗,暂不手术。因为婴幼儿腹肌可随躯体生长逐渐强壮,疝有自行消失的可能。即使因疝内容物嵌顿一定要急诊手术,行单纯疝囊高位结扎也能获得满意疗效,无须施行疝修补术。②嵌顿性疝的疝内容物不能自行还纳,需急诊行疝囊高位结扎+修补术。滑动性疝、腹股沟直疝、股疝均需择期行疝囊高位结扎+疝修补术。

45. ABCDE　①侵蚀性葡萄胎为交界性肿瘤,具有一定的恶性,水泡状绒毛可侵入子宫深肌层;葡萄胎为良性病变,水泡状绒毛不会侵入子宫肌层,此为两者之间的主要区别。②绒毛间质血管消失见于绒毛膜癌,故不答 B。无论侵蚀性葡萄胎,还是葡萄胎,均有滋养层细胞异常增生,均可出现水泡状绒毛,故不答 C、D、E。

46. ABCDE　①《医疗机构从业人员行为规范》的具体内容如下:以人为本,践行宗旨;遵纪守法,依法从业;尊重病人,关爱生命;优质服务,医患和谐;廉洁自律,恪守医德;严谨求实,精益求精;爱岗敬业,团结协作;乐于奉献,热心公益。②"互学互尊,团结协作"是《医务人员医德规范及实施办法》的基本规范,故答案为 B。

47. ABCDE　鉴别急性糜烂出血性胃炎和慢性胃炎首选纤维胃镜检查。PCA(壁细胞抗体)、IFA(内因子抗体)阳性常见于自身免疫性胃炎。

48. ABCDE　①利福平主要通过抑制结核分枝杆菌 mRNA 的生物合成而抗菌。②异烟肼通过抑制结核分枝杆菌 DNA 的合成而抗菌。链霉素主要通过抑制结核分枝杆菌蛋白质的合成而抗菌。乙胺丁醇主要通过抑制结核分枝杆菌 RNA 的合成而抑菌。对氨基水杨酸主要通过干扰结核分枝杆菌的中间代谢而抑菌。

49. ABCDE　①新鲜蔬菜富含膳食纤维、水溶性维生素、矿物质等。②奶制品富含蛋白质、维生素、矿物质、钙等。谷类富含蛋白质、维生素、无机盐等。肉类、蛋类富含蛋白质、脂肪、维生素、矿物质等。

50. ABCDE　①硝酸盐还原试验诊断尿路感染的敏感性为70%,特异性为90%,常作为尿路感染的筛查试验。②尿沉渣镜检、尿白细胞排泄率测定对尿路感染的诊断意义较大,尿细菌培养主要用于确诊尿路感染,静脉尿路造影常用于诊断慢性肾盂肾炎。

51. ABCDE　①硝酸甘油抗心绞痛的机制包括降低心肌耗氧量;扩张冠状动脉,增加缺血区血液灌注;降低左室充盈压,增加心内膜供血,改善左室顺应性;保护缺血的心肌细胞,减轻缺血性损伤。②普萘洛尔为β受体阻滞剂,可减慢心率,降低心肌耗氧量,改善心肌缺血区供血,用于心绞痛的治疗。③硝苯地平抗心绞痛的机制包括降低心肌耗氧量,舒张冠状动脉,保护缺血心肌细胞,抑制血小板聚集,故答案为B。

52. ABCDE　股骨颈骨折易致股骨头血液循环障碍,造成骨折不易愈合,甚至缺血坏死,故答D。

53. ABCDE　①低位肠梗阻的腹胀明显,呕吐发生晚而次数少;高位肠梗阻的腹胀不明显,呕吐发生早而频繁,故答案为C。②有无腹痛是麻痹性肠梗阻与机械性肠梗阻的鉴别要点。有无腹膜刺激征、有无便血是单纯性肠梗阻与绞窄性肠梗阻的鉴别要点。有无肛门排气排便是诊断肠梗阻的要点之一。

54. ABCDE　成人双手面积约占体表面积的5%,故右手占2.5%。

55. ABCDE　①锋电位是动作电位的标志,具有动作电位的特征。因此锋电位具有动作电位传导不衰减的特性,即动作电位在某处产生后,可沿细胞膜传导,无论传导距离多远,其幅度和形状均不改变。②肌细胞的终板电位、感受器细胞的感受器电位和神经元的突触后电位等都是局部电位,都具有局部电位的特征,其传播方式是电紧张性的,不能像动作电位一样进行长距离无衰减传播。③静息膜电位是指细胞在未受刺激时存在于细胞膜内、外两侧的电位差,因此无传导。

56. ABCDE　主动脉瓣关闭不全患者于主动脉瓣第二听诊区可闻及叹气样舒张期杂音。重度反流者,出现相对性二尖瓣狭窄,心尖部可闻及柔和低调、舒张中晚期隆隆样杂音,称为Austin-Flint杂音,系主动脉瓣关闭不全时回流血液限制二尖瓣开放所致。

57. ABCDE　①乳腺癌分为非浸润性癌和浸润性癌。非浸润性癌包括导管内原位癌和小叶原位癌;浸润性癌包括浸润性导管癌、浸润性小叶癌及特殊类型癌。粉刺癌属于导管内原位癌,是非浸润性癌。②黏液癌、小管癌、髓样癌属于特殊类型癌,是浸润性癌。③硬癌是来源于导管上皮的高度恶性的肿瘤,属于浸润性癌。

58. ABCDE　血液经过γ射线照射后,其中的淋巴细胞被灭活,而其他血液成分仍然保留。辐照血液主要用于预防输血相关移植物抗宿主病(TA-GVHD)。为预防TA-GVHD,凡是具有淋巴细胞活性的血液成分,如红细胞、血小板和粒细胞,均需要辐照。淋巴细胞已经丧失活性的血液成分,如冰冻血浆、冷沉淀等,则无需辐照,答案为A。

59. ABCDE　里急后重为直肠刺激症状,肛瘘主要累及肛管及肛周皮肤,故无里急后重。

60. ABCDE　《处方管理办法》规定,处方量一般不得超过7日用量,急诊处方不得超过3日用量。

61. ABCDE　①门静脉和腔静脉之间有4个交通支,即胃底食管下段交通支、直肠下端肛管交通支、前腹壁交通支、腹膜后交通支。其中,以胃底食管下段交通支最具有临床意义,它离门静脉主干最近,压力差最大,因而门静脉高压症时它所受的影响也最早且最显著。在所给A、B、C、D、E 5个选项中,胃冠状静脉属于胃底食管下段交通支,故答案为C。②脐静脉、腹壁上静脉均属于前腹壁交通支,直肠上静脉属于直肠下端肛管交通支、腹膜后静脉属于腹膜后交通支,故不答A、B、D、E。

62. ABCDE　①室性心动过速患者若无显著血流动力学障碍,可采用药物治疗(利多卡因、普鲁卡因胺、胺碘酮);若伴有严重血流动力学障碍(休克、低血压、心绞痛、充血性心力衰竭等),则应迅速施行电复律治疗,否则容易发生心室颤动,导致患者死亡。②人工起搏超速抑制是指用人工起搏的高频兴奋对低频兴奋产生直接抑制作用。压迫颈动脉窦主要用于终止阵发性室上性心动过速的发作。

63. ABCDE　①老年患者突发心前区剧痛,硝酸甘油不能缓解,心电图示V_1~V_5导联ST段弓背向上抬高,应诊断为急性广泛前壁心肌梗死。患者端坐呼吸,两肺底湿啰音,心尖部舒张期奔马律,可闻及哮鸣音,应考虑急性左心衰竭,故本例应诊断为急性心肌梗死伴左心衰竭。对于急性心力衰竭患者,禁用β受体阻滞剂美托洛尔。②A、B、C、E均属于急性心肌梗死的常用治疗措施。

64. ABCDE　①青年患者发作性喘息，双肺广泛哮鸣音，应诊断为支气管哮喘。患者端坐呼吸，口唇发绀，心率120次/分，应诊断为重度支气管哮喘。②患者病史长达4年，不可能为自发性气胸和肺血栓栓塞。急性左心衰竭常见于老年人，多有心脏病史，故不答C。慢性支气管炎急性发作多表现为咳嗽、咳痰、双肺湿啰音，故不答D。

65. ABCDE　①患者Hb68g/L，应诊断为中度贫血。患者有慢性失血（月经过多）病史，应考虑缺铁性贫血，治疗以补充铁剂为主。膳食中的铁主要来源于动物肝脏、动物全血、鱼类、海带、黑木耳等，故答案为C。②水果中碳水化合物含量较高。大豆及其制品中蛋白质含量较高。虾皮、海产品中钙含量较高。

66. ABCDE　①输血后突然出现畏寒、高热，血压降低，尿呈酱油样（血红蛋白尿），应诊断为溶血反应，常见原因为血型不合的输血引起的溶血性输血反应，答案为B。②非溶血性发热性输血反应常表现为畏寒、发热，可有头痛、恶心、呕吐。变态反应（过敏反应）常表现为皮肤瘙痒、荨麻疹。细菌污染反应常表现为内毒素性休克。循环超负荷常表现为急性左心衰竭。

67. ABCDE　①心理咨询的中立原则要求咨询师不能替患者做任何决定（如是否离婚），而应该逐步疏导，站在中立的角度去帮助她，让她自己做出是否离婚的决定。②回避原则是指咨询师不能为亲友及熟人进行心理咨询。耐心原则不属于心理治疗的原则。综合原则是指治疗师应将各种心理治疗方法进行综合使用，才能取得良好的疗效。灵活原则是指治疗师应根据不同的患者、不同的病情阶段进行不同的治疗。

68. ABCDE　①"癌细胞小，大小一致，单行串珠状排列"为乳腺浸润性小叶癌的特点。②乳腺粉刺癌的特点是癌细胞实性排列，中央有坏死，坏死区常有钙化。乳腺小叶原位癌的特点是癌细胞小，大小一致，呈实性排列。乳腺导管内原位癌的特点是乳腺导管扩张明显，癌细胞局限于扩张的导管内。乳腺浸润性导管癌的特点是癌细胞形态大小不一，排列成巢状、团索状，或伴有少量腺样结构。

69. ABCDE　①患者右上腹疼痛，体温增高，右上腹腹膜刺激征，化验血象增高，B超提示胆囊肿大伴结石，诊断为"胆囊结石，慢性胆囊炎急性发作"，应行胆囊切除。患者术前B超提示胆总管增粗，直径1.2cm（直径>1cm称胆总管增粗），因此术中必须同时行胆总管探查。胆总管增粗可能是胆囊内的细小结石沿胆囊颈管进入胆总管，阻塞胆总管下端开口所致。如术中不行胆总管探查，可能遗留结石于胆总管，导致严重后果。②单纯行胆囊造瘘和经皮肝穿刺胆管引流（PTCD），仅能部分减轻胆道压力，达不到根治胆总管结石的目的。单纯做胆肠吻合，不能处理胆囊病灶，故不答D。

70. ABCDE　①内痔的主要症状是出血和脱出，分为四度。Ⅰ度：便时带血、滴血、喷射状出血，便后出血可自行停止，无痔脱出；Ⅱ度：常有便血，排便时有痔脱出；Ⅲ度：偶便血，有痔脱出，需用手还纳；Ⅳ度：偶便血，痔脱出不能还纳或还纳后又脱出。根据题干，本例应诊断为内痔Ⅰ度。②外痔、混合痔均可有痔脱出，故不答A、B。

71. ABCDE　①青年患者长期上腹部间断隐痛，应考虑消化性溃疡。消化性溃疡出血量一般不超过500ml，故答案为B。②胆道出血多为间歇性周期性出血，每次出血量为200~300ml，很少引起休克，临床上以便血为主，常伴黄疸。胃癌出血常见于老年人，临床上以呕血为主，出血量<500ml。本例无应激因素，故不答D。胃底食管下段曲张静脉破裂出血患者多有长期肝病史，出血来势凶猛，出血量大，一次可达500~1000ml，常引起休克。

72. ABCDE　①老年女性，突发寒战、高热、腰痛1天，肾区叩击痛，尿沉渣镜检示大量白细胞，血尿，应考虑急性肾盂肾炎。为明确诊断，最有价值的检查是中段尿细菌培养。②血培养对急性肾盂肾炎的诊断价值不大。静脉尿路造影常用于肾结核的诊断。尿细胞学检查常用于肾盂癌的诊断。腰部B超常用于肾结石的诊断。

73. ABCDE　①年轻患者长期午后发热、盗汗，应考虑结核病。患者左侧胸水，应诊断为结核性胸水。此为渗出性胸水，其特点为：混浊，比重>1.018，Rivalta试验阳性，蛋白定性阳性，白细胞计数>500×10⁶/L。②腺苷脱氨酶（ADA）在淋巴细胞内含量较高，结核性胸水时，因细胞免疫受刺激，淋巴细胞明显增多,故胸水 ADA>45U/L。正常胸水 pH 约为 7.6,结核性胸水 pH 可降低。

74. **ABCDE**　①长期卧床是下肢深静脉血栓形成的常见病因。患者突发单侧下肢肿胀,沿左股静脉走行区有明显压痛,应诊断为左下肢深静脉血栓形成。②右心衰竭常表现为双下肢水肿,而不是单侧下肢水肿,故不答 A、B。血栓性股静脉炎一般不会出现下肢肿胀。左股动脉栓塞常出现下肢缺血征象,而不是突发左小腿肿胀,故不答 E。

75. **ABCDE**　①慢性肾炎好发于青中年,可表现为蛋白尿、血尿、水肿、高血压、不同程度的肾功能减退等。尿异常为必备表现,多为轻度尿异常。病史多在 3 个月以上。急性发作时,可有发热、腰痛等症状。结合病史及临床表现,本例应诊断为慢性肾炎急性发作。②本例病程已 5 年,不可能为急性肾盂肾炎,可首先排除 C。肾结核常表现为尿频、尿急、尿痛等慢性膀胱刺激症状,可有低热、盗汗。肾结石常表现为发作性腰痛、血尿,B 超可有阳性发现。慢性肾盂肾炎一般肾小球受累较轻。

76. **ABCDE**　中年男性,周期性上腹痛 1 年,应考虑消化性溃疡。患者呕吐酸酵宿食、上腹膨隆、见胃型、有振水音,应诊断为消化性溃疡并幽门梗阻。

77. **ABCDE**　①浸润性乳腺癌伴腋淋巴结转移是辅助化疗的指征,故答 B。②乳腺癌不是骨髓移植的指征。浸润性导管癌雌激素受体(ER)和孕激素受体(PR)检查均为阴性,不能进行内分泌治疗。放射治疗主要用于保留乳房的乳腺癌切除术及部分单纯乳房切除术的患者。双侧卵巢切除术主要用于晚期乳腺癌的治疗。

78. **ABCDE**　《精神卫生法》规定,精神障碍患者已经发生危害他人安全的行为,或者有危害他人安全的危险情形的,患者或者其监护人对需要住院治疗的诊断结论有异议,不同意对患者实施住院治疗的,可以要求再次诊断和鉴定。患者或者其监护人依照规定要求再次诊断的,应自收到诊断结论之日起 3 日内向原医疗机构或者其他具有合法资质的医疗机构提出。

79. **ABCDE**　①患者心界向两侧扩大,为扩张型心肌病的典型表现。两肺底湿啰音、颈静脉怒张、肝大、腹水征阳性,说明合并全心衰竭,为心肺功能失代偿期。②心脏病理性杂音常>3/6 级,本例心尖区闻及 2/6 级收缩期杂音,不能凭此诊断为风湿性二尖瓣关闭不全,故不答 A。缩窄性心包炎可有颈静脉怒张、肝大、腹水征,但不会出现心界向两侧扩大。冠心病伴乳头肌断裂常于心尖部闻及收缩期杂音。肥厚型心肌病常于胸骨左缘第 3~4 肋间闻及粗糙的喷射性收缩期杂音。

80. **ABCDE**　①《民法典》规定,患者在诊疗活动中受到损害,医疗机构及其医务人员有过错的,由医疗机构承担赔偿责任。②《医疗事故处理条例》规定,医务人员在医疗活动中发生或者发现医疗事故、可能引起医疗事故的医疗过失行为或者发生医疗事故争议的,负责医疗服务质量监控的部门或者专(兼)职人员,应当立即进行调查、核实,并向患者通报、解释;发生医疗事故争议时,病历应当在医患双方在场的情况下封存和启封;患者死亡,医患双方当事人不能确定死因或者对死因有异议的,应当在患者死亡后 48 小时内进行尸检,具备尸体冻存条件的,可以延长至 7 日;医患双方协商解决医疗事故争议,需要进行医疗事故技术鉴定的,由双方当事人共同委托负责医疗事故技术鉴定工作的医学会组织鉴定。

81. **ABCDE**　①萨斯-荷伦德模式将医患关系分为以下三种类型:主动-被动型、指导-合作型和共同参与型,D、E 是不规范的说法,因此可首先排除 D、E。②主动-被动型主要适用于休克、昏迷、精神病、难以表达主观意见的患者;指导-合作型主要适用于病情较轻的患者,如阑尾炎手术后;共同参与型主要适用于大多数慢性病的治疗、一般的心理治疗。本例为慢性病患者,且无并发症,故答案为 C。

82. **ABCDE**　①患者 $PaO_2<60mmHg$,且 $PaCO_2>50mmHg$,应诊断为 Ⅱ 型呼吸衰竭,为肺泡通气不足所致,答案为 A。②B、C、D 都是 Ⅰ 型呼吸衰竭的发生机制,故不答 B、C、D。耗氧量增加只在发热、寒战、严重哮喘、呼吸困难、抽搐等病理情况下起一定的作用,故不答 E。

83. **ABCDE**　①中年男性患者,血压升高,伴蛋白尿、血尿、肾功能不全,其降压治疗首选血管紧张素转换酶抑制剂(ACEI)。ACEI 可抑制血管紧张素 Ⅱ 的合成,使外周阻力血管舒张而降低血压,同时可减低肾小球高滤过、减少蛋白尿形成、减轻肾小球基底膜损害。ACEI禁用于血肌酐（Scr）>265μmol/L的患者，本例血肌酐130μmol/L，可以使用。②A、B、C均是临床上常用的降压药，但都不是高血压合并肾功能不全的首选药。α受体拮抗剂目前很少作为降压药应用于临床。

84. ABCDE　①空腹血糖的正常值为3.9~6.0mmol/L，糖尿病的诊断标准为空腹血糖≥7.0mmol/L。当患者所测血糖高于正常值，但又没有达到糖尿病诊断标准时，应做口服葡萄糖耐量试验（OGTT试验）以确诊或排除糖尿病。患者空腹血糖为6.8mmol/L，故应做OGTT试验，以明确诊断。②糖化血红蛋白测定常用于监测糖尿病患者血糖的控制情况。24小时尿糖定量常用于糖尿病的辅助诊断。患者复查空腹血糖、餐后2小时血糖，对确诊糖尿病意义不大。

85. ABCDE　青年人，受凉、劳累后突然发生的肺炎，应首先考虑肺炎链球菌肺炎。胸部X线片示右肺下叶实变影为肺炎链球菌肺炎的典型表现。

86. ABCDE　①老年患者反复活动时心前区疼痛3个月，应考虑冠心病心绞痛。5小时前情绪激动时再次发作，持续不缓解，应考虑急性心肌梗死。患者血肌钙蛋白升高，心电图示 $V_1 \sim V_4$ 导联ST段压低，应诊断为非ST段抬高型心肌梗死（NSTEMI）。NSTEMI患者冠状动脉血栓多为血小板血栓，不宜溶栓治疗。②NSTEMI可行A、B、D、E项治疗。

87. ABCDE　①老年患者，劳累时气短进行性加重，胸骨右缘第2肋间闻及4/6级收缩期喷射性杂音，应诊断为主动脉瓣狭窄。②肺动脉高压常可闻及 P_2 亢进。肺血栓栓塞症常表现为胸痛、呼吸困难、咯血三联征。主动脉瓣关闭不全常可于胸骨左缘第3肋间闻及叹气样舒张期杂音。肺动脉瓣关闭不全可于肺动脉瓣区闻及舒张早期递减型叹气样杂音，向下传导至第4肋间。

88. ABCDE　突发公共卫生事件的特点包括突发性、普遍性、严重性、复杂性，故答B。突发性是指发生突然，出乎意料。普遍性是指影响区域比较广，涉及的人员比较多。严重性是指突发公共卫生事件影响严重，常导致大量伤亡和妨碍居民的身心健康。复杂性是指突发公共卫生事件超出了一般社会卫生危机的发展规律，并呈现出易变特性。

89. ABCDE　①反酸、烧心是胃食管反流病的典型症状。患者间断胸骨后疼痛，反酸、烧心，胃镜示食管下段长约0.3cm纵行黏膜破损，应诊断为胃食管反流病，治疗首选质子泵抑制剂奥美拉唑。②莫沙必利、多潘立酮属于促胃肠动力药，是胃食管反流病的辅助治疗药物。碳酸氢钠为碱性药物，硫糖铝是胃黏膜保护剂，过去偶用于消化性溃疡的治疗，现已淘汰。

90. ABCDE　①患者胸骨左缘第3肋间可闻及粗糙的双相性搔刮样声音，此为心包摩擦音，为急性心包炎的特征性体征，故答D。②肺癌、主动脉夹层、气胸均不会出现心包摩擦音，故不答A、C、E。急性心肌梗死并发心肌梗死后综合征可出现心包摩擦音，但多出现于心肌梗死后数周至数月，故不答B。

91. ABCDE　①患者腹部手术后3天，腹部X线平片见固定肠襻，说明肠功能没完全恢复正常，因此不宜手术探查，而应支持治疗，即继续补液、观察病情变化。②注射吗啡止痛可能延误诊断，导致不良后果，故不答B。灌肠治疗会增加肠腔内压力，可能导致肠吻合口破裂，故不答C。

92. ABCDE　患者车祸伤，骨盆挤压分离试验阳性，应考虑骨盆骨折。患者排尿困难，尿道出血，应考虑尿道损伤。骨盆骨折易导致后尿道膜部损伤。患者B超示腹膜后血肿，血压70/40mmHg，应诊断为骨盆骨折、后尿道膜部损伤、失血性休克、腹膜后血肿。由于患者已处于休克状态，故首先应行补液输血抗休克治疗。若先不行抗休克治疗，直接手术处理尿道损伤、骨盆骨折，将导致患者死亡，故不答A、B、C。腹膜后组织疏松，多为弥漫性出血，且难以止血，故对于腹膜后血肿，在术中探查时不要轻易打开，否则易导致难以控制的大出血，故不答E。

93. ABCDE　①中位数是反映应变量数值集中趋势的指标，可用于描述任何资料，尤其是偏态分布资料；资料一端或两端无确定数值；资料的分布情况不清，例如，某些传染病或食物中毒的潜伏期等。题干要求回答的是描述传染病潜伏期集中趋势的指标，故答C。②算术平均数适用于服从对称分布的变量。几何平均数适用于原始观察值分布不对称，但经过对数转换后呈对称分布的变量。百分位数常用于描述资料的观察值序列在某个百分位置的水平。四分位数间距是反映离散趋势的指标。

94. **ABCDE**　患者长期间歇性上腹痛,应考虑消化性溃疡。近3天进食后恶心、呕吐,应考虑合并幽门梗阻。频繁呕吐,大量胃酸丢失,易导致低钾、低氯性代谢性碱中毒。患者血钠正常(正常值为135～150mmol/L),血钾降低(正常值为3.5～5.5mmol/L),血氯降低(正常值为95～105mmol/L),HCO_3^-增高(正常值为22～27mmol/L),故答案为B。

95. **ABCDE**　二尖瓣狭窄的特征性杂音为心尖区舒张中晚期低调的隆隆样杂音,呈递增型,局限而不传导,左侧卧位明显,运动或用力呼气可使杂音增强,常伴舒张期震颤。

96. **ABCDE**　中青年患者长期间断上腹痛,为空腹痛,进食后可缓解,钡餐示十二指肠球部变形,应诊断为十二指肠球部溃疡。胃溃疡可发生癌变,十二指肠溃疡不会发生癌变。

97. **ABCDE**　急性心肌梗死心电图的定位:后壁心肌梗死为 V_7、V_8 导联;前间壁心肌梗死为 V_1~V_3 导联;侧壁心肌梗死为 V_5~V_7 导联;高侧壁心肌梗死为Ⅰ、aVL 导联;下壁心肌梗死为Ⅱ、Ⅲ、aVF 导联。

98. **ABCDE**　①病理性赘述是指患者思维联想活动迂回曲折,联想枝节过多,表现为患者对某种事物做不必要的过分详尽的描述,言语啰唆,但最终能回答有关问题,故 D。②思维破裂表现为患者的言语虽有结构完整的句子,但各句含义互不相关,变成了语句的堆积,整段内容令人不能理解。思维散漫表现为在交谈时,患者联想松弛,内容散漫,缺乏主题,话题转换缺乏必要的联系。思维不连贯是指在意识障碍背景下出现的言语支离破碎和杂乱无章的状态。强制性思维是指思维联想的自主性障碍,表现为患者感到脑内涌现大量无现实意义、不属于自己的联想,是被外力强加的。

99. **ABCDE**　①患者左胸饱满,叩诊浊音,中下肺呼吸音消失,应诊断为胸腔积液。②A、C、D、E 均不会出现胸廓饱满,叩诊浊音。

100. **ABCDE**　2型糖尿病经口服降糖药治疗仍不能达到血糖控制目标,即空腹血糖>7.8mmol/L和/或糖化血红蛋白HbA1c>7%(正常目标值为<7.0%),说明存在胰岛β细胞功能衰竭,应使用胰岛素治疗,故答 A。参阅14版《实用内科学》P994。

101. **ABCDE**　①胃食管反流病的非典型症状为胸骨后疼痛,硝酸甘油无效,可放射到后背、胸部、肩部,酷似心绞痛,症状常于餐后1小时发生,坐起可减轻,平卧可加重。根据题干,本例应诊断为胃食管反流病。②心绞痛可表现为胸骨下段刺痛,但持续时间一般不超过30分钟,口含硝酸甘油可缓解,与本例不符合。胆囊炎一般于脂肪餐后发病,常为右上腹持续性疼痛,30分钟内不会自行缓解。主动脉夹层常急性起病,撕裂样胸痛一开始即达高峰,不可能自行缓解,两上肢血压和脉搏可有明显差别,也与本例不符。胃溃疡病程长,常表现为周期性节律性上腹痛,制酸剂有效,无放射痛。

102. **ABCDE**　①患者反复节律性上腹痛,为饥饿痛、夜间痛,应考虑十二指肠溃疡而不是胃溃疡。近2天大便呈柏油样,说明合并上消化道出血,故答 B。②胃癌的上腹痛常无节律性,且病史一般不会迁延5年,故不答 C。患者病史长达5年,不可能诊断为急性糜烂出血性胃炎,故不答 D。门静脉高压胃底食管曲张静脉破裂的出血较大,常表现为呕血及便血,且不会出现周期性上腹痛,故不答 E。

103. **ABCDE**　①本例除镜下血尿外,其他检查均阴性。因此,首先需弄清楚血尿的来源,可首选新鲜尿沉渣行相差显微镜检查。若为变形红细胞血尿,则提示为肾小球源性;若为均一形态正常红细胞血尿,则为非肾小球源性。②B 超示双肾未见明显形态学异常,因此无须做肾脏 CT 检查。③判断血尿原因时,不应首选肾穿刺检查,因为是有创检查。④静脉肾盂造影检查常用于慢性肾盂肾炎的诊断。尿细菌培养常用于急性肾盂肾炎的诊断。

104. **ABCDE**　①过敏性紫癜常表现为四肢皮肤出血点,出血时间可延长(BT>9min 为延长),凝血时间正常(正常值2～12min),血小板数量和功能均正常,束臂试验阳性。根据题干,本例应诊断为过敏性紫癜。②本例血小板计数正常,故不答 B。血管性血友病、凝血因子Ⅺ缺乏症常表现为负重关节反复出血,凝血时间延长,故不答 C、D。弥散性血管内凝血(DIC)常表现为全身自发性、多发性出血,血小板进行性减少,3P 试验阳性,故不答 E。

105. A**BCDE**　①患者餐后突发右上腹疼痛,向右肩胛区放射,右上腹肌紧张,Murphy征阳性,应诊断为急性胆囊炎。②Murphy征为急性胆囊炎的特征性表现,故不答B、C、D、E。

106. AB**CDE**　①在医学研究中,绝大多数情况是由样本信息推断总体特征。由于个体存在差异,因此通过样本推论总体时会存在一定的误差,如样本均数$\overline{X}$(115.0mmHg)往往不等于总体均数μ(120.0mmHg),这种由抽样造成的样本统计量与总体参数的差异,称为抽样误差。②个体差异是导致抽样误差的原因,而抽样误差是造成样本均数不等于总体均数的原因,因为题干要求回答的是后者而不是前者,故正确答案为B而不是E。

107. A**BCDE**　①β受体阻滞剂(普萘洛尔)为肥厚型梗阻性心肌病的首选治疗药物,可改善心室松弛,延长心室舒张期充盈时间,减少室性和室上性心动过速。②非二氢吡啶类钙通道阻滞剂(维拉帕米)为肥厚型梗阻性心肌病的次选治疗药物,故不答E。肥厚型梗阻性心肌病不宜使用硝酸甘油,以免加重梗阻;也不宜使用地高辛,以免加强心肌收缩,增加耗氧量。螺内酯仅用于合并心力衰竭者。

108. ABCD**E**　病理性Q波是心肌受损的典型心电图表现。亚急性心包炎为心包炎症性疾病,很少累及心肌,因此一般不会出现病理性Q波。A、B、C、E均可出现病理性Q波。

109. ABCD**E**　45岁以上妇女,卵圆窝处扪及半球形包块,不可推动,应考虑股疝。股疝易嵌顿,若嵌顿内容物为小肠,可导致急性肠梗阻。患者腹痛腹胀,肛门停止排气排便,腹部平片见数个液平面,应考虑急性肠梗阻。故本例应诊断为股疝嵌顿并急性肠梗阻。患者腹部移动性浊音阳性,腹腔穿刺抽出淡红色混浊血性液体,说明嵌顿肠管已绞窄坏死,故应急诊手术,行坏死肠管切除肠吻合,同时行疝囊高位结扎,严禁一期行疝修补,以免招致感染导致疝复发。

110. **A**BCDE　①长期咳嗽、咳痰,杵状指,背部固定性湿啰音,为支气管扩张症的典型表现,故答案为A。②慢性支气管炎、肺结核、COPD不会出现杵状指,故不答B、D、E。慢性肺脓肿常有咳嗽、咳痰,反复发热,咯血,持续数周至数月,可有贫血、消瘦等慢性中毒症状,病史很少迁延10年,故不答C。

111. **A**BCDE　①伤员吸气呈三凹征,说明有上呼吸道堵塞,此为危急重症,故首要急救措施是清理口腔及呼吸道异物,以解除呼吸道梗阻。②患者有反常呼吸,说明合并多根多处肋骨骨折,需在解除呼吸道梗阻后行急救处理。患者右股骨干骨折端外露,说明有开放性股骨干骨折,需在C、D处理后行简单固定,急送医院进一步处理。根据题干,本例不能诊断为张力性气胸,故不答B。若清理口腔及呼吸道异物后,仍不能解除呼吸道梗阻,可行环甲膜穿刺术。

112. ABC**DE**　《母婴保健法》中的"指定传染病"是指《传染病防治法》规定的艾滋病、淋病、梅毒、麻风病。可见,淋病属于指定传染病。《母婴保健法》规定,经婚前医学检查,对患指定传染病在传染期内的,医师应当提出医学意见:准备结婚的男女双方应当暂缓结婚。

113. A**BCDE**　①骨肉瘤常见于青少年,好发于股骨远端、胫骨近端。X线片示放射状阴影,称为Codman三角,此为骨肉瘤的典型表现。根据题干,本例应诊断为骨肉瘤。②骨转移瘤好发于躯干骨,X线片常表现为溶骨性、成骨性骨质破坏,不会出现Codman三角。骨巨细胞瘤X线片示肥皂泡样改变。骨结核好发于脊柱,X线片表现为骨质破坏和椎间隙狭窄。骨髓炎X线片表现为虫蚀样骨质破坏和骨质稀疏,可见硬化区、死骨、死腔。

114. AB**CDE**　①患儿阴囊透光试验阳性,应考虑鞘膜积液,故可首先排除A、E。②患儿右侧阴囊肿大,挤压时缩小,缩小后可触及正常睾丸,说明鞘膜积液可回纳腹腔,应诊断为交通性鞘膜积液。睾丸鞘膜积液、精索鞘膜积液的积液均不会回纳腹腔。

115. ABCD**E**　慢性肾衰竭分为4期,即肾功能代偿期(血肌酐133~177μmol/L)、肾功能失代偿期(血肌酐186~442μmol/L)、肾功能衰竭期(血肌酐451~707μmol/L)、尿毒症期(血肌酐≥707μmol/L)。患者血肌酐895μmol/L,应诊断为慢性肾衰竭尿毒症期。肾透析的指征为血肌酐>442μmol/L,故本例需行透析治疗。A、B、D、E均为一般性治疗措施。

116. ABCDE　①患者出血，外周血和骨髓象三系减少，肝脾不大，应诊断为再生障碍性贫血。②急性白血病常有肝、脾、淋巴结肿大，故不答 A。巨幼细胞性贫血常表现为外周血红细胞减少、粒细胞和血小板正常。骨髓铁染色细胞外铁强阳性，故不答 D。原发免疫性血小板减少症常表现为外周血小板减少，而粒细胞多正常，故不答 E。

117. ABCDE　118. ABCDE　①患者尿蛋白>3.0g/d，血浆白蛋白<30g/L，应诊断为肾病综合征。肾病综合征的常见并发症包括感染、血栓栓塞并发症、急性肾损伤、蛋白质及脂肪代谢紊乱。水、电解质紊乱为肾衰竭的常见并发症，但并不是肾病综合征的常见并发症，故答 A。②肾活检基底膜增厚呈钉突状为膜性肾病的特征性病理改变。

119. ABCDE　120. ABCDE　①患者产后3周为哺乳期，左乳胀痛，局部压痛，中心有波动感，左侧腋窝淋巴结肿大，应考虑乳腺脓肿。炎性乳腺癌不会出现发热、波动感。乳房结核、浆细胞性乳腺炎均少见，故不答 B、C。患者左乳炎性部位中心有波动感，说明脓肿已形成，故不答 E。②乳腺脓肿的主要治疗措施是脓肿切开引流。

121. ABCDE　122. ABCDE　123. ABCDE　①服用非甾体抗炎药阿司匹林、大量饮酒均可引起急性胃黏膜病变，导致上消化道出血，呕吐咖啡样胃内容物，出现剑突下轻压痛。根据题干，本例应诊断为急性胃黏膜病变。十二指肠球炎、胃癌、反流性食管炎均起病缓慢、慢性病程，与题干所述不符。食管贲门黏膜撕裂综合征也称 Mallory-Weiss 综合征，其特点是剧烈呕吐后，发生上消化道出血，出血量可大可小，多为鲜血。②为明确急性胃黏膜病变的诊断，应首选胃镜检查。A、B、C、E 均不能确诊本病。③急性胃黏膜病变的治疗首选质子泵抑制剂，次选 H_2 受体拮抗剂、胃黏膜保护剂、云南白药、止血环酸效果不佳。

124. ABCDE　125. ABCDE　①中年女性，具有结核中毒症状，膀胱刺激征进行性加重，普通抗生素治疗无效，应考虑肾结核。肾结核的特点是病变在肾，症状在膀胱。为明确诊断，最有价值的检查是尿沉渣找抗酸杆菌。尿相差显微镜检主要用于区分肾小球源性血尿和非肾小球源性血尿。尿蛋白定量主要用于诊断肾病综合征。尿普通细菌培养主要用于诊断尿路感染。尿细胞学检查主要用于诊断肾盂癌。②静脉尿路造影（IVU）可以了解分侧肾功能、病变程度及范围，对肾结核治疗方案的选择必不可少。B 超可初步确定晚期肾结核的病变部位、对侧有无肾积水；CT、MRI 对中晚期肾结核能显示肾盂肾盏病变，但这些检查的临床价值均不如 IVU，故不答 A、B、C。核素扫描很少用于肾结核的诊断，故不答 E。

126. ABCDE　127. ABCDE　128. ABCDE　为保证资料的准确无误，评价试验结果整理如下。

筛检试验	活检确诊结果		合计
	乳腺癌	非乳腺癌	
阳性	a（真阳性）[64]	b（假阳性）[16]	$a+b$
阴性	c（假阴性）[36]	d（真阴性）[84]	$c+d$
合计	$a+c$　[100]	$b+d$　[100]	$n(a+b+c+d)$

①灵敏度是指金标准确诊的病例中筛检试验也判断为阳性者所占的百分比，灵敏度 $=a/(a+c)\times100\%=(64/100)\times100\%=64\%$，答案为 C。②特异度（真阴性率）是指金标准确诊的非病例中筛检试验也判断为阴性者所占的百分比，特异度 $=d/(b+d)\times100\%=(84/100)\times100\%=84\%$，答案为 E。③粗一致性是指筛检试验检出的真阳性和真阴性病例之和占受试人数的百分比。粗一致性 $=(a+d)/(a+b+c+d)\times100\%=(64+84)/200\times100\%=74\%$，答案为 D。

129. ABCDE　130. ABCDE　①"膝关节 X 线片示关节边缘骨赘形成、关节间隙狭窄"是骨关节炎的典型表现。老年患者膝关节痛，活动时加剧，X 线片示膝关节间隙变窄，关节边缘骨赘形成，应诊断为骨关节炎。风湿性关节炎常表现为游走性多发性关节炎。化脓性关节炎常表现为寒战、高热，膝关节红肿疼痛,病程不会长达1年。膝关节结核多表现为长期低热、盗汗,膝关节间隙狭窄,局部骨质破坏。痛风关节炎常累及第一跖趾关节。②早期骨关节炎常采用内科治疗,手术治疗仅用于功能严重障碍者晚期畸形的矫正。本例病程仅1年,应行内科治疗。

131. ABCDE   132. ABCDE ①血红素的主要代谢产物是胆色素。胆色素是指胆绿素、胆红素、胆素原及胆素。②胆固醇的主要代谢产物是胆汁酸,约50%的胆固醇在体内转化为胆汁酸。

133. ABCDE   134. ABCDE ①生长抑素可抑制胰泌素、缩胆囊素刺激的胰液基础分泌,常用于急性胰腺炎的治疗。②柳氮磺胺吡啶主要用于轻、中度溃疡性结肠炎的治疗。③乳果糖主要用于治疗肝性脑病,左旋多巴主要用于治疗帕金森病,利福平主要用于治疗结核病。

135. ABCDE   136. ABCDE ①《医疗事故处理条例》规定,对负有责任的医务人员依照刑法关于医疗事故罪的规定,依法追究刑事责任;尚不够刑事处罚的,依法给予行政处分或者纪律处分。对发生医疗事故的有关医务人员,除依照前款处罚外,卫生行政部门可以责令暂停6个月以上1年以下执业活动;情节严重的,吊销其执业证书。②《抗菌药物临床应用管理办法》规定,医师有下列情形之一的,由县级以上卫生行政部门给予警告或者责令暂停6个月以上1年以下执业活动;情节严重的,吊销其执业证书;构成犯罪的,依法追究刑事责任:a.未按照本办法规定开具抗菌药物处方,造成严重后果的;b.使用未经国家药品监督管理部门批准的抗菌药物的;c.使用本机构抗菌药物供应目录以外的品种、品规,造成严重后果的。

137. ABCDE   138. ABCDE ①胫骨上1/3骨折易损伤胫后动脉,导致肢体缺血坏死。②在肱骨中下1/3段后外侧有桡神经沟,其内有桡神经通过,因此肱骨中下1/3骨折易导致桡神经损伤。③胫骨中1/3骨折易导致骨筋膜室综合征,胫骨下1/3骨折易导致骨折延迟愈合。

139. ABCDE   140. ABCDE ①格列喹酮约95%在肝内代谢,其代谢产物由胆汁排入肠道,很少经肾脏排泄,因此糖尿病合并轻度肾功能不全者首选格列喹酮。②瑞格列奈可刺激胰岛素的早时相分泌而降低餐后血糖,吸收快,起效快,作用时间短,常用于降低餐后高血糖。

141. ABCDE   142. ABCDE ①促胰液素是由小肠黏膜S细胞分泌的,胃酸(盐酸)是引起促胰液素释放最强的刺激因素,其次是蛋白质分解产物和脂酸钠,糖类则无刺激作用。②胆囊收缩素是由小肠黏膜I细胞分泌的,按刺激胆囊收缩素分泌的强弱排序为蛋白质分解产物>脂酸钠>盐酸>脂肪>糖类(糖类无促进作用)。

143. ABCDE   144. ABCDE ①脊髓型颈椎病是颈椎退变结构压迫脊髓所致,症状常逐渐加重,确诊后应及时手术治疗以解除脊髓压迫,否则压迫时间过久则疗效较差。因此,脊髓型颈椎病禁用牵引、推拿、按摩治疗。②椎动脉型颈椎病是颈椎退变结构压迫椎动脉所致,椎动脉受压可导致椎-基底动脉供血不足,出现偏头痛、视力障碍、发音不清、突发眩晕而猝倒。③神经根型颈椎病常表现为颈肩痛、上肢放射痛。交感神经型颈椎病常表现为交感神经兴奋或受抑制的症状。

145. ABCDE   146. ABCDE ①磷酸戊糖途径的关键酶是葡萄糖-6-磷酸脱氢酶。②糖异生的关键酶有4个,即葡萄糖-6-磷酸酶、果糖二磷酸酶-1、丙酮酸羧化酶、磷酸烯醇式丙酮酸羧激酶。③在三羧酸循环中,苹果酸脱氢酶可催化苹果酸生成草酰乙酸。丙酮酸脱氢酶复合体为糖有氧氧化的关键酶。NADH脱氢酶又称复合体Ⅰ,是NADH氧化呼吸链的组分之一。

147. ABCDE   148. ABCDE ①临床诊疗的伦理原则:患者至上原则、最优化原则、知情同意原则、保密守信原则。②公共卫生(预防医学)的伦理原则:全社会参与原则、社会公益原则、社会公正原则、互助协同原则、信息公开原则。

149. ABCDE   150. ABCDE ①乙型肝炎病毒的传播途径主要为血液(体液)传播、母婴传播。②甲型肝炎病毒主要由粪-口途径传播,粪便污染饮用水、食物、玩具等可引起流行;输血后甲型肝炎极罕见。

第二单元（答案为绿色选项）

1. ABCDE　右心室心肌梗死引起右心衰竭伴低血压，宜补充血容量。在血流动力学监测下静脉滴注输液，直到低血压得到纠正。如输液 1~2L 低血压仍未能纠正，可用正性肌力药物，以多巴胺为优。不宜使用利尿药。

2. ABCDE　妊娠早期心脏病患者是否继续妊娠，应根据心脏病种类、病变程度、是否需手术矫治、心功能级别及医疗条件等，进行综合判断，但心功能分级是最重要的判断依据。心脏病变较轻，心功能Ⅰ~Ⅱ级，既往无心力衰竭病史者，可以妊娠。心功能Ⅲ~Ⅳ级者，不宜妊娠。

3. ABCDE　①入睡前幻觉是指出现在入睡前的幻觉，多为幻视、幻听，与睡梦时的体验相似。②A、C、D、E都是幻觉的不同类型。

4. ABCDE　人工喂养时常用牛乳，但牛乳所含的营养素不适合婴儿，故婴儿母乳的替代品首选配方奶粉。配方奶粉是以牛乳为基础的改造奶制品，其宏量营养素成分接近人乳，适合婴儿的消化能力和肾功能，如降低了酪蛋白、无机盐的含量；添加了一些重要的营养素，如乳清蛋白、不饱和脂肪酸、乳糖等。使用时可按年龄选用。

5. ABCDE　①葡萄胎的主要症状是停经后阴道流血，80%以上的患者会出现阴道流血，为最常见的症状，一般在停经 8~12 周开始不规则阴道流血，量多少不定。②A、B、E 均属于葡萄胎的较常见症状。

6. ABCDE　①Babinski 征是经典的病理反射，阳性提示锥体束受损。②Kernig 征、Brudzinski 征均属于脑膜刺激征，阳性提示脑膜受激惹，常见于脑膜炎、蛛网膜下腔出血、颅内压增高等。Romberg 征也称闭目难立征，阳性提示小脑病变或脊髓后束病变。Lasegue 征也称直腿抬高试验，阳性常见于腰椎间盘突出症。

7. ABCDE　绞窄性肠梗阻是指肠管壁有血运障碍的肠梗阻，常表现为持续性剧烈腹痛。阵发性绞痛是机械性肠梗阻的特点。持续性隐痛、阵发性加剧，常提示肠梗阻病情加重。

8. ABCDE　Dugas 征阳性是指将患侧肘部紧贴胸壁时，手掌搭不到健侧肩部，或手掌搭在健侧肩部时，肘部无法贴近胸壁，为肩关节脱位的特征性体征。

9. ABCDE　希波克拉底指出："治病先治人""一是语言，一是药物"的治疗观，正是自然哲学医学模式的观点。

10. ABCDE　①精神分裂症常有感知觉障碍，幻听、幻视、幻嗅、幻味、幻触均可出现，其中以幻听最常见，评论性幻听、争论性幻听或命令性幻听为精神分裂症最重要的症状，具有诊断价值，答案为 B。②心因性幻听是指在强烈心理因素影响下出现的幻觉，幻觉内容与心理因素密切相关，常见于癔症、心因性精神病。反射性幻听是指当某一感官处于功能活动状态时，出现涉及另一感官的幻觉。假性幻听是指幻觉形象不够鲜明生动，产生于患者的主观空间如脑内、体内，而不是通过感觉器官获得。功能性幻听是一种伴随现实刺激而出现的幻觉，即当某种感觉器官处于功能活动状态的同时出现涉及该器官的幻觉，正常知觉与幻觉并存。

11. ABCDE　①预防婴幼儿维生素 D 缺乏的关键在于日光浴。出生 1 个月后可让婴儿逐渐坚持户外活动，冬季也要保证每日 1~2 小时的户外活动。研究表明，每周让母乳喂养的婴儿户外活动 2 小时，仅暴露面部和手部，可维持婴儿血 25-(OH)D_3 浓度在正常范围的低值。②母乳喂养的婴儿，若户外活动少，易导致维生素 D 缺乏，故不答 A。服用钙剂既不能预防，也不能治疗维生素 D 缺乏，故不答 B。预防早产儿、低出生体重儿维生素 D 缺乏，可于生后 1 周开始口服补充维生素 D，而不是肌内注射维生素 D，故不答 C。母孕期及哺乳期保健与婴幼儿维生素 D 缺乏的预防关系不大，故不答 D。

12. **ABCDE**　①滴虫阴道炎主要由性行为传播，且男性感染后常无症状，易成为传染源，因此对性伴侣应同时进行治疗。②萎缩性阴道炎是绝经后雌激素水平降低所致，细菌性阴道病是阴道内正常菌群失调所致，故无须对性伴侣进行治疗。外阴阴道假丝酵母菌病的病原体为白假丝酵母菌，为机会致病菌，主要为内源性传染，也无须对性伴侣进行治疗。子宫颈肥大是慢性炎症长期刺激导致的腺体及间质增生，无病原体，故无须对性伴侣进行治疗。

13. **ABCDE**　①乳腺癌的癌细胞浸润皮下淋巴管，可引起淋巴回流障碍，出现真皮水肿，皮肤呈橘皮样改变。②乳腺癌累及 Cooper 韧带呈酒窝征，累及乳管呈乳头凹陷，累及深部淋巴管呈卫星结节，累及腋窝主要淋巴管呈手臂白色水肿。

14. **ABCDE**　十二指肠溃疡常表现为上腹痛在两餐之间发生，呈节律性饥饿痛，持续不减至下餐进食后缓解。胃溃疡常表现为餐后痛：餐后 1 小时开始疼痛，经 1～2 小时缓解，至下餐进食后再重复上述节律性疼痛。C、D、E 的腹痛均无节律性。

15. **ABCDE**　①急性硬脑膜外血肿的典型意识障碍特点为昏迷→清醒→再昏迷。伤后出现的第一次昏迷是由脑震荡或脑挫裂伤所致，由于此类病人原发性脑损伤多较轻，昏迷时间多较短，一般在 30 分钟以内；随着血肿量逐渐增大，血肿造成的颅内高压形成脑疝再次引起昏迷。如果血肿的形成不太迅速，则在最初的昏迷与再次昏迷之间会有一段意识清楚时间，称为中间清醒期。②急性硬脑膜外血肿早期出现一侧肢体肌力减退，晚期出现去大脑强直，故不答 A、D。双侧瞳孔不等大为晚期合并脑疝的表现，视乳头水肿为颅内高压的表现，均无特异性，故不答 B、E。

16. **ABCDE**　小儿肾病综合征常见的电解质紊乱有低钠、低钾、低钙血症。患儿不恰当地长期禁用食盐、过多使用利尿剂、感染、呕吐、腹泻等均可导致低钠血症。

17. **ABCDE**　①人群对艾滋病病毒（HIV）普遍易感，15～49 岁发病者占 80%。高危人群为男同性恋者、静脉药物依赖者、性乱者、血友病患者、多次接受输血或血制品者、医务人员等。②目前尚无证据表明 HIV 可经水、昆虫传播，因此 HIV 感染的高危人群不包括野外作业者。

18. **ABCDE**　①挂线疗法是利用橡皮筋的机械压迫作用，缓慢切开肛瘘的方法，适用于距肛门 3～5cm 以内，有内外口的低位或高位肛瘘，或作为复杂性肛瘘的辅助治疗。②内痔的常用治疗方法包括注射疗法、胶圈套扎疗法、痔动脉结扎术、手术治疗等。外痔的常用治疗方法包括痔切除术等。肛裂的常用治疗包括保守治疗、肛裂切除术等。肛门周围脓肿常行脓肿切开引流。

19. **ABCDE**　初产妇应在预产期前 1～2 周内胎头入盆，若初产妇已临产而胎头仍未入盆衔接，应警惕头盆不称。

20. **ABCDE**　①破裂性思维表现为患者的言语或书写的内容有结构完整的句子，但各句含义互不相关，变成了语句堆积，整段内容令人不能理解。严重时，言语支离破碎，句子结构不完整，成了一些不相干字、词的堆积。②A 是指推理缺乏逻辑性。B 见于象征性思维。C 见于思维迟缓。D 见于思维奔逸。

21. **ABCDE**　①右心室后负荷是指心室心肌收缩后遇到的负荷，即肺动脉压。慢性肺源性心脏病患者可有肺动脉压增高，故答案为 B。②主动脉瓣关闭不全可使左心室前负荷增加。三尖瓣关闭不全、房间隔缺损可使右心室前负荷增加。主动脉瓣狭窄可使左心室后负荷增加。

22. **ABCDE**　风疹需隔离至出疹后 5 天。参阅 8 版《诸福棠实用儿科学》P823。

23. **ABCDE**　其他细菌引起的细菌性脑膜炎虽无明显季节性，但皮肤黏膜瘀斑、瘀点为更有价值的鉴别点。所有脑膜炎患者均有脑膜刺激征，故不答 D。所有化脓性细菌引起的脑膜炎均可呈化脓性脑脊液，故不答 E。

24. **ABCDE**　帕金森病为黑质-纹状体多巴胺能通路变性所致，常表现为静止性震颤、运动迟缓、肌强直、姿势平衡障碍。

25. **ABCDE**　①肺通气不足为Ⅱ型呼吸衰竭的主要原因，可导致缺氧和二氧化碳潴留。②通气与血流比例失调通常仅导致低氧血症而无二氧化碳潴留，故不答 D。肺内动-静脉分流增加、无效腔样通气均属于通气与血流比例失调的特例,故不答 B、C。肺弥散功能障碍以低氧血症为主,故不答 E。

26. ABCDE　①金黄色葡萄球菌易经血液循环引起肺实变、化脓及组织破坏,形成单个或多发性肺脓肿、液气囊腔。胸部 X 线片阴影具有易变性为其特点,表现为一处的炎性浸润消失而在另一处出现新的病灶,或很小的单一病灶发展为大片阴影。②肺炎球菌肺炎不引起肺组织破坏,不会出现液气囊腔。克雷伯杆菌肺炎胸部 X 线片示多发性蜂窝状肺脓肿。肺炎支原体肺炎胸部 X 线片示多种形态浸润影,呈节段分布。病毒性肺炎胸部 X 线片示肺纹理增多,磨玻璃状阴影。

27. ABCDE　绒毛膜癌的特点是"三无",即无绒毛、无间质、无间质血管。由于无肿瘤间质血管供血,因此肿瘤细胞只能从正常组织中获取营养,故极易发生血行转移,且转移发生早而广泛。最常见的转移部位是肺,其次是阴道、盆腔、肝、脑等。

28. ABCDE　小儿急性肾炎出现严重循环充血的治疗包括:①纠正水钠潴留,恢复正常血容量,首选呋塞米静脉注射;②有肺水肿者,应加用血管扩张剂硝普钠,故答 B。腹膜透析仅用于难治性病例,故不答 D。E 为急性肾炎的一般性治疗措施。

29. ABCDE　骨盆各平面径线小于正常值 2cm 或以上为均小骨盆,A、C、D、E 均正确。

30. ABCDE　典型麻疹分为四期,即潜伏期、前驱期、出疹期和恢复期。前驱期常持续 3~4 天,临床表现为发热、上呼吸道炎症及结膜炎、麻疹黏膜斑(Koplik 斑)等。皮肤糠麸样脱屑为恢复期表现而不是前驱期表现,故答案为 E。

31. ABCDE　①抗 dsDNA 抗体阳性多见于系统性红斑狼疮活动期,抗体滴度与疾病的活动性密切相关。②抗 SSA 抗体、抗核抗体、抗 Sm 抗体均与 SLE 的活动性无关。补体 C3 降低(而不是增高)常提示系统性红斑狼疮处于活动期。

32. ABCDE　下运动神经元包括脊髓前角运动神经元,它们的轴突组成的前根、神经丛及其周围神经。皮质脑干束属于上运动神经元。

33. ABCDE　水痘是由水痘-带状疱疹病毒(VZV)感染引起的传染性极强的儿童期出疹性疾病。单纯疱疹病毒主要引起原发感染、潜伏感染、复发感染等。EB 病毒主要导致传染性单核细胞增多症、恶性淋巴瘤、鼻咽癌等。

34. ABCDE　①诊断结核性脑膜炎(结脑)最重要的检查是脑脊液(CSF)检查,最可靠的诊断依据是脑脊液中查见结核分枝杆菌。②结核菌素试验(PPD 试验)阳性对结脑的诊断有帮助,但高达 50%的患儿可呈阴性反应,故不答 A。结核抗体检测可作为结脑的早期诊断依据之一。胸部 X 线片、头颅 CT 均属于影像学检查,不能确诊结脑,故不答 C、E。

35. ABCDE　①先兆流产无妊娠物排出,故宫颈口未开。难免流产是指流产不可避免,妇检可见宫颈口已开大,有时可见胚胎组织或胚囊堵塞于宫颈口。因此宫颈口是否开大是两者的主要鉴别点。②先兆流产与难免流产的下腹疼痛可轻可重,阴道出血时间可长可短,不可能作为两者的鉴别要点。先兆流产与难免流产的早期,早孕反应均可存在,妊娠试验均可阳性,因此不答 C、E。

36. A　子宫内膜癌的治疗以手术为主。少数不能耐受手术者可选择放射治疗、化学治疗和激素治疗。

37. ABCDE　A、B、C、D 均属于清除体内尚未被吸收毒物的措施,E 属于促进已被吸收毒物排出的方法。

38. ABCDE　①过期妊娠、羊水减少可导致胎盘功能减退,胎心电子监护显示胎心率晚期减速。②早期减速常见于宫缩时胎头受压。变异减速常见于宫缩时脐带受压。胎心加速常见于胎儿躯干局部或脐静脉暂时受压。胎心率无晚期加速表现。

39. ABCDE　①血尿是膀胱癌最常见、最早出现的症状,约 85%的患者表现为间歇性肉眼血尿。②膀胱三角区的肿瘤可阻塞膀胱出口,造成排尿困难,甚至尿潴留。尿频、尿急、尿痛是膀胱癌的晚期症状。

40. ABCDE　①急性阑尾炎最重要的症状是转移性右下腹疼痛,最有意义的体征是右下腹压痛、反跳痛。②腹肌紧张是急性腹膜炎的常见体征,无特异性。腰大肌试验阳性说明阑尾位于腰大肌前方,盲肠后位或腹膜后位。闭孔内肌试验阳性提示阑尾靠近闭孔内肌。结肠充气试验阳性为急性阑尾炎的一般体征,具有辅助诊断价值。

41. ABCDE　①胸腔积血无感染时,红细胞和白细胞的比例应与周围血相似,即500∶1;感染时由于白细胞计数明显增加,比例达100∶1可确定为感染性血胸。本例应诊断为血胸未感染,故答案为D而不是B、E。②进行性血胸是指胸腔活动性出血,根据题干不能诊断为进行性血胸,故不答A。凝固性血胸患者胸腔穿刺一般不能抽出血性胸水,故不答C。

42. ABCDE　颅盖骨线形骨折一般无须特殊治疗,可让其自行愈合。若骨折线通过脑膜血管沟、静脉窦时,应警惕发生硬脑膜外血肿的可能。

43. ABCDE　①糖尿病酮症酸中毒时,刺激颈动脉体和主动脉体化学感受器导致呼吸困难,出现深长而规则的呼吸,称为库斯莫尔(Kussmaul)呼吸或酸中毒大呼吸。②间停呼吸(Biot呼吸)、潮式呼吸(Cheyne-Stokes呼吸)常见于吗啡、巴比妥、有机磷中毒。叹气样呼吸常见于焦虑症、癔症。抽泣样呼吸见于重症颅脑疾病(脑出血、脑炎、脑脓肿)。

44. ABCDE　骨盆直肠间隙脓肿位置较深,空间较大,因此全身中毒症状严重而局部症状不明显。早期即可出现全身中毒症状,如寒战、高热、全身疲倦不适等。局部表现为直肠坠胀感,便意不尽,排尿困难等。B、E为肛周脓肿的特点,C为肛裂的特点。

45. ABCDE　①直肠指检是前列腺癌最常用的体检方法,也是筛查最常用的方法,但不能确诊前列腺癌。题干要求回答的是"筛查方法",所谓筛查是用一种无创、最简单、最廉价、老百姓乐于接受的方法检出有病或疑似有病的"患者",而不是确诊。前列腺特异性抗原检测为有创(需抽血)、花钱多(每次约100元)的检查方法,不能作为筛查方法,故不答E。②确诊前列腺癌首选前列腺穿刺+活组织检查。盆腔CT和MRI对前列腺癌的诊断和分期有参考价值。前列腺特异性抗原(PSA)检测是目前诊断前列腺癌的三种主要方法之一。

46. ABCDE　①短效避孕药的激素成分是雌激素和孕激素,哺乳期不宜使用,因避孕药中的雌激素可抑制乳汁分泌,影响乳汁质量。②慢性宫颈炎属于慢性炎症,不是短效避孕药的禁忌证。③乳腺癌的发病与雌激素密切相关,因此乳腺癌根治术后不宜使用含雌激素的口服避孕药。④长期服用雌激素类避孕药可使血液呈高凝状态,导致血栓形成,因此血栓性疾病患者不宜使用短效避孕药。⑤雌激素主要在肝内灭活,慢性肝炎患者由于肝功能减退,可影响雌激素的灭活,使体内雌激素水平增高,故不宜使用短效避孕药。

47. ABCDE　①取阴道分泌物少许放在玻片上,加入10%氢氧化钾溶液1~2滴,产生烂鱼肉样腥臭气味,称为氨臭味试验阳性,常见于细菌性阴道病。②A、C、D、E均不会出现氨臭味试验阳性。

48. ABCDE　①凝血障碍性疾病是凝血因子缺乏或功能异常所致的出血性疾病,常表现为负重关节(如膝、踝关节)腔内反复出血,软组织或深部肌肉内血肿等。②凝血障碍性疾病多见于男性,占80%~90%。血管性和血小板疾病所致的出血多见于女性。皮肤紫癜常见于过敏性紫癜。内脏出血偶见为血管性疾病的特点,月经过多为血小板疾病的常见表现。

49. ABCDE　①脐带杂音为脐带血流受阻时出现的与胎心率一致的吹风样低音响。②腹主动脉音、子宫血流杂音与孕妇心率一致。胎动音、肠蠕动音与胎心率、孕妇心率均无关。

50. ABCDE　①B超诊断早期妊娠快速、准确,B超见到妊娠囊即可确诊,妊娠第6周可以100%确诊。②尿妊娠试验可有假阳性或假阴性结果,因此应结合临床表现和体征综合分析,才能确诊妊娠。故最佳答案为E而不是D。③A、B、C均为早孕的临床表现,无特异性,不能作为确诊早孕的依据。

51. ABCDE　①支气管扩张症常累及段或亚段支气管,可导致呼气性呼吸困难。吸气性呼吸困难主要见于大支气管堵塞。②支气管扩张症的典型表现为持续或反复咳嗽、咳脓痰,50%~70%的病例可发生咯血。严重病例尤其是慢性缺氧者可出现杵状指。合并感染者,可在扩张支气管部位出现固定性湿啰音。

52. ABCDE　①IgM是初次免疫应答中最早出现的抗体,是机体抗感染的"先头部队"。血清中检出病原体特异性IgM,常提示新近发生感染,可用于感染的早期诊断。②特异性IgG的检出,主要用于评价个体和群体的免疫状态。IgA主要反映黏膜局部免疫状况。IgD血清中含量极低,功能不明。IgE可能与寄生虫免疫有关。

53. ABCDE 臀先露分为单臀先露、完全臀先露(混合臀先露)和不完全臀先露(包括单足先露、单膝先露、双膝先露等)。臀位分娩最大的危害是围生儿死亡率明显升高,其原因是脐带脱垂。单臀先露由于完全填满了宫颈口,脐带脱垂的发生率最低,仅1%左右;完全臀先露为2%~5%;不完全臀先露高达10%~18%,其中以单足先露最高。因此臀先露对胎儿分娩预后最差的姿势是单足先露。

54. ABCDE ①骨折临床愈合的标准中,无D项(局部无畸形)。局部如有畸形,也称骨折愈合,只不过这种愈合为畸形愈合而已。②A、B、C、E均为骨折临床愈合的标准。

55. ABCDE 狭窄性腱鞘炎是指腱鞘因机械性摩擦而引起的慢性无菌性炎症改变,多见于手指、腕关节,好发于长期、快速、过度用力使用手指和腕关节的中老年妇女、轻工业工人、管弦乐器演奏家等。

56. ABCDE 前置胎盘的病因包括:①子宫内膜病变或损伤:多次刮宫、分娩、子宫手术等为其高危因素;②胎盘异常:双胎妊娠时胎盘面积过大(B、D),前置胎盘发生率较单胎妊娠高1倍;③受精卵滋养层发育迟缓:受精卵到达子宫腔后,滋养层尚未发育到可以着床的阶段,继续向下游走至子宫下段,并在该处着床而发育成前置胎盘。可见所给5个选项中,只有妊娠期高血压疾病与前置胎盘的发生无关。

57. ABCDE 子宫局部平滑肌呈痉挛性不协调性收缩,形成环状狭窄,持续不放松,称为子宫痉挛性狭窄环。狭窄环可发生于宫颈、宫体的任何部位,但多在子宫上、下段交界处,多因精神紧张、过度疲劳、不恰当地应用缩宫药物、粗暴地进行阴道内操作所致。与病理性缩复环是子宫破裂的先兆不同,子宫痉挛性狭窄环常见于强直性子宫收缩,会造成产程延长或停滞,故不答C、D。

58. ABCDE 破伤风的病原菌为破伤风梭菌,该细菌在伤口局部繁殖,分泌大量外毒素进入血液循环而致病,而细菌不进入血液循环,故血细菌培养为阴性。破伤风梭菌为厌氧菌,取伤口分泌物行普通细菌培养难以发现该菌,故不答B。破伤风患者脑脊液检查常无异常发现,故不答C。活组织检查为气性坏疽的诊断方法,故不答E。破伤风的临床症状比较典型,其确诊依据主要是临床表现。

59. ABCDE 育龄期妇女突发膀胱刺激征,尿沉渣镜检示白细胞满视野,应诊断为泌尿系感染,故可首先排除C、D。患者仅有膀胱刺激征,无发热及肾区叩痛,故应诊断为急性膀胱炎而不是急性肾盂肾炎。患者病史仅2天,故不答E。

60. ABCDE ①宫底触及浮球感,提示为胎头,说明为臀先露。臀先露以骶骨为指示点,而骶骨与胎背同侧,体检见胎背位于母体腹部左侧,说明胎儿骶骨位于母体左侧。体检见胎心位于左上腹,提示为前位(因为只有前位才能于前腹壁听到胎心音),故其胎方位为骶左前(LSA)。②LOA为枕左前,LOT为枕左横,RSA为骶右前,LOP为枕左后。

61. ABCDE ①尿妊娠试验阳性,应考虑妊娠或滋养细胞疾病,故不答D。正常情况下,孕13周宫底在耻骨联合上1指,孕22周左右宫底平脐,而患者停经90天(孕13周),宫底平脐,说明子宫大小明显大于正常妊娠周数,应考虑葡萄胎。②先兆流产、稽留流产、死胎均不可能出现子宫大小大于实际孕周,故不答A、B、C。胎心音一般于妊娠18~20周才能听到,停经90天不可能听到胎心音。

62. ABCDE ①癫痫发作分为部分性发作和全面性发作两大类。部分性发作又分为单纯部分性发作、复杂部分性发作、部分性继发全面发作:单纯部分性发作为局限性发作,无意识障碍,每次发作时间不超过1分钟;后两者有意识障碍。本例反复发作右上肢抽动,每次约半分钟,无意识障碍,应诊断为单纯部分性发作,答案为A而不是B、C。②肌阵挛发作、阵挛性发作均属于全面性发作,而本例每次发作仅表现为右上肢抽动,故不答D、E。

63. ABCDE ①患者低热,多关节肿痛,抗核抗体(ANA)阴性,RF阳性,应诊断为类风湿关节炎。②风湿性关节炎多累及四肢大关节。系统性红斑狼疮常表现为ANA阳性,RF阳性。骨关节炎多累及负重关节,RF阴性。关节结核多有低热、盗汗、原发性结核灶的表现。

64. ABCDE　①患者进行性痛经，经量增多，经期延长，子宫增大，盆腔未触及痛性结节，应诊断为子宫腺肌病。②妊娠子宫应有停经史及早孕反应，故不答A。子宫肌瘤、子宫肥大症进行性痛经少见，故不答B、C。子宫内膜异位症常可触及盆腔痛性结节或双侧附件囊肿，故不答D。

65. ABCDE　①18个月正常小儿的身高约为80cm，本例身长63cm，说明患儿身材矮小，发育不良。通贯手是唐氏综合征的特征性表现，故本例应诊断为唐氏综合征，最易与先天性甲状腺功能低下症相混淆，因为两者均有发育障碍、智能发育落后、特殊面容，答案为C。②苯丙酮尿症常表现为智能发育落后、鼠尿味。巨幼细胞性贫血可有智能低下，但没有特殊面容，故不答B。唐氏综合征与癫痫、黏多糖病易于区分，故不答D、E。

66. ABCDE　①单纯母乳喂养而未及时添加辅食的婴幼儿，可出现维生素B_{12}和叶酸缺乏，导致巨幼细胞性贫血。患儿平均红细胞容积（MCV）>94fl，平均血红蛋白量（MCH）>32pg，应考虑大细胞性贫血，以巨幼细胞性贫血最常见。②缺铁性贫血为小细胞低色素性贫血，MCV<80fl，MCH<26pg，故不答A。溶血性贫血常表现为正常细胞性贫血，故不答E。C、D显然不会出现大细胞性贫血的表现。

67. ABCDE　①子宫脱垂分为三度。Ⅰ度轻型：宫颈外口距处女膜缘低于4cm，尚未到达处女膜缘；Ⅰ度重型：宫颈外口已达处女膜缘，在阴道口能见到宫颈；Ⅱ度轻型：宫颈已脱出阴道口外，宫体仍在阴道内；Ⅱ度重型：宫颈及部分宫体已脱出至阴道口外；Ⅲ度：宫颈及宫体全部脱出至阴道口外。本例宫颈外露于阴道口，应诊断为Ⅱ度轻型。②Manchester手术包括阴道前后壁修补、主韧带缩短及宫颈部分切除，适用于年龄较轻、宫颈延长的子宫脱垂患者。本例患者34岁，Ⅱ度轻型子宫脱垂，伴宫颈长，应首选Manchester手术。③盆底重建手术主要适用于非宫颈延长的重度子宫脱垂患者。阴道半封闭术适用于年老体弱不能耐受大手术、术后无性需求者。经腹子宫全切除术、经阴道子宫全切+阴道前后壁修补术适用于年龄较大，无须考虑生育功能的患者。

68. ABCDE　①患者乙肝病史多年，血清AFP>400μg/L，应考虑原发性肝细胞癌，首选肝脏B超进行筛查，然后以增强CT进行验证。②肝脏MRI价格较CT昂贵，但敏感性、特异性和CT相似，故一般不作为首选检查。肝脏核素扫描敏感性及特异性均差，临床上已淘汰。选择性肝动脉造影主要用于增强CT/MRI难以确诊的小肝癌的诊断。肝脏穿刺活检为有创检查，一般不作为首选检查。

69. ABCDE　①无明显自觉症状的原发型肺结核应选用标准疗法，每日服用异烟肼（INH）+利福平（RFP）和/或乙胺丁醇（EMB），疗程9~12个月，答案为B。②活动性原发型肺结核宜采用直接督导下短程化疗，常用方案为2HRZ/4HR。

70. ABCDE　①吉兰-巴雷综合征常表现为肢体对称性弛缓性肌无力，自远端向近端发展，腱反射减弱或消失，无尿便障碍。根据题干，本例应诊断为吉兰-巴雷综合征。②急性脊髓炎起病急，常出现截瘫，表现为受损平面以下运动障碍伴传导束性感觉障碍，早期出现尿便障碍。周期性瘫痪常表现为四肢弛缓性瘫痪，无感觉障碍，常有血钾降低。重症肌无力常表现为受累骨骼肌病态疲劳，症状波动，晨轻暮重。脊髓灰质炎起病时多有发热，肢体瘫痪常局限于一侧，无感觉障碍。

71. ABCDE　①患者家中有老鼠，而老鼠是肾综合征出血热的主要传染源。患者发热、三痛征（头痛）、皮肤三红征（面颈部充血、腋下皮肤出血点）、黏膜三红征（眼睑水肿）、肾功能损害（少尿、红细胞管型）、大量蛋白尿（+++）、外周血异型淋巴细胞增多，应诊断为肾综合征出血热。②流行性脑脊髓膜炎常表现为畏寒、高热、头痛、呕吐、皮肤大片瘀斑、脑膜刺激征阳性。钩端螺旋体病常表现为高热、腓肠肌疼痛、眼结膜充血等。流行性感冒、败血症均不会出现异型淋巴细胞增多、大量蛋白尿。

72. ABCDE　①1~6岁小儿体重的计算公式为体重（kg）=年龄（岁）×2+8。体重12kg的小儿，理论年龄约为2岁。②2~6岁小儿身高=年龄（岁）×7+75。身高85cm的小儿，理论年龄约为1.4岁。③正常小儿1岁时头围约为46cm，2岁时约为48cm，5岁时约为50cm。本例头围48cm，说明年龄2岁。④乳牙2.5岁时出齐，共20枚。综合上述数据，判断该小儿年龄约为2岁。

73. ABCDE　①老年患者痰中带血，抗菌药物治疗无效，右下肺叩诊浊音，右下肺呼吸音减弱，应诊断为支气管肺癌。支气管肺癌可堵塞远端支气管,造成阻塞性肺炎,出现肺部叩诊浊音,呼吸音减弱或消失。②肺血栓栓塞症多急性起病,不会迁延1个月,常表现为呼吸困难、胸痛、咯血三联征。肺结核好发于青年人,常有低热、盗汗,好发于肺尖而不是肺下叶。支气管哮喘肺部叩诊应为过清音而不是浊音。支气管扩张症常表现为反复大量咯血,肺部多无异常体征,抗生素治疗应有效。

74. ABCDE ①患者有脑脊液鼻漏和耳漏,应诊断为颅中窝骨折。②颅前窝骨折表现为脑脊液鼻漏和"熊猫眼"。颅后窝骨折无脑脊液鼻漏和耳漏,而有 Battle 征。左颞骨骨折无脑损伤,无硬脑膜破裂,不会出现脑脊液漏。脑震荡为一过性脑功能障碍,不会出现脑脊液漏。

75. ABCDE 尺神经损伤的典型表现为爪形手畸形,桡神经损伤的典型表现为垂腕,故可首先排除 B、C、E。正中神经腕部损伤时,所支配的鱼际肌和蚓状肌麻痹,表现为拇指对掌功能障碍和手的桡侧半感觉障碍。尺神经损伤可导致手的尺侧半感觉障碍,故答案为 D。

76. ABCDE ①慢性细菌性痢疾是指细菌性痢疾病程超过 2 个月,患者病程仅 1 天,故不答 D、E。②中毒型细菌性痢疾常表现为全身严重中毒症状而肠道症状轻微,故不答 C。③轻型细菌性痢疾症状轻微,大便有黏液而无脓血,患者有脓血便,故不答 A。④患者畏寒、高热、腹痛、腹泻 4 次,为黏液性脓血便,全身中毒症状较轻,故答 B。

77. ABCDE ①患儿自幼体弱,多次患肺炎,肺野充血,说明为左向右分流型先心病,故不答 A、D,因为法洛四联症、艾森门格综合征均为右向左分流型先心病。②患者左心房、左心室增大,应诊断为动脉导管未闭。③房间隔缺损常表现为右心房、右心室增大。室间隔缺损常表现为左心室、右心室增大。

78. ABCDE ①老年高血压患者,活动(乘车)时突发偏瘫、偏身感觉障碍,头颅 CT 示左侧基底节见高密度影,应诊断为高血压脑出血。②基底节梗死、脑叶梗死、脑栓塞一般在安静状态下发生,头颅 CT 常可见阴性或低密度缺血灶,而不是高密度出血灶,故不答 A、B、C。本例头颅 CT 示出血灶位于基底节,不能诊断为小脑出血,故不答 D。

79. ABCDE ①关系妄想是指患者认为周围环境中所发生的与自己无关的事情均与自己有关。如认为周围人的谈话是在议论自己,别人的咳嗽是针对自己的,甚至认为电视上播出和报纸上登载的内容也与自己有关,多见于精神分裂症。②被害妄想是指患者坚信自己被某些人或某组织进行迫害,如投毒、跟踪、监视、诽谤等。错觉是对客观事物歪曲的知觉。幻觉是指没有现实刺激作用于感觉器官时出现的知觉体验,是一种虚幻的知觉。恐惧是指面临某种事物或处境时出现的紧张不安反应。

80. ABCDE ①初孕妇,妊娠晚期出现头痛、视物模糊,应考虑重度子痫前期。妊娠期高血压疾病是胎盘早剥的常见病因。患者妊娠晚期突然出现持续性腹痛,子宫板状硬,应诊断为胎盘早剥。②先兆早产常表现为规律宫缩,宫颈管进行性缩短,但不会出现子宫板状硬。急性阑尾炎与题干所述无关。前置胎盘常表现为妊娠晚期无痛性阴道流血。先兆子宫破裂常表现为子宫强直性收缩,产妇烦躁不安,下腹剧痛难忍,少量阴道出血,下腹拒按,子宫病理性缩复环,血尿等。

81. ABCDE ①根据失水量将脱水程度分为轻、中、重度,失水量分别为 30~50ml/kg、50~100ml/kg、100~200ml/kg 体重。患婴体液丢失量 70ml/kg,应诊断为中度脱水。②根据血钠水平,将脱水分为等渗性脱水、低渗性脱水、高渗性脱水,血钠水平分别为 130~150mmol/L、<130mmol/L、>150mmol/L。患婴血钠水平 140mmol/L,应诊断为等渗性脱水。③纠正累积损失量宜选用的液体性质分别为等渗性脱水用 1/2 张含钠液,低渗性脱水用 2/3 张含钠液,高渗性脱水用 1/3 张含钠液;其补液量为 80ml/kg。④本例为中度等渗性脱水,应选用 1/2 张含钠液,补液量 80ml/kg,答案为 D。请注意,本例第 1 天的补液总量应为 120~150ml/kg,不要误答 E。

82. ABCDE ①伤后腕关节肿胀、疼痛,说明病变部位在腕关节。Colles 骨折(伸直型桡骨远端骨折)、Barton 骨折(桡骨远端关节面骨折伴腕关节脱位)为腕关节处于背伸位、手掌着地、前臂旋前时受伤所致。Smith 骨折(屈曲型桡骨远端骨折)常由跌倒时,腕关节屈曲、手背着地受伤引起。根据受伤机制,本例应诊断为 Smith 骨折。②舟状骨骨折、尺骨远端骨折少见,故不答 D、E。

83. **ABCDE** ①热性惊厥好发于6个月至3岁小儿,多在上呼吸道感染高热时突然发病,常表现为全身性强直-阵挛性发作,持续数秒至10分钟,发作后患儿除原发疾病表现外,一切恢复如常,不留任何神经系统体征。根据病史及临床表现,本例应诊断为高热惊厥。②目前认为,单纯性热性惊厥不可诊断为癫痫。低钙惊厥多见于佝偻病婴幼儿,伴血钙下降,但一般无发热。中毒性脑病、细菌性脑膜炎发生惊厥后常有神经系统阳性体征。

84. **ABCDE** 儿童哮喘的诊断标准包括:①反复发作喘息、咳嗽、气促、胸闷,常在夜间或清晨发作;②发作时双肺可闻及哮鸣音;③上述症状和体征经抗哮喘治疗有效或自行缓解;④支气管激发试验阳性;⑤支气管舒张试验示第一秒用力呼气量(FEV_1)增加≥12%;⑥24小时呼气峰流速(PEF)变异率≥20%。根据题干,本例应诊断为支气管哮喘。

85. **ABCDE** ①静脉药瘾为艾滋病的常见病史,血清$CD4^+T$淋巴细胞减少为艾滋病的常见临床特点。艾滋病常表现为发热、长期腹泻、体重下降等。根据题干,本例应诊断为艾滋病。②慢性细菌性痢疾常有流行病学史,大便次数多、量少,为脓血便,伴里急后重。肺结核常表现为低热盗汗、咳嗽咳痰,但无$CD4^+T$淋巴细胞减少。细菌性肺炎常表现为高热、咳嗽咳痰、肺部湿啰音。溃疡性结肠炎常表现为腹痛腹泻、黏液脓血便。

86. **ABCDE** ①患儿发热5天以上,手足肿胀,结膜充血,口腔黏膜充血,颈部淋巴结肿大,应诊断为川崎病。②川崎病的治疗首选阿司匹林+丙种球蛋白。糖皮质激素主要用于丙种球蛋白无效者。

87. **ABCDE** 早孕患者,突发心悸气促,脉搏增快,口唇发绀,双肺底湿啰音,应考虑急性左心衰竭。本例应诊断为早孕合并心脏病急性左心衰竭,故不宜妊娠。对于不宜妊娠的心脏病孕妇,应在妊娠12周以前控制心力衰竭后行人工流产。

88. **ABCDE** ①产妇产后大出血致腺垂体缺血性坏死,导致腺垂体功能减退,称为席汉(Sheehan)综合征,主要表现为各靶腺功能减退,如性腺功能减退、甲状腺功能减退和肾上腺功能减退,故答B而不是C、D、E。②虽然垂体瘤也可引起原发性腺垂体功能减退,但根据题干"分娩时大出血"病史,应诊断为Sheehan综合征而不是垂体瘤。

89. **ABCDE** 老年患者无痛性肉眼血尿,尿中发现癌细胞,应诊断为泌尿系肿瘤。前列腺癌患者血尿少见,且癌细胞脱落后不能进入尿液中,故答案为E。

90. **ABCDE** ①脑挫裂伤的突出表现是意识障碍,常于伤后立即发生,持续时间长短不一,但一般没有中间清醒期,故不答A、B,答案为D。有中间清醒期是硬脑膜外血肿的特点。②脑挫裂伤患者腰穿检查脑脊液多为血性,据此可与脑震荡鉴别。颅脑CT能清楚显示脑挫裂伤的部位、范围和程度,是目前最常用、最有价值的检查手段。

91. **ABCDE** 人工流产负压吸引术,术前探查宫腔11cm未感到底,此为子宫穿孔的典型征象。由于患者一般情况好,无腹痛,无腹膜刺激征,说明穿孔较小,不宜剖腹探查。A、B、C、D均可采用。

92. **ABCDE** ①口唇樱桃红色为一氧化碳中毒的特征性体征,患者有燃气热水器使用史,故应诊断为急性一氧化碳中毒。②安眠药中毒应有服用大量安眠药病史,常表现为意识障碍、呼吸抑制、血压下降等。有机磷农药中毒有农药接触史或口服史,会出现M样、N样及中枢神经系统症状。乙醇中毒应有大量饮酒史,常表现为兴奋、情绪不稳定、共济失调、昏迷等。阿托品中毒常表现为瞳孔散大。

93. **ABCDE** 胎心监护见多个晚期减速,说明胎儿宫内窘迫,其原因是使用缩宫素导致的宫缩过频,故应立即停止缩宫素静脉滴注,进行宫内复苏,观察母儿情况后决定是继续阴道试产还是剖宫产。

94. **ABCDE** ①患者腹痛腹胀,无排气排便,腹部平片示数个液气平面,应考虑急性肠梗阻。患者2年前有腹部手术史,故应考虑粘连性肠梗阻。患者腹软、无压痛,可排除绞窄性肠梗阻,故不答E。患者肠鸣音亢进,应诊断为机械性肠梗阻。麻痹性肠梗阻无肠蠕动,不能闻及肠鸣音,故不答B。②患者腹部平片示盲肠、升结肠肠腔扩张,应考虑低位结肠梗阻,故不答C、D。

95. **ABCDE** 妇女,左下腹肿块多年,子宫正常,左侧附件有一囊性肿块,可能为卵巢囊肿。在体位改变后出现左下腹持续性疼痛,应考虑左侧卵巢囊肿扭转,故应急诊剖腹探查。

96. AB**CD**E ①患者病前到过疟疾流行区(海南),突有寒战→高热→大量出汗→隔日周期性发作,脾大,贫血,应诊断为间日疟。②伤寒常表现为高热,表情淡漠,相对缓脉,脾大等。败血症常表现为寒战、高热,但无周期性发作,外周血白细胞计数显著增高,中性粒细胞比例升高。急性血吸虫病应有疫水接触史,常表现为尾蚴性皮炎、间歇热、荨麻疹、外周血嗜酸性粒细胞增多等。急性粒细胞白血病可有发热,但无周期性发作,常表现为出血倾向、贫血、肝、脾、淋巴结肿大、外周血白细胞计数显著增高。

97. AB**CD**E ①3岁儿童突起高热、头痛、呕吐、精神萎靡、皮肤瘀斑,脑脊液呈化脓性炎表现,应诊断为流行性脑脊髓膜炎。②败血症、感染性休克可有高热、皮肤瘀斑,但无细菌性脑膜炎的表现,故不答 A。流行性乙型脑炎、中毒型痢疾、细菌性脑膜炎均不会出现皮肤瘀斑,故不答 C、D、E。

98. AB**CD**E 中年男性,左下肢静脉迂曲 5 年,近 1 年来出现足靴区皮肤营养性变化,应诊断为单纯性下肢静脉曲张,首选手术治疗,如大隐静脉或小隐静脉高位结扎、主干与曲张静脉剥脱术。本病只要诊断明确、无禁忌证,均可实施手术治疗。非手术治疗仅用于症状轻微而又不愿手术者。

99. AB**CD**E ①老年患者,持续性胸痛超过 30 分钟,心电图示部分导联 ST-T 抬高,血清肌钙蛋白水平升高,应诊断为急性心肌梗死。②胸膜炎、心包炎很少造成心肌缺血,故不会出现血清肌钙蛋白水平升高。心绞痛的胸痛一般不会超过 30 分钟,也不会有血清肌钙蛋白水平升高。肺血栓栓塞症常表现为胸痛、呼吸困难、咯血三联征,可有血清肌钙蛋白水平升高。

100. AB**C**DE ①患者为 13 岁女孩,月经失调,经量多,应诊断为青春期无排卵性异常子宫出血。其止血治疗首选大剂量雌激素治疗,可迅速促使子宫内膜生长,短期内修复创面而止血。②大剂量雄激素治疗、诊断性刮宫术适用于绝经过渡期异常子宫出血。单纯孕激素治疗适用于体内有一定雌激素水平的无排卵异常子宫出血。抗纤溶和促凝药物治疗为辅助治疗,故不答 D。

101. AB**C**DE ①肛瘘常反复发作,表现为瘘外口流出少量脓性、血性、黏液性分泌物,故答 D。②内痔常表现为出血和脱出,故不答 A。肛裂常表现为疼痛、便血和出血,故不答 B。肛周脓肿常表现为局部红肿疼痛,波动感。直肠脱垂常表现为直肠黏膜自肛门脱出。

102. AB**C**DE ①患者外阴瘙痒,局部充血,阴道黏膜表面有白色凝乳状物覆盖,阴道分泌物镜检找到假菌丝,应诊断为外阴阴道假丝酵母菌病,治疗首选制霉菌素栓。②真菌感染不宜使用糖皮质激素、干扰素。雌激素常用于治疗萎缩性阴道炎。甲硝唑常用于治疗滴虫阴道炎。

103. ABCD**E** ①直肠癌根治术属于较大手术,术前可常规备血 800ml。B、C 为结肠癌常规的术前肠道准备。对于二度Ⅱ型房室传导阻滞患者,可安装临时心脏起搏器,以免术中、术后发生意外。②直肠癌的术前准备不包括抗肿瘤药物灌肠,故答案为 E。

104. A**B**CDE ①血管紧张素转换酶抑制剂(ACEI)不仅可降低血压,而且可减少尿蛋白排出,因此高血压合并蛋白尿患者降压治疗首选 ACEI。②α 受体拮抗剂副作用较大,很少作为降压药使用。β 受体拮抗剂、钙通道阻滞剂、噻嗪类利尿剂均无减少尿蛋白的独特作用,故不答 B、C、D。

105. AB**C**DE ①疑病障碍的主要表现是患者担心或相信自己患有某种严重的躯体疾病,对自身的健康状况或身体的某一部分过分关注,其关注程度与实际健康状况很不对称,经常叙述不适,并四处求医,各种客观检查的阴性结果和医师的解释均不能打消患者的疑虑。根据题干,本例应诊断为疑病障碍。②广泛性焦虑障碍以焦虑为主要症状,患者常有不明原因的提心吊胆、紧张不安。抑郁症以情绪低落、无望、无助、无用为主要症状。强迫障碍以强迫观念、强迫行为为主要症状。精神分裂症常表现为阳性及阴性症状。

106. ABCDE 坐骨棘是肛门检查时了解胎头下降程度的重要标志。

107. AB**CD**E ①骨关节炎以关节软骨损害为特征,以远端指间关节最常受累。特征性表现为指间伸面内、外侧骨样肿大结节,位于远端指间关节者称为 Heberden 结节,位于近端指间关节者称为 Bouchard 结节。本例双手近端和远端指间关节均受累,但以远端指间关节最明显,多个 Heberden 结节,类风湿因子正常,应诊断为骨关节炎。②强直性脊柱炎主要累及骶髂关节和脊柱。类风湿关节炎常累及近端指间关节。风湿性关节炎主要累及大关节。银屑病关节炎多于银屑病后多年发病,部分患者表现为对称性多关节炎。

108. ABCDE ①患儿腹泻水样便,无腥臭味,脱水征,应考虑轮状病毒肠炎。②细菌性痢疾常有不洁饮食史,本例为婴儿,故不答A。真菌性肠炎常表现为大便次数增多,黄色稀便,泡沫较多,带黏液。侵袭性大肠埃希菌肠炎常表现为频繁腹泻,大便呈黏液状,带脓血,有腥臭味。金黄色葡萄球菌肠炎的典型大便为暗绿色,量多,带黏液。

109. ABCDE 淋巴瘤的染色体异常请牢记:滤泡性淋巴瘤为t(14,18),边缘区淋巴瘤为t(11,18),套细胞性淋巴瘤为t(11,14),弥漫性大B细胞淋巴瘤为t(3,14),Burkitt淋巴瘤为t(8,14)。

110. ABCDE ①对患儿给予头孢菌素治疗无效,可首先排除A、B,因头孢菌素对金黄色葡萄球菌肺炎、肺炎克雷伯杆菌肺炎有效。②肺炎支原体肺炎的特点是顽固性剧烈咳嗽,无痰或少痰,肺部体征不明显,严重症状(剧咳)与轻微体征不符是其特点。胸部X线片可表现为均匀一致的片状阴影,故本例应诊断为肺炎支原体肺炎。③呼吸道合胞病毒肺炎多见于1岁以内的小儿,常表现为发热、呼吸困难、喘憋、鼻翼扇动、三凹征、肺部中细湿啰音。腺病毒肺炎好发于6个月至2岁儿童,起病急,中毒症状重,发热持续时间长,咳嗽频繁,呈阵发性喘憋,肺部可闻及湿啰音,可有肝脾大等。

111. ABCDE ①患者下腹疼痛,发热,阴道脓性分泌物,应考虑炎性疾病,故不答A、C、D,A、C、D均不会出现阴道脓性分泌物。②患者有药物流产史,发热,下腹痛,阴道脓性分泌物,宫颈举痛,右侧附件压痛,应诊断为急性盆腔炎。③急性阑尾炎常表现为转移性右下腹痛,且无阴道脓性分泌物、宫颈举痛。

112. ABCDE　113. ABCDE ①围绝经期妇女,接触性出血,白带有恶臭,宫颈有新生物,应首先考虑宫颈癌。宫颈息肉多无症状,较大的宫颈息肉可有白带增多,或白带中有血丝。宫颈结核少见,多由子宫内膜结核直接蔓延而来,常表现为不规则浅溃疡,边界清楚,高低不平。子宫内膜癌常表现为围绝经期不规则阴道流血,但无宫颈赘生物。宫颈上皮内瘤变一般无明显临床表现。②为确诊宫颈癌,最可靠的方法是宫颈活组织病理检查。宫颈刮片细胞学检查为宫颈癌的筛查方法。宫颈碘试验主要用于宫颈活检取材。子宫内膜分段诊刮主要用于确诊子宫内膜癌。阴道镜检查主要用于子宫颈癌筛查有异常发现者。

114. ABCDE　115. ABCDE ①患者有风湿性心脏病病史多年,心尖部闻及隆隆样舒张期杂音和收缩期杂音,应诊断为风湿性心脏病二尖瓣狭窄合并二尖瓣关闭不全,为明确诊断,首选超声心动图检查。患者心律绝对不规则,应考虑合并心房颤动,为明确诊断,应首选心电图检查。由于题干要求回答的是"评价心脏瓣膜的病变情况",故最佳答案为B而不是A。核素心肌显像主要用于诊断急性心肌梗死。胸部X线片无特异性,故不答D。链球菌溶血素(ASO)、血沉(ESR)主要用于诊断风湿热。②对于风湿性心脏病二尖瓣狭窄合并二尖瓣关闭不全,应行二尖瓣换瓣术而不是二尖瓣分离术,二尖瓣分离术多用于治疗单纯性二尖瓣狭窄。

116. ABCDE　117. ABCDE　118. ABCDE ①患者突然全身强直-阵挛性发作,2分钟后停止,醒后恢复正常,应诊断为癫痫发作。A、B、C、E项疾病均不会在短短的2分钟内恢复正常,故不答A、B、C、E。②脑电图是诊断癫痫最重要的辅助检查方法,若记录到痫样放电有助于确诊。头颅X线片、脑脊液检查对癫痫的诊断价值不大。脑血管造影主要用于脑血管畸形的诊断。经颅超声多普勒主要用于脑积水、脑血管疾病的诊断。③本例诊断为癫痫全身强直-阵挛性发作,应行抗癫痫治疗,首选丙戊酸钠。A、B、C、D都不是癫痫的主要治疗方法。

119. ABCDE　120. ABCDE　121. ABCDE ①原发性妄想是精神分裂症的特征性症状。患者声称被人监视、家中安有窃听器、公安局要逮捕自己,认为妻子做的饭有毒,均提示被害妄想,故应诊断为精神分裂症。精神分裂症偏执型以妄想和幻觉为主要临床表现,起病缓慢,发病以中青年多见。精神分裂症紧张型以紧张症状群为主要表现,如紧张性木僵、蜡样屈曲、刻板言语和动作等。根据题干所给临床表现,本例应诊断为精神分裂症偏执型。抑郁症常表现为三低(情绪低落、思维迟缓、意志活动减退)、三无(无望、无助、无价值)、三自(自责、自罪、自杀)症状。反应性精神病不属于正规精神病名称,故不答D。躁狂症常表现为情感高涨、思维奔逸、活动增多等三高症状。②利培酮为非典型抗精神病药,能有效控制精神分裂症的阴性症状,同时对感知障碍、思维障碍等阳性症状的疗效优于传统抗精神病药,且不良反应少,为精神分裂症的一线药物。丙米嗪(米帕明)、氯米帕明为三环类抗抑郁症药。氯硝西泮(氯硝安定)为广谱抗癫痫药。碳酸锂为抗躁狂症药。③精神分裂症患者有被害妄想时,应防止发生意外,以防伤人和自伤。

122. ABCDE　123. ABCDE　①急性胰腺炎时,由于胰腺腺泡细胞被破坏、细胞膜通透性增高,细胞内的淀粉酶大量释放入血,导致血、尿淀粉酶升高。急性水肿性胰腺炎表现为血清淀粉酶升高,但急性坏死性胰腺炎由于胰腺腺泡细胞大量坏死,无淀粉酶可供释放,血清淀粉酶可升高、正常,甚至低于正常。急性出血坏死性胰腺炎由于血清中的钙离子与脂肪酸结合形成了脂肪酸钙,可导致血钙降低。本例持续性上腹痛20小时,血压降低,上腹腹肌紧张、压痛明显,血清淀粉酶正常,血钙降低,应诊断为急性出血坏死性胰腺炎。急性心肌梗死、急性肠梗阻、消化性溃疡穿孔均不会出现血钙降低。②胰腺增强CT可用于了解胰腺坏死范围、程度,是坏死性胰腺炎最具有诊断价值的影像学检查方法。由于上腹部胃肠气体的干扰,胰腺B超可影响诊断的准确性,故不答A。腹部MRI的诊断价值与CT类似,但由于价格昂贵,不作为首选检查,故不答C。核素扫描、血管造影很少用于坏死性胰腺炎的诊断。

124. ABCDE　125. ABCDE　126. ABCDE　①妊娠满37周至不满42周期间分娩,称为足月产。本例妊娠39周临产,为正常足月分娩。枕左前位为常见的正常胎方位。本例胎心率正常(正常值为110~160次/分),胎头双顶径正常(正常值平均为9.3cm)。可见本例分娩时间、胎方位、胎心率、胎儿大小、骨盆外测量均正常,属于正常分娩,故答案为A。②初产妇规律宫缩18小时后,宫口开大8cm,说明处于第一产程活跃期的最大加速期。宫缩时宫体不硬,宫缩间隔长,持续时间短,应考虑协调性宫缩乏力。骨盆出口狭窄常表现为第一产程进展顺利,第二产程停滞,故不答C。胎儿双顶径正常,故不答D。胎先露已达S=0,说明胎头已入盆,不存在头盆不称,故不答E。③对于协调性宫缩乏力,若宫口≥3cm,无头盆不称,胎头已衔接,可先行人工破膜,以加速产程进展。若破膜后产程进展缓慢,可静脉滴注缩宫素加快产程,故不答D。产钳助产为第二产程的处理措施,而本例尚处于第一产程,故不答B。本例胎心率正常,说明无胎儿宫内窘迫,无剖宫产,故不答C。

127. ABCDE　128. ABCDE　129. ABCDE　①老年妇女,接触性出血,子宫颈肥大、糜烂、质脆,应考虑子宫颈癌,为明确诊断,应首选子宫颈多点活检。分段诊刮为确诊子宫内膜癌的首选检查。宫腔镜检查主要用于宫内膜病变的诊断。腹腔镜检查主要用于盆腹腔病变的诊断和治疗。子宫颈锥切术主要用于子宫颈刮片阳性而子宫颈活检阴性者。②子宫颈上皮内瘤变(CIN)分为3级。CIN1是指异型细胞局限于上皮的下1/3。CIN2是指异型细胞累及上皮层的下1/3~2/3。CIN3是指增生的异型细胞超过上皮全层的2/3,未超过基底膜。本例异型细胞占子宫颈上皮全层2/3以上,应为CIN3。慢性子宫颈炎多表现为子宫颈黏膜炎而不是异型上皮增生。子宫颈浸润癌是指癌细胞已突破基底膜。③CIN3的治疗推荐行子宫颈锥切术。经子宫颈锥切术确诊、年龄较大、无生育要求者,也可行全子宫切除术。

130. ABCDE　131. ABCDE　①急性主动脉瓣关闭不全时舒张期主动脉血流经关闭不全的主动脉瓣反流入左心室,左心室舒张末压升高,最终导致左心室衰竭,左心室射血减少,左心房压力增高,引起肺淤血、肺水肿。②二尖瓣狭窄患者舒张期左心房血液不易通过狭窄的二尖瓣充盈左心室,致使左心房血量增多,左心房压力增高,最终造成左心房衰竭,左心房压力增高可导致肺淤血、肺水肿。

132. ABCDE　133. ABCDE　①短暂性脑缺血发作为局部脑或视网膜缺血引起的短暂性神经功能缺损,无责任病灶,无神经系统体征,因此头颅CT检查无异常发现。A、B、C、D项均可有相应的CT改变征象。②头颅CT检查提示基底核区高密度病灶,此为出血性病灶,应诊断为脑出血。蛛网膜下腔出血头颅 CT 检查示大脑外侧裂池、前纵裂池、鞍上池等处高密度病灶。脑栓塞、脑血栓形成多在发病后 24 小时出现低密度病灶。

134. ABCDE 135. ABCDE　①第一产程分为潜伏期和活跃期。潜伏期是指从规律宫缩至宫口开大 5cm,活跃期是指宫口开大 5~10cm。本例目前宫口开大 7cm,说明处于第一产程活跃期,故可首先排除 D、E。初产妇潜伏期超过 20 小时,称为潜伏期延长。本例潜伏期 9 小时,不能诊断为潜伏期延长。活跃期宫颈口扩张速度<0.5cm/h,称为活跃期延长。本例 13 时宫口开大 5cm,21 时 30 分宫口开大 7cm,应诊断为活跃期延长。在活跃期,宫颈口停止扩张 4 小时及以上,称为活跃期停滞。②本例宫口扩张 2cm,目前处于第一产程潜伏期,故不答 D、E。初产妇潜伏期>20 小时,称为潜伏期延长。本例潜伏期已达 21 小时 20 分(1 时临产→22 时 20 分宫口开大 2cm),可诊断为潜伏期延长。

136. ABCDE 137. ABCDE　①急性粒细胞白血病,除急性早幼粒细胞白血病采用全反式维 A 酸化疗外,其他均首选 DA 方案(柔红霉素+阿糖胞苷),故答 C。②急性淋巴细胞白血病诱导缓解的基本方案为 VP 方案(长春新碱+泼尼松),故答 E。③甲氨蝶呤是中枢神经系统白血病的首选药物。

138. ABCDE 139. ABCDE　①中年男性,长期咳嗽、咳痰,双下肺湿啰音,杵状指,胸部 X 线片示多个囊状透亮区及液平面,应诊断为支气管扩张症。②老年患者,长期咳嗽、咳痰,双上肺湿啰音,胸部 X 线片示双上肺多个透亮影,无液气平面,肺门上提,应诊断为慢性纤维空洞性肺结核。③慢性阻塞性肺疾病好发于老年人,多表现为长期咳嗽、咳痰,肺部湿啰音,胸部 X 线片示肺纹理增粗、紊乱、肺气肿。支气管肺癌病程很少长达 10 年,多表现为刺激性咳嗽、痰中带血、胸痛、消瘦等。过敏性肺炎常于接触过敏原数小时后发病,表现为发热、干咳、呼吸困难、胸痛、发绀等。

140. ABCDE 141. ABCDE　①各种疝修补术的适应证如下:McVay 法适用于大斜疝、复发疝、直疝、股疝、老年患者。Ferguson 法适用于腹横筋膜无显著缺损、后壁健全的斜疝、一般斜疝。Bassini 法和 Halsted 法主要适用于腹横筋膜松弛、腹股沟管薄弱者。②绞窄性斜疝局部感染者若行疝修补术很容易复发,故一般不行疝修补术,急症仅行坏死肠管切除及疝囊高位结扎术。

142. ABCDE 143. ABCDE　①短期内输入库存血 5000ml,属大量输血,库存血中的抗凝剂枸橼酸钠在肝脏转化为 $NaHCO_3$,后者解离为 HCO_3^-,致血中[HCO_3^-]升高,导致代谢性碱中毒,不要误答 E。②幽门梗阻患者常发生频繁呕吐,导致大量胃酸(HCl)丢失,因此容易发生低氯低钾性代谢性碱中毒。

144. ABCDE 145. ABCDE　①格列喹酮属于磺脲类降糖药,其主要不良反应是低血糖,与降糖药剂量过大、饮食不配合、使用长效制剂等有关。②阿卡波糖属于 α-葡萄糖苷酶抑制剂,口服后其常见不良反应是胃肠道反应,如腹胀、排气增多或腹泻。单用本药不引起低血糖。③乳酸酸中毒是双胍类降糖药的严重不良反应。口服降糖药一般无明显肝肾损害,但有些药物对于肝肾功能不全者仍应慎用。

146. ABCDE 147. ABCDE 148. ABCDE　①猩红热是由乙型溶血性链球菌感染引起的急性出疹性传染病,治疗首选青霉素。若青霉素过敏,可改用红霉素。②手足口病是由肠道病毒引起的传染病,目前尚无特效抗病毒药物和特异性治疗手段,主要是对症治疗。③水痘为自限性疾病,无合并症时以对症治疗为主。抗病毒治疗首选阿昔洛韦,应尽早使用,一般应在皮疹出现后的 48 小时内开始应用。

149. ABCDE 150. ABCDE　心房颤动(房颤)分为以下 5 类。①首诊房颤:首次发作而确诊的房颤;②阵发性房颤:持续时间≤7 天(常不超过 48 小时),能自行终止;③持续性房颤:持续时间>7 天,非自限性;④长期持续性房颤:持续时间≥1 年,患者有转复愿望;⑤永久性房颤:持续时间>1 年,不能终止或终止后又复发,无转复愿望。